A Doença como Linguagem da Alma

Rüdiger Dahlke

A Doença como Linguagem da Alma

OS SINTOMAS COMO OPORTUNIDADES DE DESENVOLVIMENTO

Tradução
DANTE PIGNATARI

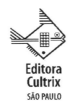

Editora
Cultrix
SÃO PAULO

Título original: *Krankheit als Sprache der Seele.*

Copyright ©1992 C. Bertelsmann Verlag GmbH, Munique.

Copyright da edição brasileira © 1999 Editora Pensamento-Cultrix Ltda.

1ª edição 1999.
7ª reimpr. da 1ª ed. de 1999 – catalogação na fonte 2007.
17ª reimpressão 2024.

Todos os direitos reservados. Nenhuma parte deste livro pode ser reproduzida ou usada de qualquer forma ou por qualquer meio, eletrônico ou mecânico, inclusive fotocópias, gravações ou sistema de armazenamento em banco de dados, sem permissão por escrito, exceto nos casos de trechos curtos citados em resenhas críticas ou artigos de revistas.

Dados Internacionais de Catalogação na Publicação (CIP)
(Câmara Brasileira do Livro, SP, Brasil)

Dahlke, Rüdiger
    A doença como linguagem da alma : os sintomas como oportunidades de desenvolvimento / Rüdiger Dahlke ; tradução Dante Pignatari. -- São Paulo, Cultrix, 2007.

    Título original: Krankheit als Sprache der Seele.
    7ª reimpr. da 1ª ed. de 1999.
    ISBN 978-85-316-0607-6

    1. Medicina alternativa 2. Medicina psicossomática 3. Sintomatologia I. Título.

07-1437
                                                         CDD-616.08
                                                          NLM-WM 090

Índices para catálogo sistemático:

1. Medicina psicossomática 616.08
2. Psicossomática : Medicina 616-08

Direitos de tradução para a língua portuguesa adquiridos com exclusividade pela EDITORA PENSAMENTO-CULTRIX LTDA., que se reserva a propriedade literária desta tradução.
Rua Dr. Mário Vicente, 368 – 04270-000 – São Paulo, SP – Fone: (11) 2066-9000
http://www.editoracultrix.com.br
E-mail: atendimento@editoracultrix.com.br
Foi feito o depósito legal.

Para Margit

Sumário

Introdução 11

PRIMEIRA PARTE

1. Introdução à filosofia da significação dos sintomas 15
   1. Interpretação e valoração 15
   2. Cegueira de si mesmo e projeção 17
   3. Valoração dos sintomas 17
   4. Deslocamento de sintomas em duas direções 18
   5. Forma e conteúdo 20
   6. Homeopatia 23
   7. O jogo das causas 24
   8. Analogia e simbolismo 27
   9. Campos formativos 28

2. Doença e ritual 31
   1. Rituais em nossa sociedade 31
   2. Rituais de passagem 32
   3. Rituais da medicina moderna 34
   4. Rituais da medicina antiga 39
   5. Doença e padrão 40
   6. Pensamento vertical e princípios primordiais 42
   7. Doença como ritual 46

3. Indicações práticas para a elaboração dos sintomas 49
   1. Nosso vocabulário 49
   2. Mitos e contos de fadas 50
   3. O caminho do reconhecimento sobre o pólo oposto 51

4. Resumo 53
   1. Pontos de partida 53
   2. Instruções e perguntas básicas 53
   3. Doença como oportunidade 54

SEGUNDA PARTE

1. O esquema cabeça-pé 59

2. Câncer 64
   1. A imagem do câncer em nossa época 64

2. O câncer no nível celular 65
3. A gênese do câncer 67
4. Os níveis de significação do evento cancerígeno 68
5. Fases de desenvolvimento do sintoma 69
6. Regressão e religião 72
7. O câncer como caricatura de nossa realidade 73
8. Câncer e defesa 74
9. O câncer no plano social 77
10. Solução (redenção) do problema do câncer 80
11. Princípios terapêuticos 84

3. A cabeça 88
   1. Os cabelos 88
        Hirsutismo — A perda de todos os pêlos do corpo — Queda de cabelos
   2. O rosto 96
        Ruborização — Neuralgia do trigêmeo ou dores nervosas no rosto — Paralisia facial ou paralisia nervosa do rosto — Erisipela facial — Herpes labial
     Vista e visão 113
     Ouvido e audição 118
        Tinnitus ou ruído nos ouvidos
     Órgão do equilíbrio e estabilidade 122
        A vertigem — Mal de Ménière
     Nariz e olfato 126
        Inflamação dos seios da face ou sinusite — Pólipos — Desvio de septo nasal — Rinofima ou nariz bulboso ou nariz de bêbado — Fratura do vômer
     Paladar 139

4. O sistema nervoso 141
   1. Do nervosismo ao colapso nervoso 142
   2. Comoção cerebral 145
   3. Meningite 147
   4. Sintomas neurológicos 152
        Mal de Parkinson — Coréia ou dança de São Guido — Derrame — Esclerose múltipla — Epilepsia

5. O pescoço 182
   1. A laringe 185
        A voz: barômetro do ânimo — O pigarro como sintoma
   2. A tireóide 189
        O bócio — Hipertireoidismo — Hipotireoidismo

6. A coluna vertebral 202
   1. Problemas de disco 208
   2. Deslocamento da primeira vértebra cervical 212

3. Problemas de postura 214
   Cifose, lordose e "espinha esticada"
4. A corcunda 217
5. A escoliose ou desvio lateral da coluna 218
6. Paralisia causada por secção da medula 219

7. Os ombros 224
   1. Problemas dos ombros 226
      O braço luxado — A síndrome ombro-braço — Tensão nos ombros

8. Os braços 230
   1. Problemas dos braços 231
      Fraturas dos braços — Inflamação dos tendões
   2. O cotovelo 235

9. As mãos 236
   1. Contração de Dupuytren ou mão torcida 237
   2. As unhas 240
      Inflamação das unhas

10. O peito 243
    1. O tórax saliente 243
    2. O tórax estreito 244
    3. "Sintomas" do peito 245
       Fratura de costelas — Roncar — Parada respiratória em recém-nascidos ou morte infantil súbita
    4. O peito feminino 248
       Câncer de mama

11. O ventre 258
    1. Herpes-zoster, a zona 260
    2. Rompimentos ou hérnias 262
       Hérnia umbilical — Hérnia inguinal

12. A bacia 267
    1. Herpes genital 268
    2. A próstata e seus problemas 273
    3. A articulação coxo-femural 274

13. As pernas 276
    1. A articulação do joelho — Problemas de menisco 277
    2. A panturrilha e suas cãibras 279
    3. Rompimento do tendão de Aquiles 280

14. Os pés 283
    1. O astrágalo 285

2. Olho de peixe 286
　　3. Fungos 287
　　4. Verrugas na sola do pé 289

15. Os problemas da velhice 292
　　1. A velhice em nossa época 292
　　2. A guerra moderna contra o padrão da vida 294
　　3. Menopausa e osteoporose 298
　　4. A crise da meia-idade 300
　　5. Fratura do fêmur 302
　　6. Barba feminina ou a integração dos opostos 303
　　7. Da ampla visão da velhice às rugas 305
　　8. A cor cinza 308
　　9. O Mal de Alzheimer 311

Conclusão 318
Notas 323

Introdução

Dez anos após a publicação da primeira edição de *Krankheit als Weg**, chegou a hora de continuar e ampliar o tema descrito naquele livro. O fato de que o conceito tenha encontrado tanta ressonância, a princípio sobretudo entre os leigos interessados e, com o tempo, cada vez mais também entre os profissionais da medicina, pode ser um sinal da crescente necessidade de uma compreensão da doença que volte a unificar forma e conteúdo, corpo e alma.

As reações de pacientes, participantes de seminários e leitores também expressavam a necessidade de mais interpretações, especialmente daqueles sintomas que não foram abordados no primeiro livro. Essas interpretações são apresentadas agora de forma ampliada. Seguindo vários estímulos e sugestões, não se enfatiza a imensa quantidade de sintomas. A idéia foi apresentá-los de tal maneira que a pessoa afetada reconheça a direção na qual deve continuar a trabalhar.

Uma das conseqüências do primeiro volume foi tornar os passos intermediários, dos quais resultam interpretações, mais explícitos, bem como aprofundar o assim chamado "pensamento vertical", que está na base de todo esse princípio. Um recurso que se revelou igualmente útil em conferências foi o de não só mostrar os aspectos particularmente impressionantes de um sintoma, mas cercá-lo por vários lados. Talvez a interpretação de vários sintomas e diagnósticos individuais de um mesmo quadro diminua o prazer da leitura por parte das pessoas não afetadas, mas dessa maneira o trabalho dos afetados torna-se mais frutífero e conseqüente. Na mesma linha de pensamento, surgiram no entretempo os livros de bolso da série "Heilen" ["Curar"], que abordam pormenorizadamente grandes temas tais como problemas coronários e de circulação, problemas digestivos e problemas de peso, tornando possível tanto uma compreensão aprofundada dos próprios sintomas como o aprendizado da interpretação.

Para iluminar melhor o campo de abrangência de cada sintoma, prescindiu-se de uma divisão de acordo com as funções tais como são descritas pela medicina, em favor de um esquema cabeça-pé. Os temas do câncer e os problemas da idade são as únicas exceções, sendo apresentados tanto no início como no final. Dessa maneira, é possível proceder a uma extensa introdução a um determinado sintoma não só em relação ao simbolismo do órgão afetado mas também ao simbolismo da região correspondente.

O trabalho psicoterapêutico prático com esses conceitos resultaram na ampliação de alguns pontos e na correção de outros. Assim, no primeiro volume, abandonamos parcialmente a base da prática homeopática, por exemplo quando se recomendava ao (à) paciente com pressão arterial baixa que imaginasse e fingisse

---

* *A Doença como Caminho*, publicado pela Editora Cultrix, São Paulo, 1992.

ter vigor. De fato, trata-se neste caso de, antes, conformar-se com a exigência direta do sintoma e, portanto, de aprender a aceitar a fraqueza e exercitar a abnegação e a humildade. Significativamente, o caminho em direção ao pólo oposto somente pode resultar da liberação da exigência direta. Com o tempo, o vigor surge da entrega e da humildade, não sendo entretanto o objetivo primário. Dedicou-se toda uma seção à idéia homeopática para tornar mais claro esse princípio básico. Ao lado do conceito fundamental de que "a doença enobrece", neste volume levou-se sempre em consideração a forma salvadora no que se refere a um sintoma, o axioma "a doença indica a tarefa a ser executada". As perguntas ao final de cada capítulo almejam tanto o âmbito liberado como aquele que ainda não foi resolvido.

O capítulo "Introdução à filosofia da significação dos sintomas" é unicamente um resumo dos pressupostos básicos. Deu-se uma ênfase especial àqueles pontos que, de acordo com nossa experiência, levam mais freqüentemente a mal-entendidos. De resto, a parte geral de *A Doença como Caminho* levou-nos a evitar as repetições. A Introdução a este novo volume está parcialmente impregnada das reações ao primeiro e, neste caso, pressupõe sua existência. Temas concretos tais como "polaridade e unidade", "bem e mal" e "sombras" somente são tocados para embasar novos conceitos tais como os campos de desenvolvimento e os rituais.

Os grandes campos temáticos, tais como o coração, os nervos e o fígado, tratados por outro lado no primeiro volume ou nos livros de bolso da série "Heilen" ["Curar"], não são repetidos.

Certamente foi necessário retomar e ampliar consideravelmente todo o tema do câncer, tendo em vista o câncer mais freqüente nas mulheres, o câncer de mama. Tendo servido originalmente como encerramento ao primeiro volume, o capítulo sobre o câncer provou ser enganoso para muitos(as) pacientes por colocar demasiada ênfase no segundo passo de aprendizado, o amor, menosprezando o necessário primeiro passo, o da luta.

Por fim, resta-me ainda lamentar que Thorwald Dethlefsen, que imprimiu sua marca em todo este princípio, tenha-se retirado de maneira tão definitiva da atividade pública, a ponto de não se deixar convencer a participar da continuação do trabalho começado.

Primeira Parte

1

Introdução à Filosofia da Significação dos Sintomas

1. Interpretação e valoração

O título *A Doença como Caminho* levou a alguns mal-entendidos. Ele deve ser encarado de maneira absolutamente literal e sem qualquer atributo de valor. A doença é um caminho que pode ser percorrido, nem bom nem mau em si mesmo. O que fazer a respeito depende única e exclusivamente do afetado. Eu vivenciei com uma série de pacientes como eles percorreram conscientemente esse caminho e puderam constatar retrospectivamente que "seu excesso de peso", "seu infarto do miocárdio" ou até mesmo "seu câncer" transformaram-se em uma grande oportunidade. Hoje é preciso assumir que foi seu infarto do miocárdio que levou santa Teresa de Ávila a percorrer o caminho que percorreu. Sabemos quão intimamente as visões de Hildegard von Bingen estavam ligadas à sua enxaqueca. Estas duas mulheres extraordinárias evidentemente receberam as mensagens transmitidas por seus sintomas e transformaram suas vidas de maneira exemplar. É isso exatamente o que exige *A Doença como Caminho*: aprender e crescer a partir dos próprios sintomas.

Utilizar mal esse conceito e a filosofia que subjaz a ele é um grande mal-entendido. O esoterismo não tem nada a ver com a atribuição de culpa, tratando-se, tal como está explicitado extensamente no primeiro volume, de que cada pessoa é fundamentalmente culpada por ter se separado da unidade. Ser culpado não é uma questão de pequenas ou grandes faltas cometidas na vida cotidiana, mas de algo fundamental. A culpa humana primordial reside no abandono da unidade paradisíaca. A vida neste mundo de opostos é necessariamente cheia de faltas e serve para que se reencontre o caminho de volta à unidade. Cada falta e cada sintoma significam elementos que faltam para a perfeição, transformando-se em oportunidades de desenvolvimento.

Distorcer o significado da doença para avaliar outras pessoas é um mal-entendido sob vários pontos de vista. Ele não pode servir para a atribuição de culpa, já que a culpa primordial foi distribuída há muito e não precisa de nenhuma colaboração humana. Da mesma forma, poderíamos congratular os afetados por suas doenças devido às possibilidades de desenvolvimento e aprendizado nelas contidas. Os assim chamados "primitivos" estão bastante mais avançados que nós nesse sentido, já que consideram os sintomas da doença como golpes do destino em suas vidas, e os aceitam de bom grado como provas. Em muitas tribos, o candidato a xamã sofre sua doença de iniciação, único meio que pode introduzi-lo em novos campos de experiência. Às vezes esse pensamento é seguido de maneira tão conseqüente que um curandeiro somente pode tratar aqueles sintomas que ele mesmo padeceu de corpo e alma. Essa postura é forçosa caso se entenda o curandeiro como sendo um guia de almas pelos mundos interiores, já que, afinal, um guia de viagens deveria conhecer de antemão o país através do qual guia os outros.

Entre nós existem somente traços dessa maneira de pensar. Assim, em alemão se reconhece a "cura enviada" (*geschickte Heil*, do latim *salus* = *Heil*) na palavra destino (*Schicksal*). Dever-se-ia pensar também nas provas de medicamentos dos homeopatas. Nesse caso, o médico penetra de livre e espontânea vontade no âmbito de experiências da doença para reconhecer o padrão de seu medicamento, ou meio de cura. E finalmente esperamos com razão que um psicoterapeuta tenha viajado extensamente pelos países anímicos próprios e coletivos e que saiba aonde está acompanhando seu paciente.

Acusar o fato fundamental e que nos une a todos, o estar doente de uma pessoa, uma difícil época de aprendizado com as correspondentes oportunidades de crescimento, não leva a lugar algum. Isso, pelo menos, não tem nada a ver com "a doença como caminho", e sim com o desejo de atormentar alguém.

Quem transforma seu dedo indicador em arma e, "interpretando" seus sintomas, incrimina outras pessoas ou culpa a si mesmo em relação a isso, dá a entender além do mais que compreendeu mal todo o princípio. O mau uso da interpretação como incriminação, segundo o lema "você está com prisão de ventre porque é um tremendo de um avarento!", implica no desconhecimento do caráter de sombra que existe em cada sintoma de uma doença. Por definição, sombra é o que é inconsciente para o afetado. Por isso mesmo, a pessoa incriminada dessa maneira não poderá de modo algum aceitar a interpretação. Se ela soubesse que é avarenta, não haveria a menor razão para que tivesse prisão de ventre. A sombra não assume o ataque. Ao contrário, é preciso proceder com extrema cautela neste que é o tema mais difícil de nossa existência. O afetado precisa de toda a sua energia e de muito espaço em termos de ambiente para, de pequeno passo em pequeno passo, descobrir sua relação com o tema expresso no sintoma da doença. Para isso a valoração é tão prejudicial quanto a interpretação é significativa.

Quem culpa a si mesmo dessa maneira deixa igualmente de reconhecer as oportunidades de crescimento da doença. Ver o plano da alma através do sintoma não muda nada nem devido à culpa fundamental nem devido aos fatos concretos do problema em questão. Isso tampouco faz com que uma pessoa se torne melhor ou pior; ela se torna única e exclusivamente mais sábia e com mais *consciência* de responsabilidade. Caso se ignore esse conhecimento e a responsabilidade nele implícita, pouco muda, tudo continua como antes. Caso contrário, se assume a responsabilidade pelo próprio destino, a doença transforma-se em oportunidade e possibilita responder às indicações do próprio padrão.

O procedimento para isso não é de forma alguma difícil. Qualquer um pode indicar na superfície do corpo, ou seja, colocar o dedo sobre o lugar que lhe causa incômodos. O objetivo deste livro é relacionar essa experiência com o plano anímico. Apontar com o dedo corpóreo era tão óbvio antes quanto o é agora. Trata-se de colocar o dedo na ferida em sentido figurado. Isso exige coragem, mas nem tanta assim, pois a ferida já está lá. Ela não surge no momento em que se coloca o dedo sobre ela, somente se torna mais consciente. Através desse passo corajoso obtém-se, a longo prazo, a possibilidade de curar-se.

2. Cegueira de si mesmo e projeção

A oportunidade mesma não se encontra na interpretação de sintomas alheios e sim na interpretação dos próprios sintomas. Isso é dificultado pela onipresente cegueira de si mesmo. A problemática da projeção, nossa tendência de transportar tudo o que é incômodo e difícil para fora e lá também elaborá-lo e combatê-lo, prova ser prejudicial também no que se refere à interpretação dos sintomas. Ao mesmo tempo que reconhecemos claramente o cisco no olho dos outros, de bom grado deixamos de ver a trave que temos no nosso. A experiência com *A Doença como Caminho* resultou em um padrão notável. Às interpretações de sintomas verbalizadas por amigos e conhecidos contrapõe-se um grande "Mas" no que se refere aos próprios sintomas. O que tinha funcionado de maneira tão convincente com os parceiros ou sogros, de repente falhava.

Interpretar os sintomas da doença é trabalhar nas sombras e, justamente por essa razão, freqüentemente desagradável. Pode-se inclusive concluir a partir disso que as interpretações orais tropeçam na recusa espontânea. Se uma interpretação de repente parece agradável, ela ou não é correta ou, de qualquer forma, não é suficientemente profunda. Nesse caso, o mais simples é aprender com os sintomas alheios e então aplicar esses conhecimentos em si mesmo. O conceito somente adquire sentido como conseqüência desse difícil passo. Mas então ele transforma-se em um verdadeiro caminho de autoconhecimento e auto-realização.

Em relação a outros sistemas de interpretação, especialmente do âmbito esotérico, o simbolismo dos sintomas tem a vantagem de não deixar praticamente qualquer margem para mal-entendidos quanto à área afetada. O risco de interpretar uma úlcera do estômago como sendo um sinal de um iminente processo de iluminação imediata é bem menor. O corpo confirma que se trata aqui de uma tarefa de aprendizado palpável, substancialmente enraizada no mundo material.

3. Valoração dos sintomas

À primeira vista, a diferença mais marcante em relação à medicina usual é a nossa avaliação positiva dos sintomas. Em vez de aliar-se ao paciente contra seus sintomas, como é costume, trata-se de aliar-se ao mesmo tempo aos sintomas para reconhecer o que falta ao paciente e presenteá-lo tanto com esses sintomas como com as suas carências. O sintoma, quando liberado de sua valoração negativa, pode se transformar em um excelente indicador de caminho e guiar-nos aos temas carenciais, ajudando a que nos tornemos mais saudáveis e íntegros.

Há aqui uma imensa oportunidade de crescimento, já que todas as pessoas apresentam sintomas. Quanto a este último ponto, impera uma rara unanimidade em todos os campos da medicina. A medicina acadêmica, com seus métodos de pesquisa cada vez mais refinados, encontra algum desvio da norma em praticamente todos os seres humanos. As estatísticas de saúde,[1] que são na verdade estatísticas de doença, falam uma linguagem igualmente clara. A medicina natural, com seus procedimentos de diagnóstico ainda mais sensíveis, já não encontra mais indivíduos saudáveis. As duas tendências combatem esse estado de coisas, enquanto a religião e o esoterismo o aceitam como sendo uma realidade inevitável. Segundo sua concepção, o ser humano é um universo polar necessariamente não saudável, em busca da unidade perdida que ele deixou no Paraíso quando empreendeu seu caminho de desenvolvimento. É interessante notar que a maneira pela qual a saúde é definida pela OMS[2] e que é adotada pela medicina acadêmica lembra a tradição esotérica. Trata-se de um estado livre de sofrimento físico, espiritual e social. Conseqüentemente, fora dos livros de anatomia e fisiologia não existe neste mundo um único ser humano são.

Tanto se vemos nosso estado geral de doença como um escândalo das políticas de saúde ou como sendo a necessária conseqüência de nosso desvio da Unidade, permanece o fato de que todos temos sintomas e, com isso, a oportunidade de crescer a partir deles. A questão é: queremos continuar tentando o que tem fracassado há milênios, ou seja, eliminá-los do mundo, ou queremos fazer o esforço de reconhecê-los como indicadores de caminho e segui-los?

4. Deslocamento de sintomas em duas direções

A medicina é absolutamente a única que acredita poder eliminar coisas do mundo. Os químicos e os físicos sabem e provam que somente é possível a transformação de uma manifestação em outra, jamais um desaparecimento sem reposição.

Através do aquecimento de um bloco de gelo, matéria sólida transforma-se em água. Caso continuemos a aquecê-la, o líquido passa para a forma gasosa, transformando-se em vapor. Através do resfriamento, esse processo pode ser revertido, gás transformando-se em líquido que por sua vez se transforma em gelo sólido. Isso é óbvio para nós, e é explicado pela física através da lei da conservação de energia, segundo a qual a soma da energia permanece sempre constante. Nada jamais é realmente aniquilado.

A física ensina ainda que as várias formas de manifestação da água estão ligadas a diferentes estados de vibração de suas moléculas. No estado sólido, os componentes moleculares básicos vibram a uma freqüência relativamente baixa. No âmbito líquido eles estão energeticamente mais estimulados e vibram mais rapidamente. No estado gasoso sua estimulação e conseqüentemente sua freqüência são as mais altas possíveis.

O esoterismo deriva uma interpretação correspondente ao relacionar o sólido ao elemento terra, material, o líquido à água anímica e a forma gasosa ao espiritual, elemento ar. Transposto para o tema em questão, isto significa o seguinte: o corpo, como expressão do mundo material, tem a freqüência de vibração mais baixa, o plano anímico tem uma freqüência média, enquanto o plano mental tem a freqüência mais alta. Para que um tema que se degradou ao plano inferior de freqüência de vibração como sintoma corporal seja elevado ao nível anímico, é preciso injetar-lhe energia. Mais energia ainda é necessária para elevá-lo ao plano mental. Na interpretação dos sintomas da doença, essa energia deve surgir sob a forma de conscientização e de entrega.

No processo contrário, o do **surgimento da doença**, essa energia foi armazenada. Quando um tema com o qual não queremos lidar se aproxima de nós, economizamos energia ao deixar que ele mergulhe no âmbito anímico e, mais longe ainda, no corpo. Aquilo que não queremos ter na consciência e, ignorando, acreditamos deixar de lado, aterrissa de fato ao lado ou, na terminologia de C. G. Jung, na **sombra**. A sombra consiste portanto de tudo aquilo que não percebemos e não aceitamos, e que gostaríamos de não ver. Em posição diametralmente oposta está o *Ego*, que consiste de tudo aquilo que aceitamos em nós e com o qual nos identificamos. Neste sentido, não há nenhum *Ego* nem nenhum ser humano que se alegre ao reencontrar os temas acumulados na sombra.

Como, entretanto, a sombra é uma parte necessária de nossa totalidade, somente podemos tornar-nos sãos, no sentido de íntegros, através justamente de sua integração. Uma pessoa inteira consiste de ego e sombra. Os dois juntos resultam no "si mesmo", ou *self*, que representa a pessoa integrada, que realizou a *si mesma*. A aceitação e a elaboração dos temas da sombra materializados nos sintomas é conseqüentemente um caminho de busca de si mesmo. Sintomas são manifestações da sombra muito acessíveis devido ao fato de terem emergido das profundezas da alma para a superfície do mundo corpóreo, tornando-se assim excepcionais indicadores do caminho da perfeição.

O fenômeno do deslocamento dos sintomas com suas duas direções diferentes ficará mais claro com o exemplo concreto de uma úlcera estomacal. O conceito foi difundido pela medicina e pela psicologia acadêmica quando se reconheceu que sintomas "eliminados" pela terapia voltavam a emergir em outro lugar. Para a medicina acadêmica, fixada no corpo, o deslocamento de sintomas também ocorre, naturalmente, no corpo. Cinicamente, poder-se-ia dizer que os sintomas deslocam-se de órgão para órgão, de paciente para especialista e de especialista para especialista.

Quem procura o médico devido a moléstias nervosas do estômago, geralmente recebe hoje em dia um psicofármaco que produz um assim chamado desligamento psicovegetativo. Isso quer dizer que a ligação entre os nervos vegetativos do estômago e a psique é bloqueada quimicamente, o que então impede que o estômago reaja aos impulsos da psique. A remoção da dor, que não modifica nada na situação da pessoa afetada, tem um efeito temporalmente limitado. O passo seguinte da medicina acadêmica seria o desligamento psicovegetativo por via cirúrgica, onde os ramos correspondentes do nervo vago são seccionados. Caso já seja tarde demais para isso também, amputa-se um ou dois terços do estômago ultrafatigado. O que não existe mais não pode doer, esta é a lógica tão simples quanto míope, já que logo o estômago diminuído dessa maneira começa a apresentar outros problemas digestivos. Todos esses passos visam exclusivamente o corpo. Os sintomas são deslocados para o corporal e, ao mesmo tempo, para o plano horizontal.

A alternativa seria deslocá-los na vertical: do plano corporal para o anímico e, finalmente, para o plano mental. Entretanto, para passar de um plano de baixa freqüência de vibração para outro de freqüência mais alta é necessária uma certa quantidade de energia que o próprio afetado deve prover. Neste caso, o médico pode unicamente desempenhar o papel de catalisador.[3] Com o engajamento consciente é possível ir em busca das raízes anímicas da dor de estômago. O que pressiona esse estômago, o que é que se engole e que não é digerível, o que leva a este ato de autodilaceramento que toda úlcera do estômago representa? É possível, através da pesquisa correspondente, encontrar e elaborar os padrões de consciência que estão por trás dos temas assim sensibilizados. Tal deslocamento de sintomas na vertical tem a vantagem de não permitir que a escalada da sintomática continue, tornando-a, ao contrário, solúvel.

5. Forma e conteúdo

Os planos do corpo, da alma e da mente, dispostos verticalmente um sobre o outro, correspondem aos âmbitos da forma e do conteúdo. O corpo representa o aspecto formal, enquanto tanto a alma como o espírito formam o conteúdo. Do ponto de vista religioso e esotérico esse paralelismo é óbvio, sendo, ao contrário, estranho para as ciências naturais. Para os antigos, toda forma, e portanto toda coisa, era a manifestação da idéia que está por trás dela. Goethe ainda formulou sem ser refutado: "Tudo o que é transitório é somente uma metáfora." Em muitas áreas da vida, da arte à técnica, a relação entre forma e conteúdo é evidente para nós até hoje. Nós apreciamos uma escultura de Michelangelo por aquilo que ela expressa. Por mais importante que seja o material, ele vem depois do conteúdo. A lâmpada de alerta que se acende em um aparelho técnico nos leva a investigar as causas subjacentes. Nós queremos saber o que a lâmpada acesa *significa*. Entretanto, quando o corpo expressa dolorosos sinais de alarma, muitas pessoas tentam subjugá-los com comprimidos sem aprofundar-se em busca das causas. Por que justamente os sinais do corpo não significariam nada? Nossa saúde já estaria atendida se tratássemos o corpo de maneira tão consciente como o fazemos com qualquer máquina.

O exemplo seguinte pode esclarecer a relação entre a medicina científica e a medicina interpretativa. Suponhamos que, ao ser perguntado sobre a última peça de teatro, um conhecido responda: "O palco tinha oito metros de largura por quatro de profundidade e dois metros de altura. Havia 14 atores, dentre eles oito mulheres e seis homens. Os figurinos foram feitos com 86 metros de linho e 45 metros de seda, o palco estava iluminado por 35 holofotes [...] etc." Nós ficaríamos bastante insatisfeitos com essa resposta, mas valorizamos muito um médico que, após o exame, nos comunica uma série de dados e fatos sobre nosso corpo. Esse médico, que flutua no âmbito formal, deixa que seus pacientes fiquem igualmente boiando no ar. Somente ao final, após toda a enumeração das medidas e dos resultados obtidos, quando ele diz, por exemplo, que "tudo isso chama-se pneumonia", é que o paciente se sente um pouco mais esclarecido. Agora o médico interpretou seus números e seus resultados, e aquilo que expressam imediatamente adquire sentido para o afetado.

Neste ponto, nosso princípio unicamente dá mais alguns passos adiante. Pois naturalmente é possível prosseguir um pouco mais nesta direção *significativa* com a pergunta: o que significa pneumonia? O local nos dá o respectivo plano afetado. Os pulmões são o órgão da troca de gases, com sua ajuda nós também nos comunicamos, pois a linguagem surge através da modulação do fluxo respiratório. Todos nós respiramos o mesmo ar e, portanto, estamos em contato uns com os outros através dos pulmões. No corpo, os dois pulmões ligam o lado esquerdo e o direito, assim como a respiração também liga a consciência com o inconsciente. Nenhuma outra função orgânica tem acesso aos dois planos de maneira tão equivalente. Com o órgão pulmão é enunciado também o plano do problema e o tema do contato, da comunicação. Tal como demonstram insistentemente os resultados da medicina acadêmica, uma inflamação é um conflito bélico, uma guerra. Os anticorpos lutam contra o agente causador, que é armado, combatido, morto e vencido. Conseqüentemente, com uma pneumonia [inflamação dos pulmões] nós encarnamos um conflito no âmbito da comunicação. Após essa interpretação, que já vai um pouco mais longe, pode-se prosseguir e continuar interpretando: por que justamente comigo, justamente isso, justamente agora? O que é que isso impede, a que me força?

De qualquer maneira, interpretações realmente acertadas resultam somente quando o contexto individual é delimitado e a sintomática, sempre específica, é levada em consideração. A interpretação de **diagnósticos** em procedimentos sumários, tal como já aconteceu, é tão ineficaz como o próprio diagnóstico. Ainda assim faz sentido interpretar diagnósticos, embora isso contribua apenas com algumas pedrinhas na composição do grande mosaico que é o quadro da doença. Sejam eles constituídos de vocábulos latinos ou, mais recentemente, em inglês, a primeira coisa que se recomenda é a tradução. A tradução do diagnóstico sempre joga alguma luz sobre o sintoma. Alguns diagnósticos simplesmente implodem, perdendo assim pelo menos sua capacidade de assustar. Pacientes abalados podem recobrar o ânimo, por exemplo, através da tradução do "veredicto" PCP[4]: **P**oli (muitas) **A**rtrite (inflamação da articulação) **C**rônica (de evolução lenta) **P**rimária (desde o início). Não é preciso médico algum para tal diagnóstico. O próprio paciente sabe que desde o princípio muitas articulações começaram lentamente a se inflamar.

Confrontar forma e conteúdo pode ajudar a esclarecer o quanto ambos são importantes. Nenhuma peça de teatro faz sentido sem um palco e sem atores, ela no mínimo causaria uma impressão penosa caso não houvesse figurinos, sem iluminação o sentido permaneceria necessariamente obscuro. Todas essas coisas são importantes, mas elas não são tudo. A situação é análoga em relação aos diagnósticos e dados métricos do corpo. Eles são indispensáveis para a descrição dos aspectos formais, e nós obviamente também os usamos como ponto de partida. Eles possibilitam o primeiro passo e tornam-se com isso condição necessária para o segundo, encontrar o sentido, ou seja, a interpretação. Mas eles naturalmente não a substituem.

A medicina acadêmica, portanto, fornece uma base importante, e a medicina interpretativa não a torna supérflua, ampliando-a *substancial*mente. Não há portanto qualquer ataque fundamental a ela de nossa parte. De fato, ambas as tendências têm a mesma base, o corpo humano, mas seus âmbitos principais de atividade estão em planos diferentes.

A medicina acadêmica restringiu-se ao corpo, e no âmbito das reconstituições realiza muitas vezes verdadeiros milagres. Mais recentemente, ela deixou a preocupação com a alma para a psicologia, e a teologia há muito encarregou-se do espírito. Quem ataca a medicina acadêmica por não curar sua alma faz como aquele que visita uma piscina pública e se queixa porque não tem vista para o mar. Não lhe prometeram isso, assim como a medicina hoje não promete mais a cura do corpo, da alma e do espírito, limitando-se modestamente a um bom trabalho de reparação no âmbito do corpo.

A medicina acadêmica compartilha a retirada do plano interpretativo com a maioria das práticas naturalistas.[5] Ambas são mais semelhantes do que em geral se supõe, pois partem da mesma visão mecânica do mundo. Elas procuram as causas no passado e competem para ver qual encontra a mais profunda e elimina os sintomas da maneira mais efetiva. Elas são mais parecidas[6] do que admitem até mesmo na escolha das armas. Quem *sai a campo contra* os sintomas precisa de armas e evidentemente defende o ponto de vista alopático, que visa o oponente e tenta neutralizá-lo com os melhores antídotos.

Quando médicos naturalistas atacam a medicina acadêmica porque ela utiliza a cortisona com demasiada freqüência, dever-se-ia pensar que a cortisona é um hormônio fabricado pelo próprio corpo, e que, por conseqüência, pertence inequivocamente à natureza, mais especificamente à nossa própria natureza. O preparado para o coração preferido pela medicina acadêmica, *digitalis*, não é outra coisa que uma planta cuja naturalidade não pode ser contestada. Por trás até mesmo do primeiro e mais utilizado antibiótico, a penicilina, está o *Aspergillus penicillinum*, um cogumelo. Por outro lado, a homeopatia não é absolutamente natural. Jamais ocorre naturalmente uma concentração tal como uma C 30 ou uma D 200. A homeopatia é uma prática artificial, e os antigos médicos homeopatas não se acanham em caracterizá-la e praticá-la como arte.

6. Homeopatia

A homeopatia e sua compreensão do mundo opõe-se diametralmente tanto à medicina acadêmica como à medicina natural, formando a base espiritual para uma medicina realmente alternativa que também está comprometida com nosso princípio. Não se trata aqui de combater um sintoma com seu contrário, mas sim de aliar-se ao sintoma e em última instância até mesmo apoiá-lo em sua tentativa de trazer um princípio carencial à vida do doente.

O símbolo da medicina, a serpente que sobe pelo bastão de Esculápio, demonstra que originalmente a medicina estava profundamente enraizada nessa maneira de pensar. Escolhido como símbolo médico *obrigatório* pela Organização Mundial de Saúde somente nos anos 50, esse símbolo tem uma história que remonta aos primórdios da humanidade. No Paraíso é a serpente que, como um prolongamento do braço do demônio, leva o homem ao caminho do desenvolvimento. Ela é *o* símbolo do mundo polar dos opostos e serpenteia pelos dois pólos da realidade para seguir adiante. Ela está presa à terra como nenhum outro animal, tanto devido ao banimento divino ocasionado pelo pecado original como por sua forma. O filósofo da religião Herman Weidelener diz que toda ela é pé.[7] Ela engole suas vítimas inteiras, como o reino dos mortos, do qual também é símbolo. Além de seus dois dentes que injetam veneno, ela tem também a língua bifurcada, um símbolo da deslealdade, da discórdia e da desunião. Ela tem ainda a capacidade de deixar radicalmente para trás o velho e o já vivido e a cada ano, ao trocar de pele, estabelece um início totalmente novo. Mas ela tem acima de tudo o veneno, que pode matar e curar. A palavra inglesa *gift* [veneno], que também quer dizer presente, dom, representa muito bem essa relação contraditória de significados.

Tal como na Antigüidade, quando a serpente era mantida no templo sagrado de Esculápio (Asklepios, em grego), a missão mais característica e nobre do médico é transformar o veneno[8] da polaridade em um presente, com o qual o paciente pode crescer e curar-se. A medicina homeopática segue esse caminho desde o início em sua maneira de pensar e agir e até mesmo na produção de seus medicamentos. A homeopatia fabrica remédios a partir de venenos tais como arsênico e Lachesis,[9] livrando-os pouco a pouco de sua materialidade através da agitação. Essa assim chamada potenciação não é uma diluição, mas uma agitação ou dinamização, tal como enfatizam os homeopatas. Dessa maneira, a cada etapa de dinamização a substância ou tintura original é reduzida a um décimo (potência D para decimal) ou um centésimo (potência C para centesimal) e a cada etapa transfere seu padrão para o solvente através da dinamização.[10] Através deste método, potências superiores a D 23 já não contêm nada da substância original, conservando sua informação totalmente livre da toxicidade original. Essa informação pertence ao plano espiritual, tendo superado o plano material, que tem uma freqüência de vibração mais baixa. Liberada de sua materialidade e transportada a um plano superior, ela pode agir como um verdadeiro remédio. Ela dá ao paciente uma informação que lhe falta, tornando-o assim mais são.

Os medicamentos homeopáticos são descobertos através das provas médicas já mencionadas. Nelas, médicos sãos tomam os medicamentos em potências baixas, e que portanto contêm a substância, e registram os sintomas provocados por eles. Caso um paciente tenha os mesmos sintomas, ou sintomas semelhantes, ele na maioria das vezes toma o medicamento em uma potência mais alta, livre da substância. Como informação pura, ela pode agora contribuir para sua cura, contanto que o quadro do medicamento corresponda ao quadro de sintomas.

Cada sintoma é a expressão de uma idéia que afundou no corpo, sendo portanto um padrão que falta à consciência. Ele pode ser tratado com uma informação medicamentosa ou espiritual semelhante. No primeiro caso falamos de homeopatia, no segundo, de conscientização do padrão ou interpretação dos sintomas. De acordo com sua natureza, a informação está em um plano de vibração superior ao do problema corporal. Quando se consegue levar a problemática a esse plano superior, o veneno se transforma em presente. A manifestação da sombra na sintomática leva à sua iluminação, e a doença transforma-se em caminho de autoconhecimento.

7. O jogo das causas

O conceito de causalidade está no caminho da medicina tanto no que se refere ao conteúdo como à mensagem transmitida pelos sintomas. Assim como as ciências naturais, ela chegou à conclusão de que tudo tem uma causa que se encontra no passado. Seu objetivo é encontrá-la e eliminá-la. Defensores de outros princípios costumam atacar a medicina acadêmica por não ser científica, uma crítica que se volta contra eles mesmos, como se verá.

O que mais chama a atenção nesse conceito de causalidade é sua limitação. Ele só pode investigar em uma direção, ou seja, no passado, e a pergunta *standard*, "Por quê?", somente pode ser feita uma ou no máximo duas vezes. Naturalmente se poderia pesquisar em outras direções e continuar perguntando tanto quanto se queira. Por que tenho um resfriado? Uma resposta acadêmica aceitável poderia ser: "Porque contraí o agente causador há dois dias." Mas por que contraí o agente causador? — "Por que meu sistema imunológico estava debilitado." Aqui também pode-se continuar perguntando: Por que o sistema imunológico estava debilitado? Em algum momento a resposta se referirá à herança genética, seguindo o refrão: "Porque eu herdei esse sistema de defesa de meus pais." Mas por que meus pais me transmitiram exatamente este equipamento imunológico? A resposta então dirige-se aos avós, que novamente o herdaram de seus pais, etc. Ao final chega-se a Adão e Eva e à pergunta: "Por que os primeiros seres humanos incorporaram um tal sistema imunológico?" Com a mesma técnica de perguntas, poderíamos chegar "cientificamente" ao Big Bang. De qualquer maneira, a resposta à pergunta seguinte permanece em aberto: Por que — *pelo amor de Deus* — houve essa explosão inicial?

O princípio de causalidade somente age de maneira tão convincente à primeira vista, mostrando fraquezas evidentes a um olhar mais atento. Sua maior fraqueza é que ele comprovadamente não se ajusta à realidade, como nos demonstra a física moderna. Sendo a ciência natural mais avançada, ela ultrapassou as fronteiras de uma visão de mundo mecanicista baseada no princípio da causalidade e o refuta.

Os físicos chegaram a este ponto de transição, decisivo não apenas para a medicina, pesquisando as minúsculas partículas no interior do átomo. Eles descobriram que todas as partículas, até mesmo o fóton de luz, possuem uma imagem em espelho no pólo oposto.[11] Para cada partícula existe portanto uma partícula gêmea, que lhe é exatamente contrária em tudo. O método de experimentação segundo o qual uma das duas partículas gêmeas resultantes é estimulada enquanto a outra é deixada em paz remete a Albert Einstein. O desconcertante é que se comprovou que no momento da mudança de estado da partícula estimulada a outra, não-estimulada, também se modificava, de tal maneira que ambas continuavam em pólos opostos. Mais assombroso ainda é que ambas as modificações ocorriam no mesmo momento, descartando assim qualquer forma de transmissão de informações como explicação.

Finalmente o inglês John Bell pôde provar matematicamente que partículas de uma determinada fonte, chamadas partículas de fase fechada, estão ligadas para sempre, sendo que isso acontece de uma maneira não causal, que não pode ser concebida logicamente. O teorema de Bell dá ainda mais um passo e prova que isto não é válido somente para as minúsculas partículas subatômicas, sendo uma lei geral. Com isso, o princípio da causalidade foi refutado e rebaixado a um modelo de explicação que somente permite uma abordagem aproximada da realidade.

Considerando que, de acordo com a ciência, nosso universo surgiu de uma explosão, o chamado Big Bang, ele necessariamente tem que se constituir de partículas estreitamente ligadas umas às outras. E é exatamente disso que tratam as escrituras sagradas do Oriente. Os Vedas hindus e os Sutras do Budismo descrevem a realidade como estando permanentemente ligada em todos os seus aspectos a todos os seus outros aspectos. Embora hoje em dia os físicos apresentem resultados que parecem igualmente metafísicos, não se trata de uma aproximação do conhecimento moderno ao antigo, tal como se costuma afirmar, mas de uma aproximação unilateral por parte das ciências naturais ao conhecimento atemporal contido nos tratados de sabedoria.

Mas se a causalidade é refutada, permanece a pergunta: por que continuar atendo-se a ela? Não conseguimos viver totalmente sem a causalidade, de qualquer forma não nesta sociedade,[12] porque nosso pensamento está impregnado de causalidade até na linguagem (como demonstra por exemplo esta frase). Entretanto, não há nenhuma razão para aferrar-se a uma forma inferior e limitada de pensamento causal, tal como o sistema científico. Na melhor das hipóteses, podemos ampliar a causalidade para utilizá-la como meio de aproximação ao universo que "acontece" sincronicamente, tal como já o fez Aristóteles. A vantagem de sua compreensão mais ampla da causalidade torna-se evidente assim que colocamos cientificamente sob a lupa um fenômeno simples tal como um acontecimento esportivo. Até mesmo a corrida de cem metros rasos ainda é longa demais, e precisamos portanto recortar uma pequena seção, talvez a largada. À pergunta científica padrão: qual é a causa para que os esportistas se ponham a correr repentinamente? há uma resposta cientificamente aceitável: o tiro de largada. Ele atua do passado para o presente, sempre acontece e pode ser reproduzido.

Entretanto, qualquer um que entenda um pouco de atletismo ficará pouco satisfeito com essa explicação. Ele então indicará que a causa real para a partida dos esportistas é seu desejo de ganhar uma medalha de ouro. Mas uma eventual vitória encontra-se ainda no futuro, não sendo portanto aceitável como causa pela ciência. Segundo a concepção de Aristóteles, também existe uma causa-padrão por trás de cada acontecimento. Na corrida de cem metros rasos, seriam as regras do jogo. Estas, por exemplo, proíbem que se use uma bicicleta ou outro meio de auxílio não-permitido. Na verdade, os esportistas somente sabem em que direção devem largar graças ao padrão "cem metros rasos", que existe há muito tempo. Finalmente, há ainda a base material ou causas que se encontram nas raias, nos músculos, etc., e que também são aceitas pela ciência. Com quatro causas em vez de uma, ainda não fazemos justiça à realidade, mas estamos mais perto. E se de qualquer maneira não existe causa alguma em última instância, deve-se permitir que se complete uma com três outras. Caso empreguemos essas quatro causas para a interpretação dos sintomas, aquela apresentada pela medicina acadêmica não se torna errada, sendo somente completada e ampliada.

Devido ao hábito e à cegueira de si mesmo, acontece muitas vezes que a pessoa se refugie nos braços da monocausalidade habitual justamente quando se trata de importantes sintomas próprios. A pneumonia própria é então atribuída unicamente ao agente causador, e a partir daí não se pergunta mais nada. Em cada caso de pneumonia há naturalmente agentes causadores em jogo, eles fornecem a causa que atua a partir do passado. Talvez o fato de que a maioria das pessoas sãs abriguem em seus pulmões os agentes correspondentes sem que por isso adoeçam comprove que eles não são os únicos responsáveis. Caso a pessoa seja isolada em uma unidade de terapia intensiva devido, por exemplo, a um grave acidente de carro, os mesmos agentes podem tornar-se subitamente ativos. O perigo de contrair uma pneumonia em uma unidade de terapia intensiva não é tão grande pelo fato de haver tantos agentes, ao contrário, em nenhum outro lugar eles são tão perseguidos e dizimados. A verdadeira razão está no conflito de comunicação que se estabelece assim que todo contato somente ocorre através de tubos de plástico. Assim como sempre se encontra uma causa funcional, sempre surgirá também uma causa de objetivo ou de significado, bem como um padrão em que todo o acontecimento ocorre.

8. Analogia e simbolismo

Ainda que recorramos às quatro causas de Aristóteles, a filosofia de *A Doença como Caminho* está baseada muito mais no pensamento analógico que no pensamento causal. Novamente, é a física que pode abrir-nos o caminho para essa visão de mundo. Os físicos colocaram a simetria no lugar da causalidade, explicando que as últimas leis que podem ser concebidas por nós são teoremas simétricos. O pensamento analógico da medicina antiga, tal como expresso na proposição de Paracelso "microcosmos = macrocosmos" ou na tese fundamental de todo o esoterismo "assim em cima como embaixo e assim dentro como fora", aproxima-se dessa concepção simétrica. Estamos mais próximos da realidade quando vemos forma e conteúdo, corpo e alma,[13] ser humano e mundo de maneira análoga do que buscando causas, pois a física prova que o mundo não está constituído de fatos que se sucedem, mas de fatos sincrônicos justapostos.

A chave para esta compreensão do mundo não está na análise, mas no simbolismo. Este também se encontra no centro da interpretação dos sintomas. Sintomas são imagens da doença; assim como outras imagens, eles não podem ser compreendidos através da análise do material, mas por meio da observação contemplativa[14] de sua totalidade. A expressão de uma imagem nos escapa quando tentamos encontrá-la na análise do material, por mais refinada que esta seja. Ao final obtemos alguns dados numéricos sobre a combinação de pigmentos, mas perdemos o ambiente outonal. Este está mais no simbolismo das cores que em sua química. Para que possamos interpretar uma imagem, todos os detalhes devem unir-se em uma impressão geral. O todo é mais que a soma de suas partes.

Nossa palavra "símbolo" deriva da palavra grega *symballein*, que significa algo como juntar, reunir. Para compreender a interpretação dos sintomas do ser humano em sua totalidade é necessário juntar todas as impressões individuais em um padrão, ou seja, reunir todos os pequenos símbolos em um único símbolo abrangente.

Apesar da legitimação obtida graças à física moderna, o pensamento analógico passa facilmente ao segundo plano em relação ao pensamento analítico. Ainda assim, ele impregna nossas vidas em muito maior medida que a que estamos dispostos a admitir. Quando encontramos uma pessoa pela primeira vez, formamos uma imagem dela que se apóia em uma compreensão simbólica e analógica. Ainda que o intelecto nos queira sugerir que a primeira impressão é enganosa, sabemos que não é assim. Caso nos fiemos da razão, precisamos freqüentemente de muito tempo para chegar à conclusão de que tudo já estava lá desde o início. Assim que visitamos alguém em sua casa, formamos uma imagem da casa e da pessoa, o mesmo acontecendo quando ele sai de seu carro. Tudo isso baseia-se em uma compreensão simbólica mais ou menos consciente. Todas as referências religiosas também estão baseadas no simbolismo e na analogia. Somente dessa maneira pode-se entender as comparações. Quando, no pai-nosso, rezamos "Seja feita a Sua vontade, assim na Terra como no céu", utilizamos uma outra formulação para o "assim em cima como embaixo"; estamos nos movendo sobre o solo da analogia.

A um olhar mais atento, até mesmo as ciências naturais baseiam-se no pensamento comparativo, já que qualquer fenômeno mensurável é uma comparação e um processo de estabelecer relações, ou seja, de criar analogias. Tanto faz se medimos uma distância, a temperatura ou a pressão, somos sempre remetidos à comparação com uma escala de aferição. Como as medidas são a base das ciências naturais, em última instância elas também estão baseadas no pensamento comparativo.

Pode-se reconhecer ainda mais claramente o quanto a medicina está próxima do pensamento comparativo no âmbito da estatística, uma de suas disciplinas preferidas. Estamos sempre nos deparando com tentativas de extrair provas de estatísticas. Trata-se de um método conhecido e tentador. Pergunta-se a 100 heroinômanos se eles antes tinham consumido produtos derivados da *Cannabis* tais como o haxixe e a maconha. Quando 90% respondem com um "sim", produz-se a "prova" de que a *Cannabis* é a droga de iniciação ao consumo de heroína. O que soa tão lógico não prova entretanto absolutamente nada. Mudando-se a pergunta, pode-se "provar" estatisticamente que o leite é a droga de iniciação mais perigosa do mundo, já que 100% dos heroinômanos e todos os alcoólatras começaram com ele. Não se trata aqui de maneira alguma de distorcer as estatísticas e sim, ao contrário, de reabilitar o pensamento comparativo que está em sua base. A estatística pode expressar coisas substanciais, mas jamais poderá provar algo, pois suas correlações não têm nada a ver com a causalidade. Tanto os fenômenos mensuráveis como as estatísticas mostram como o pensamento analógico está difundido. O fato de que não o queiramos perceber não muda muita coisa.

O simbolismo continua tendo um significado decisivo para a própria medicina moderna. Tal como ainda se mostrará, hoje, tanto quanto antigamente, os símbolos e os rituais que se organizam a partir deles desempenham na sanidade um papel dominante que, entretanto, passa em grande parte despercebido. Isso está bem já por essa mesma razão, porque os sintomas também se compõem de símbolos e compelem a autênticos rituais.

9. Campos formativos

Como não existe nenhuma cultura antiga nem tampouco qualquer sociedade moderna sem rituais, pode-se deduzir que eles forçosamente fazem parte da vida humana. Em proporção à sua disseminação, a maneira como atuam ainda é pouco conhecida. Somente na última década encontrou-se um princípio esclarecedor, com a teoria de Sheldrake sobre campos morfogenéticos ou formativos. Através de experimentos, Sheldrake confirmou que há relações entre distintos seres vivos que escapam a explicações lógicas. Ele postulou os chamados campos formativos, que servem de mediadores para essas ligações sem a necessidade de transmitir matéria ou informações. Várias experiências comprovam que seres vivos em um campo comum estão ligados uns aos outros de maneira inexplicável, de maneira muito semelhante às partículas gêmeas dos físicos atômicos. Eles vibram ao mesmo tempo no mesmo plano de vibração e comportam-se quase como se fossem *um* ser, comparável talvez a um grande cardume de peixes ou um campo de trigo sobre o qual o vento sopra. Nas situações que foram observadas, não havia nem mesmo tempo para que se comunicassem entre si no sentido tradicional.

O americano Conden pôde descobrir algo semelhante entre seres humanos. Ele filmou de perfil e em câmara lenta pessoas que se comunicavam. Com isso constatou-se que tanto a pessoa que fala como o ouvinte estão ligados no mesmo instante por movimentos minúsculos, chamados micromovimentos. Este vibrar um com o outro está presente em todos os seres humanos, com exceção das crianças autistas. Está-se aqui na pista de uma conexão que, no âmbito da vida orgânica, corresponde àquela inexplicável e característica conexão das partículas físicas elementares.

Qualquer um pode fazer um experimento de tais campos independentes no tempo e no espaço em uma sala de concertos, onde reina uma harmonia inexplicável segundo critérios tradicionais. Como é possível, pode-se perguntar ingenuamente, que tantos músicos diferentes com tempos de reação tão diferentes toquem todos no mesmo andamento? Eles naturalmente estão todos olhando para o mesmo regente, mas devido aos tempos de reação individuais, cada um deles deveria transpor os sinais para seu instrumento em tempos diferentes. A razão de isso não ser assim está no padrão vinculante da música. Em lugar do caos que logicamente seria de esperar, pode resultar uma sinfonia, um soar conjunto, porque os músicos tornam-se um no padrão e atuam como um único ser. Os ouvintes também podem introduzir-se nesse padrão e tornar-se um na música, com o regente, os músicos e os outros ouvintes. Esse é um mistério que nem mesmo a melhor reprodução técnica possível do concerto pode substituir.

Experiências práticas com esses campos que não podem ser compreendidos logicamente, nem vistos, mas que podem ser sentidos, permitem também a meditação. Em quase todos os mosteiros havia salas de oração que eram mantidas exclusivamente com esse propósito, para não perturbar a atmosfera. Quem já meditou em um claustro onde somente a meditação foi praticada nos últimos mil anos conhece a experiência. Aqui, entra-se em estado de meditação mais facilmente e mais profundamente que no dormitório de casa ou até mesmo viajando de avião. Grandes grupos que estão em uníssono também criam um campo que pode ser sentido. No Tai-Chi, uma antiga meditação chinesa feita através de movimentos, ele é especialmente perceptível. Surge uma enorme energia quando um grupo se movimenta como se fosse um único ser. Uma antiga experiência militar afirma que é mais fácil marchar ao mesmo tempo. Pode-se ver quão grande a energia do uníssono, da ressonância pode se tornar quando se sabe do perigo (de desabamento) que as colunas em marcha representam para as pontes.

Para ilustrar como esses campos podem se formar ao mesmo tempo a grandes distâncias, temos o fato de que freqüentemente as descobertas são feitas ao mesmo tempo em diferentes partes do mundo e que as mesmas idéias surgem no mesmo instante em lugares diferentes. Essa experiência pode precipitar-se até mesmo na política. A energia de um campo de padrão vigente ficou demonstrada na queda quase sincrônica dos regimes do bloco europeu oriental. Seu tempo tinha se esgotado e até mesmo os tanques, que durante décadas tinham preservado a paz dos cemitérios, repentinamente não podiam fazer mais nada. Embora o intelecto, movendo-se por caminhos estreitos, ainda possa procurar outras explicações para todos esses exemplos, há uma experiência drástica que nesse sentido representa para ele um problema insolúvel. Separou-se uma cadela *poodle* de seus filhotes, que foram levados a milhares de quilômetros de distância em um submarino atômico. À medida em que eles iam sendo sacrificados a espaços de tempo determinados, a mãe "reagia" de maneira mensurável. A palavra "reagir" não é de fato apropriada para este caso, pois não havia qualquer razão para que a mãe reagisse a qualquer coisa; ela na verdade estava ligada a seus filhotes em um campo. A reação requer tempo, sendo que aqui tudo sucedia simultaneamente.

Enquanto ainda acreditamos que são as mais diversas causas que mantêm o mundo em movimento, a física moderna prova justamente o contrário: na realidade, somos regidos por uma sincronicidade inexplicável, não passando a causalidade de um equívoco, ainda que plausível. Os fenômenos que emergem nos campos formativos ocorrem de maneira sincrônica e não podem mais ser explicados de maneira causal. Estamos começando a suspeitar que a física e a biologia estão na pista daquela realidade mais profunda que nas escrituras sagradas do Oriente é descrita como um grande padrão ocorrendo de maneira sincrônica em planos diferentes, onde tudo tem seu lugar, está relacionado entre si, mas não está de modo algum relacionado de maneira causal. A doutrina analógica é a que mais coincide com as noções dos campos formativos. Neste sentido é compreensível que ensinamentos antigos tais como o de Paracelso, de que o homem e o mundo são um,[15] voltem a ser levados em consideração.

Falta pouco para que se relacione o efeito dos rituais com os campos formativos. Os rituais são o caminho mais direto para construir esses campos e ancorá-los na realidade. A suspeita transforma-se em certeza quando se considera os antigos ritos de iniciação e de cura. Nos rituais da puberdade não se explica aos adolescentes o mundo dos adultos e suas regras, mas através da execução dos procedimentos rituais eles se tornam parte do mesmo sem precisar entender coisa alguma. Uma vez introduzidos no campo da nova esfera, todas as suas possibilidades abrem-se para ele automaticamente. Nós, que não acreditamos mais em rituais e por essa razão tampouco construímos campos fortes, mal podemos imaginar algo semelhante.

2

Doença e Ritual

1. Rituais em nossa sociedade

As antigas culturas que conhecemos tinham, sem exceção, uma coisa em comum: a partir de símbolos, elas criavam rituais não só para as principais fases de transição da vida, mas também para o dia-a-dia e suas exigências. Somente o homem moderno acredita poder seguir adiante sem rituais, considerando-os crendices já superadas. Contra este pano de fundo, é de admirar ainda mais o grande número de rituais que foram conservados em nossa esclarecida época. Despercebidos ou propositadamente ignorados, eles continuam dominando a imagem da sociedade. Ao lado dos poucos rituais que perduraram conscientemente, tais como o batismo, a primeira comunhão, a crisma, o matrimônio e o sepultamento, há inúmeras ações semiconscientes e inconscientes que vivem de seu caráter ritual. Pequenos rituais obrigatórios preenchem o cotidiano, como se repentinamente pessoas adultas não pudessem, sem eles, desenvolver seqüências de passos próprias dentro do padrão da marcha diária, seja a compulsão de contar as colunas que passam rapidamente pela janela enquanto viajamos de metrô, quando se tem que verificar cinco vezes se o carro está realmente fechado, se a porta da casa está trancada, se os aparelhos estão desligados da tomada e assim por diante. Todos esses procedimentos não têm qualquer sentido lógico apreensível, tratando-se unicamente, tal como é típico dos rituais, da ação por si mesma. Ao lado desses rituais cotidianos e aparentemente secundários, há também grande número de rituais importantes.

Nossa justiça ergue-se sobre o pressuposto de que os membros da sociedade reconhecem e acreditam nesse antigo ritual que é a jurisdição. Em cada procedimento, o caráter ritual torna-se claro em sua evolução rigidamente ritualizada. A jurisdição corresponde quase a uma ordem, seja ela religiosa ou laical. As togas dos magistrados, dos promotores e dos advogados de defesa são hábitos rituais cheios de significado. Por que outra razão deveria um jurista adulto usar um vestido e uma peruca se não para servir ritualmente à deusa Justiça? Tal como os sacerdotes, o juiz exerce seu cargo sem levar em consideração sua própria pessoa ou a do acusado. Enquanto ocupa seu cargo, só está submetido às regras do ritual da justiça e deixa de ser uma pessoa individual particular com opiniões próprias até o final do julgamento. Caso não consiga isso, estando comprometido com outras coisas que não exclusivamente os livros da lei, ele é recusado por ser parcial.

O fechamento de um contrato, o reconhecimento consciente dos fatos através da assinatura do próprio punho, preenche os critérios de um ritual. Precisamente, não é possível datilografar ou carimbar o nome na folha de papel, ainda que assim ele fosse mais legível. Nos acordos políticos, a celebração da ratificação como ritual de reconhecimento chama especialmente a atenção. As relações usuais entre as pessoas também estão submetidas a regras rituais que têm pouco sentido se consideradas do ponto de vista funcional. Por que, ao cumprimentar alguém, se dá justamente a mão direita aberta e não o punho esquerdo fechado? Nossa vida está determinada por símbolos e sinais, das cores das roupas até os sinais de trânsito. Todos os procedimentos rituais desse tipo somente subsistem porque são reconhecidos e seguidos. Regras e sinais de trânsito não têm qualquer sentido em si mesmos mas, respeitados por todos, regulamentam as mais difíceis situações. Rituais não são lógicos, mas simbólicos, eles são o padrão operante. Sem eles, a vida em sociedade seria impossível.

O problema está em que rituais inconscientes não funcionam tão bem quanto aqueles que são conscientes, e na sociedade industrial moderna predomina uma forte tendência à inconsciência. De maneira cada vez mais duradoura, o significado dos rituais perde seu embasamento na consciência e mergulha na sombra. Na superfície social, as formas esvaziadas de sentido degeneram em costumes. Estes são manifestamente persistentes devido ao fato de terem suas raízes profundas no padrão que um dia foi consciente. Ainda que o sentido original tenha sido esquecido há muito, os costumes subsistem e continuam dando à sociedade uma moldura. As tentativas de eliminá-los através de reformas muitas vezes naufragam devido a seu profundo enraizamento. Por muito brio que os revolucionários franceses de 1789 tenham posto na tentativa de transformar a semana de 7 dias em um ritmo decimal mais lógico e produtivo, o ritmo setenário estava profundamente enraizado na realidade e sobreviveu à Revolução.

Até mesmo quando não conhecemos mais as raízes, continuando ainda assim vigentes as regras que delas se originaram, permanecemos na segurança do padrão. O único perigo está em que a carga anímica esmoreça junto com a consciência. Caso as regras somente sejam cumpridas mecanicamente, sem consciência, elas se trivializam. Quando seu sentido não é mais reconhecido, elas nos parecem absurdas. Por essa razão, nós não as interpretamos mais, e elas necessariamente perdem significado.

2. Rituais de passagem

As etapas de transição da vida exigem rituais e eles estiveram presentes em todas as épocas. Enquanto as culturas arcaicas confiavam na energia iniciática dos ritos da puberdade, nós desvalorizamos em grande medida as últimas relíquias destes últimos, a primeira comunhão e a confirmação. Não estando suficientemente carregados de consciência, eles degeneraram em costumes que praticamente já não podem mais cumprir sua função. É difícil para um jovem de hoje crescer pois faltam-lhe rituais de passagem conscientes que o prendam com segurança no novo padrão do mundo dos adultos, com suas regras e símbolos totalmente diferentes. Ali onde acreditávamos estar-lhes poupando dos horrores das mais sombrias superstições, na verdade lhes roubamos substanciais oportunidades de amadurecimento. Por mais duros e sinistros que possam ser os ritos correspondentes das culturas arcaicas, desde passar dias a fio ao relento no mato ou em escuras cavernas até sangrentas provas de coragem e encontros com espíritos que causam verdadeiro terror, tratava-se de etapas viáveis para passar ao novo plano.

Como é impossível fazê-lo sem rituais, os adolescentes de hoje têm de se esforçar para encontrar substitutos. O primeiro cigarro, fumado quase ritualmente no círculo de correligionários, é uma tentativa correspondente. Sabendo muito bem que ainda não são adultos, eles ousam antecipar-se em um dos ainda proibidos privilégios do mundo dos adultos. Quebrando esse tabu, eles inconscientemente esperam forçar a entrada no novo padrão. A angústia está presente, de maneira similar aos rituais de puberdade arcaicos. O novo plano é perigoso, e o primeiro cigarro o demonstra. A maioria dos participantes do ritual sentem a correspondente *diarréia*, um sinal do quanto eles *têm as calças cheias*. Mas tossindo corajosa e agressivamente, eles desafiam essas dificuldades iniciais.

O exame para a obtenção da carteira de motorista é um ritual substitutivo ainda mais importante. É preciso receber a correspondente legitimação para tornar-se membro de uma sociedade motorizada. Após a superação dessa verdadeira prova de maturidade, têm início as provas de coragem nas ruas. O número e o tipo de acidentes que ocorrem no primeiro ano de carta de motorista demonstram que corresponde sobretudo aos homens jovens aprender a conhecer o medo dessa maneira.

O problema de tais procedimentos substitutivos é que eles não oferecem nenhuma segurança no novo plano devido à falta de consciência e, sobretudo, devido à falta de uma mão auxiliar do outro lado, nesse caso do lado adulto. Dessa maneira, os adolescentes acabam ficando dependentes dos rituais substitutivos, tornando-se fumantes inveterados e motoristas furiosos e fantasmagóricos, mas não adultos.

Antigamente, os jovens profissionais eram enviados em peregrinação e até há poucos anos as moças *au-pair* viajavam ao estrangeiro para ganhar experiência e "cortar as garras". A sociedade ainda tinha consciência do quanto os jovens ignorantes podiam tornar-se perigosos caso suas garras não fossem cortadas. Hoje em dia, é freqüente que principalmente crianças burguesas, legitimadas pelos regulamentos educacionais profundamente reformados, permaneçam em casa, tornando-se verdadeiros apêndices do amor paterno ou materno. As ruas representam portanto uma saída, ainda que perigosa. Os filmes de terror, cujo *boom* pode ser explicado pelo déficit de medo, terror e aventura que existe entre os jovens, não podem preencher o vácuo, eles apenas o ilustram.

3. Rituais da medicina moderna

Na Antigüidade, a vida começava com um ritual de nascimento e terminava com um ritual de morte. Hoje em dia, ambos foram transferidos em grande parte para as clínicas, transformando-as assim em refúgios de ritos inconscientes. Os rituais predominantes na medicina podem ajudar-nos a entrever o valor geral da ritualística para os processos de cura, devendo portanto ser considerados de maneira mais minuciosa.

Com o necessário olhar aguçado, pode-se encontrar nas clínicas modernas uma desconcertante quantidade de mágica, à altura de qualquer curandeiro. Em tempos arcaicos, quando os pacientes se entregavam aos cuidados dos curandeiros, precisando confiar inteiramente no outro mundo destes últimos, eles perdiam todos os direitos de autodeterminação e entregavam-se a Deus e, portanto, aos xamãs que o representavam. Hoje em dia nós encenamos um efeito semelhante de maneira ainda mais ostentosa. O paciente moderno também abdica de seu direito à autodeterminação, em geral já na recepção. Esta continua sendo um lugar essencial de qualquer clínica, guardando o limiar do outro mundo assim como o faziam antigamente as portas do templo. Devido à sua invisibilidade e à temática da doença, sentida por trás de tudo, o mundo que está além da recepção provoca angústia. De maneira correspondente, não é raro que os pacientes se sintam oprimidos por todas as coisas que vêm até eles e que eles não compreendem. Os antigos deviam sentir-se de maneira semelhante ao entrar em um templo de Esculápio em busca de cura, com a diferença de que o faziam de forma mais consciente.

Após serem registrados segundo um esquema rígido, os pacientes são enviados para a cama o mais rapidamente possível. Ainda que estejam totalmente sãos e cheguem na noite anterior a um exame ou uma intervenção, no hospital os pacientes devem deitar-se. Aqui a cabeça, que representa o comando central, não pode ser mantida erguida, devendo por princípio reclinar-se. Dessa maneira assegura-se também que os pacientes estejam aos pés dos médicos, ao menos fisicamente, manifestando-se com clareza que discussões de igual para igual estão fora de questão. Para eles, não resta muito para conversar e praticamente nada que possam decidir. Tanto em relação à forma quanto ao conteúdo, eles são transformados o mais rapidamente possível em *pacientes*. Faz parte desse ritual ser colocado na cama por uma enfermeira tal como se fossem crianças, isso depois de obedecer à ordem de se despir, assim como o fato de que não podem mais decidir por si mesmos quando devem ir para a cama e quando devem se levantar. Tem início o retrocesso ao nível de responsabilidade de uma criança. Na maioria das clínicas passa-se a maior parte do tempo no quarto, exatamente como na época da infância. Isso acarreta ainda o efeito adicional de que a enfermeira deve decidir quando é hora de dormir, isso desejando o melhor para as "queridas crianças", naturalmente: apagar a luz, fechar os olhos! Na manhã seguinte, após a ordem de lavarse, não há nada daquilo que os pacientes gostam de comer no café da manhã. Novamente, são outros que decidem o que é melhor para eles. E quando não comem tudo, são brandamente repreendidos e recebem os olhares correspondentes. Muitas enfermeiras ainda caricaturam essa situação inconscientemente ao recair em uma espécie de tatibitate infantil que, ainda que a intenção seja carinhosa, indica ainda mais univocamente ao paciente o papel que lhe corresponde.

Celebra-se aqui um grandioso ritual com o único objetivo de transformar seres humanos em pacientes, mais propriamente transformando-os de novo em crianças. Muitos detalhes concorrem para a consecução desse processo: caso os pacientes queiram passear, têm de fazê-lo de pijama, camisola ou roupão de banho, mas nunca como adultos emancipados normais. Eles não podem estar tão saudáveis a ponto de não ter de deitar-se na cama quando o médico os visita, aguardando pacientemente as manifestações dos semideuses. Estes, de fato, decidem em grande medida o destino dos pacientes, os quais são informados apenas dos resultados. Os médicos, quando discutem entre si, utilizam uma linguagem secreta praticamente incompreensível, comparando curvas, gráficos e medidas que parecem um cofre fechado a sete chaves.

As visitas do médico ao leito do doente regem-se por regras rituais rígidas. Na maioria das vezes, celebra-se uma lição de hierarquia. Hierarquia, traduzido literalmente do grego, quer dizer "governo do que é sagrado". Trata-se, portanto, somente de uma conseqüência quando o chefe, na ponta da hierarquia, governa e deixa governar como se fosse um sacerdote do Sol. Certas liberdades, que são possíveis com a infantaria de enfermeiros, estão obviamente fora de questão no que a ele se refere. Ele dá a impressão de saber tudo e não precisa fundamentar nada. Podem aflorar na mente dos pacientes lembranças de um pai severo, do chefe de família. Quando não se instalam por si mesmos, o respeito e a consideração são impostos com ênfase. Nestes tempos democráticos, as tentativas de abolir hierarquias encontram resistências profundamente enraizadas, especialmente na medicina.

Todo o ritual de regressão, cuidadosamente planejado, tem também suas facetas agradáveis para os pacientes que, por exemplo, são levados em suas camas a toda parte, ainda que possam caminhar até lá sem qualquer problema. Mas eles não devem se cansar e não devem pensar muito. Calma para o corpo, para a alma e para o espírito é recomendada e ajuda na cura. É portanto uma mera conseqüência que os médicos, já que não os próprios pacientes, decidam quando eles podem caminhar por si mesmos e, então, quando podem voltar para casa. Caso os pacientes não reconheçam os sinais e desenvolvam idéias próprias, eles são postos em seus devidos lugares e enquadrados dentro das regras previstas através de sanções. "O do nº 17 é difícil", registram os enfermeiros, eventualmente informando aos superiores. Caso ele seja muito difícil, o próprio chefe se dirigirá ao difícil, de preferência no plural majestático: "Qual é então o problema que temos aqui ..."

À medicina, naturalmente, ocorrem diversas razões para todas essas medidas, embora a palavra ritual jamais seja utilizada. Um olhar é suficiente para que todas elas se revelem como racionalizações. Diz-se que os médicos precisam aprender latim suficiente para fazer-se entender também internacionalmente. Em 20 anos de estudo e de prática eu jamais encontrei um médico que tivesse conversado em latim com um colega ou que pelo menos estivesse em condições de fazê-lo. Caso alguém tentasse, certamente seria considerado louco pelos colegas. O latim é suficiente apenas para poder manter o clube fechado. Isto é, as palavras decisivas são mantidas fora do alcance dos pacientes, aos quais, como às crianças, não se pode dizer toda a verdade.

Algo semelhante acontece com o branco "estéril" usado pelo pessoal clínico, ao qual não pode haver nenhuma exceção. Razões higiênicas não falam mais em favor do branco que, digamos, do amarelo. Por que, então, o branco universal? Será que isso, talvez, tenha algo a ver com o fato de o Papa usar branco, tal como de resto a maioria dos gurus? Será que os semideuses também precisam de roupas rituais para seus rituais secretos e simplesmente não querem admiti-lo? Será que a vivência da medicina é impensável sem o branco porque ele contém em si todas as outras cores e é, portanto, a cor da integridade e da perfeição?

Muitas coisas, assim como talvez a magia que cerca a higiene, falam em favor dessas razões mais profundas. Originalmente, impondo o branco imaculado contra violenta oposição da arte médica, a higiene criou para si uma pátria natal na ritualística substitutiva. Hoje em dia ela é defendida da maneira igualmente violenta e, às vezes, irracional, com que foi originalmente atacada. Tais *cargas* altamente emocionais são em geral um sinal de que algo mais oculta-se por trás de um tema. Neste caso pode-se entrever, brilhando nas profundezas, prescrições rituais de limpeza e cerimônias de purificação. Pode-se observar a higienicamente significativa purificação a que se submetem os cirurgiões quando se preparam para uma operação. Eles lavam as mãos por alguns minutos sob água corrente quente enquanto as friccionam agressivamente com sabão líquido e escovas. A duração dessa lavagem está prescrita com exatidão, sendo penosamente seguida com o auxílio de cronômetros. Após esse procedimento, as mãos continuam "sujas", já que finalmente precisam ser outra vez lavadas longamente com álcool de alta concentração. Em seguida, em situação ainda extremamente precária do ponto de vista higiênico, elas devem ser enfiadas em luvas de borracha esterilizadas. Não há ritual mais dispendioso para a purificação das mãos nem mesmo em cultos conscientemente mágicos.

Desde este ponto de vista, os muitos pequenos exercícios de purificação que perpassam o dia-a-dia de uma clínica podem ser reconhecidos como rituais, já que em sua maioria não trazem qualquer benefício higiênico. Até o dia de hoje, o médico sempre *lava as mãos até que estejam livres de culpa*. Ele também desinfeta a pele do local onde aplicará uma injeção, de uma maneira que, tal como se provou há muito, não tem qualquer sentido do ponto de vista higiênico. Mas os médicos, com razão, não querem abdicar desse ritual, ao qual se afeiçoaram. Eles preferem encontrar as racionalizações mais estranhas para, à maneira dos xamãs, preparar de antemão o local do ferimento com traços funcionalmente sem sentido mas que atuam magicamente. Neste caso, o álcool preenche talvez a função desempenhada pela água benta à entrada da igreja. Nenhum dos dois purifica do ponto de vista higiênico, mas ambos purificam e abençoam desde um ponto de vista mais profundo. Os médicos, com razão, aferram-se a esse ritual, e os pacientes, com razão, o esperam, pois da mesma maneira como em outras áreas, os rituais são extremamente necessários para a medicina. Ainda que às vezes as razões alegadas para defender antigos rituais contra reformas sejam algo peculiares, o fundamento básico está correto.

A prática médica normal também está impregnada de rituais totalmente inconscientes. Após serem legitimados em forma de ficha por forças auxiliares subordinadas, os pacientes fazem jus ao nome por meio de uma longa espera. Em uma atmosfera carregada de tensão em meio aos outros doentes, eles esperam ansiosamente o momento em que serão atendidos. Eles o esperam e o temem na mesma medida em que há mil anos um paciente o fazia em relação ao encontro com Esculápio, o deus da cura. Finalmente admitido aos mistérios do médico, estes de fato revelam-se como sendo bem misteriosos. O sentido e o objetivo dos aparelhos que são trazidos permanecem em grande medida obscuros para o paciente. De qualquer maneira, eles se tranqüilizam ao ver que o doutor está bem aparelhado para todos os casos, com o que as máquinas e apetrechos cumprem com seu objetivo ainda que não cheguem a entrar em ação. O doutor mesmo tem, naturalmente, pouco tempo; não é para menos, sendo ele tão importante! Somente a idéia de fazê-lo esperar um minuto, a ele, que nos exigiu uma hora de paciência, é impensável. Finalmente, ele dirige a palavra ao "paciente" durante um momento ínfimo. Tendo-lhe sido dito que estava doente antes, ele agora é informado do fato por escrito. Ao mesmo tempo, decreta-se um veredicto sobre a doença. Ela recebe um tempo de duração e um remédio, depois disso deve ceder. Com a receita o Senhor Doutor, pelo poder de seu cargo, estabelece um prazo para o paciente e seu sintoma. Caso este desapareça, o afetado volta automaticamente a ser decretado saudável. Essa ameaça é documentada (por meio do atestado de incapacidade para o trabalho), e, com um segundo atestado, o paciente volta a ser liberado, em geral rapidamente. Esses papéis são duplamente cifrados, por um lado porque a letra do médico é ilegível, e por outro porque as palavras e sinais provêm de outro planeta. Mas o farmacêutico, igualmente vestido de branco e, portanto, pertencente à mesma corporação de iniciados, decifra habilmente a receita[16] e entrega as gotas ou pastilhas salvadoras. O padrão é tão antigo quanto eficaz.

Em meio a toda essa magia, os médicos estabeleceram uma posição respeitável que é considerada como sendo especialmente importante e decisiva. Enquanto, na verdade, somente Deus decide sobre a vida e a morte, neste caso toda uma corporação manobrou para colocar-se nas suas proximidades. Quando se considera todos os critérios que fazem externamente um xamã, o resultado é sempre um médico. A vestimenta chamativa é comum a ambos e vai muito além das cores. As diferenças hierárquicas estão consolidadas até mesmo no padrão do corte do sobretudo. Hoje em dia os enfermeiros podem até mesmo tirar as toucas, mas ai daquele que vestir um sobretudo com colarinho alto, tentando assim compartilhar tal privilégio médico. Os verdadeiros xamãs quase nunca renunciam a dispor seus amuletos curativos ao redor dos que o procuram. Os médicos, em lugar daqueles, usam estetoscópios, que empregam *sobre* o coração e outros pontos importantes do paciente. Os xamãs freqüentemente utilizam uma linguagem incompreensível para os não-iniciados e executam ações rituais cujo significado profundo somente eles mesmos conhecem. Em ambos os casos, os médicos modernos não ficam atrás. A dignidade do curandeiro expressa-se com freqüência em um comportamento que dá pouca importância às coisas deste mundo. Eles podem permitir-se deixar os pacientes esperando e tratá-los de acordo com a pirâmide hierárquica, de cima para baixo. No grau em que se encontram, eles naturalmente não têm nada a ver com fatos materiais; outros cobram os emolumentos. Os médicos até hoje utilizam intensamente essas possibilidades, em primeiro lugar com os pacientes e seu dinheiro, e em segundo lugar com solícitas empresas de produtos farmacêuticos. E como sempre, eles têm ajudantes que desempenham as tarefas menos dignas.[17] Pois, afinal, os curandeiros também se cercam de símbolos mágicos que impõem respeito, impressionam os não-iniciados e até mesmo os amedrontam. É neste contexto que entra a relação que se desenvolveu ao longo da história entre os médicos e a serpente, aquela víbora de Esculápio que se enrosca perigosamente no bastão do mesmo nome. Esculápio, o modelo dos médicos, tinha poder sobre as serpentes e seu reino, a polaridade. Os verdadeiros curandeiros se distinguem pela energia que irradiam, que se manifesta da maneira mais evidente na forma de uma auréola ao redor da cabeça. Neste sentido, os médicos modernos somente podem oferecer um substituto. Mas é notável como seu protótipo é representado de múltiplas maneiras pelo oftalmoscópio dos otorrinolaringologistas, que pelo menos imita a auréola e exibe adiante, na testa, um brilhante símbolo solar, aquele espelho que, juntamente com os raios de luz, atrai para si a atenção de todos os não-iniciados.

Mais do que a descrição em tom irônico que vai da luz dos santos ao atestado médico, trata-se aqui de relíquias da luta dos médicos pelo poder ou até mesmo de sua megalomania, que necessitam urgentemente de reformas. Tal avaliação, entretanto, considera apenas um lado da moeda. Quando se observa o outro, trata-se do padrão central e, tanto antes como agora, eficaz, de uma medicina que não sabe ela mesma porque funciona.

A doença continua sendo também regressão, e automaticamente leva as pessoas a uma postura de entrega e de impotência. A posição horizontal do corpo volta a regular algo que antes era evidentemente um pouco louco: não é a vida que está a nossos pés, mas nós que estamos prostrados frente a ela. Neste caso, qualquer forma de doença dignifica. A postura de humildade combinada com a calma que se instaura e a coação para adaptar-se ao padrão "Seja feita a Sua vontade!" tem efeitos curativos. A doença, portanto, permite que se tire férias da extenuante e generalizada postura humana de "Seja feita a minha vontade!" Quanto mais consciente é a instauração do estado de entrega e o conseqüente caso ideal de humildade, mais eficaz é o ritual de cura.

Por enquanto, todas as tentativas de conceder igualdade de direitos e emancipar os pacientes, ainda que bem-intencionadas, continuam sendo contraproducentes, tendo em vista o padrão curativo propriamente dito. Isso se torna especialmente evidente em clínicas privadas, onde um tratamento de primeira classe não resulta de forma alguma em uma melhor cura. Justamente, não se trata de que o paciente prossiga na situação de doença, aceitando-se seu jogo de poder e suas exigências. O que ele precisa é ter a possibilidade de tornar-se consciente da situação fundamentalmente desprotegida em que se encontra. Até mesmo os modernos e inconscientes rituais de hospital o ajudam nesse sentido.

Não é nem a organização hierárquica da clínica nem o jogo de endeusamento que nela tem lugar que colocam realmente em perigo as chances de cura do paciente, mas sim as fantasias de onipotência de médicos cegos para a realidade, que dão a entender que *eles* têm tudo sob controle. Na realidade, apesar das respeitáveis contribuições para a construção da torre da ciência médica, são justamente esses médicos que jamais encontram a verdadeira ponta da hierarquia, o sagrado. Ainda que hoje construam com marfim, eles em algum momento compartilharão o destino de seus igualmente ativos predecessores no canteiro de obras da Torre de Babel.

O efeito placebo,[18] visto com desconfiança por médicos que pensam cientificamente, e o "médico de drogas", são partes integrantes do moderno ritual da medicina. Quanto mais os pacientes estiverem em condições de reconhecer o predomínio do sagrado na hierarquia, ao menos simbolicamente, maiores serão as suas chances de cura. Neste caso, o médico é uma superfície de projeção para a nostalgia de direção e orientação que vêm do alto, do mais alto. Um médico que deixe Deus, isto é, o princípio da unidade, fora do jogo, precisará sempre de deuses substitutos, ou então a cura lhe escapará totalmente. O semideus vestido de branco é somente uma caricatura, mas ainda assim é melhor do que nenhum deus. Até mesmo a medicina naturalista, que tenta manter seus procedimentos o mais objetivos possível e livres das imponderabilidades da alma, não pode renunciar a Deus, somente que para ela seu nome é "Ciência". Por essa razão, a crença em uma medicina onipotente e infalível contém em si uma chance de restabelecimento para as pessoas que *acreditam* na medicina. No entanto, tendo em vista o questionamento e a busca da dúvida que faz parte da religião científica, esta é uma possibilidade de cura verdadeiramente desesperada.

4. Rituais da medicina antiga

A medicina dos antigos nos mostra o quanto os campos formados por rituais são eficazes no âmbito médico. Os hospitais daquela época eram os templos do deus Esculápio. Os doentes e os que precisavam de ajuda vinham de longe, empreendendo longas jornadas. Após a chegada, eles passavam por rituais preparatórios de ambientação e purificação executados por servidores do templo. A medicina, no sentido que lhe damos hoje, não ocorria. Não se faziam operações nem se aplicavam medicamentos eficazes tal como o entendemos atualmente. Das áreas que nos são familiares, somente a higiene e a dietética desempenhavam um papel. Por outro lado, essas eram compreendidas de maneira muito mais abrangente que hoje em dia.

No centro dessa medicina, como espaço mesmo, encontrava-se o templo de Esculápio. Através de muitos rituais surgia aqui um campo onde a cura podia acontecer. O paciente era preparado durante semanas para vivenciar a noite decisiva de sua estadia, o pernoite no templo, a assim chamada incubação. Nesta noite especial, em um lugar especial do templo, ele se deitava enquanto a atmosfera era preparada por meio da luz e das essências odoríficas correspondentes, e finalmente adormecia. O decisivo acontecia durante o estado de sono, segundo o ditado de que "O Senhor dá a cada um o que lhe corresponde durante o sono". O paciente sonhava com a solução de seu problema. Ou ele via diretamente imagens que surgiam diante de si, ou Esculápio aparecia diante dele e lhe dava a entender para onde seu caminho se dirigia.

Isso soa ingênuo para nosso moderno entendimento, mas ainda assim deveria ficar claro que tal medicina obtinha êxitos e *encaminhava* curas. Segundo nossa atual visão psicológica, diríamos que foi criado um espaço onde a solução podia emergir do inconsciente. Quando se entende a cura em um sentido profundo, não se vendo nela somente uma reparação ou um conserto, torna-se desnecessário ocultar essa medicina atrás da atual. Ao contrário, ela tinha consciência de processos que somente agora estamos redescobrindo. À medida que aprendemos a tornar conscientes os campos que são predominantes para nós e a lidar com eles, passamos também a ter respeito pela medicina dos antigos. Ela se apoiava na sabedoria contida nos rituais.

Há muito falando em favor de que os campos morfogenéticos representam as próprias estruturas nas quais se consumam desenvolvimentos e, também, curas. Até mesmo o maior dos desenvolvimentos, a evolução, pode ser assim explicado. Os campos estabelecem a moldura dentro da qual ocorre o desenvolvimento. Entretanto, somente certos quadros adaptam-se a uma moldura específica, e portanto nem tudo é possível na evolução, mas somente aquilo que se adequa à moldura preestabelecida. Por esta razão, a cura no sentido de um restabelecimento completo não é alcançável em todos os casos, mas somente naqueles que estão previstos na natureza do afetado, ou seja, em seu padrão.[19] A cura no sentido de redenção ou resgate do próprio padrão é, ao contrário, sempre possível.

5. Doença e padrão

Sintomas representam campos. Cada sintoma contém não apenas sua forma corporal mas também um campo circundante dos padrões de comportamento e das estratégias de (sobre)vivência correspondentes. No quadro de uma doença, uma certa quantidade de energia flui para uma estrutura rígida que está profundamente gravada no inconsciente sob a forma de padrão. Somente o aspecto formal chega a ser visível, tal como a ponta de um *iceberg*. Isso fica muito claro se tomamos como exemplo as manias. O problema aqui não são os sintomas corporais, que por subtração podem ser superados em poucos dias, mas o padrão, profundo e imune, do qual o dependente não pode livrar-se. Todas as terapias bem-intencionadas que não chegam a atingir o plano do padrão fundamental trazem poucos benefícios a longo prazo. É uma questão de tempo; em algum momento o padrão trará o afetado de volta a seu campo de atração. Justamente para os pacientes maníacos, é importante esclarecer que este padrão não pode ser modificado, que a única chance consiste em vivê-lo de outra forma.

O campo formativo alimenta-se do padrão profundo. Este pode ser comparado a uma moldura que admite diversas imagens que a ela se adaptam, mas de modo algum todas elas. A moldura estabelece o princípio que pode expressar-se em seu campo. Em um determinado tipo de solo, por exemplo, podem desenvolver-se várias plantas, mas não todas. Aspargos, pinheiros e palmeiras crescem em solos arenosos; já os abetos, não. Todas as plantas que medram no mesmo tipo de solo devem refletir o princípio que está em sua base, que na areia poderia ser o da moderação.

Contrair uma doença quer dizer o seguinte: uma temática fundamental como, por exemplo, um problema de agressão, estabelece a moldura no plano do padrão. Na superfície podem formar-se quadros aparentemente muito diferentes, talvez alergias, pressão alta, cálculos biliares ou a compulsão de roer as unhas. Com isso, entretanto, somente se descreve a superfície do plano corporal. No plano do comportamento há igualmente uma paleta de possibilidades nas quais o mesmo padrão pode expressar-se. Ataques de fúria freqüentes, uma relação enérgica com a própria impulsividade ou uma aproximação ofensiva de temas sombrios seriam algumas dessas possibilidades. Além disso, o padrão também pode assumir formas diferenciadas no plano do pensamento: fantasias sexuais agressivas oferecem uma possibilidade, mas também o pensamento *radical* pura e simplesmente, que por princípio tem suas raízes voltadas para um âmbito escuro. No plano anímico, sentimentos de auto-agressão seriam uma variante, ou fantasias de autoflagelação e até depressões, mas também uma vida de emoções e sentimentos radicais.

Nos diferentes planos existem as mais diferentes possibilidades de representação, permanecendo todas elas entretanto dentro do quadro de possibilidades dadas de antemão pelo padrão básico. Somente uma investigação mais detalhada do padrão profundo permite especificar a temática. Caso, por exemplo, se tratem de agressões que se inflamam com os escuros temas "sujos" da vida, a escolha resume-se às alergias. Mas mesmo assim há ainda muitas possibilidades que se refletem no grande número e rico simbolismo dos alergênicos.

Nossa vida está impregnada de padrões que estabelecem as condições da moldura. Segundo a concepção esotérica, eles são trazidos à vida para serem vivenciados com o passar do tempo. O autoconhecimento é, em última análise, a conscientização do padrão, a auto-realização daquilo que ele supõe e libera. Conseqüentemente, o campo de trabalho do autoconhecimento vai desde os planos superficiais, o corpo e o comportamento, até o cerne do ser divino, o "si mesmo" [*self*]. Estar preso a padrões inconscientes veda o acesso ao verdadeiro ser.

O caminho percorrido em *A Doença como Caminho* começa na superfície e vai desde os sintomas corporais visíveis e perceptíveis até as estruturas anímicas profundas. A genética fornece outro meio de acesso ao padrão que é aceito de maneira geral.[20] O código genético do DNA contém toda a informação sobre nós. Aqui estão não somente as condições da moldura corporal mas também as que estabelecem o comportamento. Em conseqüência, os padrões primordiais também devem poder ser encontrados aqui, embora a pesquisa ainda não tenha avançado tanto.

Segundo nosso ponto de vista a pergunta da medicina: "contraído ou herdado", é ociosa. O problema está nas alternativas aparentes que se revelam como ilusões a uma observação mais atenta. Tudo foi contraído alguma vez em algum momento e tudo está estabelecido no padrão. As alternativas desaparecem quando observamos com algum distanciamento. Mesmo no estágio atual de conhecimentos da genética, muita coisa é estabelecida na concepção. Com esse acontecimento, fornece-se uma moldura bastante clara. Assim, em todos os casos, um ser humano surge da fertilização de um óvulo humano. Nesse momento, as possibilidades cão ou canguru não estão mais contidas na moldura preestabelecida. Ainda que de início não haja externamente qualquer diferença de um futuro cão ou canguru, no que se refere a isso os dados já foram lançados. O padrão está lá, e as possibilidades de vivenciá-lo são adquiridas ao longo da vida. Elas *ocorrem* regularmente com o tempo, dentro da moldura daquilo que está previsto.

Um outro plano em que o padrão se torna reconhecível é o dos arquétipos tal como definidos por C. G. Jung. Eles são muito semelhantes aos princípios primordiais que se encontram, por exemplo, na base da astrologia.[21] Os princípios primordiais são única e exclusivamente arquétipos muito puros. Embora existam na verdade muitíssimos arquétipos, na maioria dos casos trabalha-se somente com sete ou dez[22] princípios primordiais que recebem o nome dos planetas. As tarefas de aprendizado que o ser humano tem de levar a cabo ao longo da vida estão estabelecidas em padrões. Os padrões, por sua vez, são construídos a partir de princípios primordiais e das relações existentes entre eles.

Não é obrigatório dedicar-se à compreensão da interpretação dos sintomas até o plano dos princípios primordiais. Por outro lado este passo, difícil e fascinante ao mesmo tempo, pode facilitar muita coisa, tal como experiências em seminários de sintomas o demonstram. No âmbito deste livro, somente é possível lançar um breve olhar sobre esse pensamento.[23]

6. Pensamento vertical e princípios primordiais

Segundo nossa visão de mundo, há planos horizontais e verticais que atravessam a realidade. Os princípios primordiais correspondem aos princípios de ordenação verticais, comparáveis talvez aos elementos químicos da tabela periódica. Como tudo consiste de elementos, eles participam das várias formas de manifestação. Tanto o carvão como o diamante são constituídos de carbono, estando assim "verticalmente" ligados um ao outro por meio desse elemento, embora demonstrem pouca semelhança no plano das manifestações. O trabalho com os "planos verticais" é um domínio das disciplinas esotéricas, sendo que a ordenação nos "planos horizontais" descritivos é uma tarefa cumprida pela ciência.

O diagrama esquematizado abaixo pode ilustrar o caráter distinto de ambas as maneiras de pensar por meio de uma pequena divisão em três cadeias de aspectos verticais e vários aspectos horizontais, e dar uma base mais profunda para a compreensão de fenômenos tais como o deslocamento, a elaboração e o resgate de sintomas.

PRINCÍPIO PRIMORDIAL	VÊNUS	MARTE	SATURNO
PRINCÍPIO	União, harmonia, equilíbrio	Energia	Concentração, consolidação
PLANO ANÍMICO	Amor	Coragem	Perseverança
PLANO CORPORAL	Sensualidade	Força muscular	Ossos
ATIVIDADE TÍPICA	Saborear, comer	Lutar, avançar	Resistir
AMBIENTE SOCIAL	Hotel de luxo, bordel	Arena, quadra de esportes, campo de batalhas	Prisão, hospital, mosteiro
REGIÕES, ÓRGÃOS DO CORPO	Pele (contato), nervos, lábios	Músculos, sangue, testa, pênis	Pele (fronteira), joelhos, esqueleto
TENDÊNCIAS A DOENÇAS	Diabete, acne, obesidade	Ferimentos, infecções agudas	Cálculos, psoríase, artrose
COMIDAS	Doces	Comidas cruas, carne	Grãos, nozes

O pensamento "horizontal", nas categorias usuais, está muito mais próximo de nossa época orientada cientificamente, enquanto o pensamento "vertical" ou analógico, apoiado nos princípios primordiais, é mais difícil de apreender, pois se opõe à lógica com a qual estamos acostumados. Ele penetrou somente no campo da psicoterapia. O mundo da psique não se comporta nem lógica nem cronologicamente; aqui predominam a sincronicidade e a analogia, como nos demonstram os sonhos a cada noite.

Não faz tanto tempo assim, todos os seres humanos compartilhavam esta compreensão "psíquica" do mundo. Mas inclusive a porção minoritária da humanidade que abandonou essa visão de mundo e à qual pertencemos está, devido às antigas raízes, intuitiva e secretamente muito mais ligada a ela do que admite. O simbolismo primitivo está vivo. Nós talvez tenhamos vergonha dele e o denunciemos como preconceito e superstição, mas não o abandonamos. Nem mesmo os grandes jornais podem se permitir prescindir de um horóscopo, e quantas não são as pessoas que o lêem sem jamais admiti-lo.[24] Nós continuamos comparecendo aos enterros vestidos de preto, embora não tenhamos qualquer explicação razoável para isso. Tudo se torna vermelho quando estamos irados, e não amarelo. Vemos tudo negro quando não temos mais esperança. Quando achamos que alguém está louco, nós lhe mostramos um pássaro e não um jumento, e sempre o fazemos indicando a cabeça, e não o joelho. O joelho representa a humildade e não idéias (malucas). Nós vemos a tenacidade representada pelo pescoço de um touro, enquanto o pescoço de um cisne representa a elegância e a arrogância. Todas estas e muitas outras relações são usuais para nós e, entretanto, dispensam qualquer explicação causal. Elas dispensam a lógica usual, mas não toda lógica; elas estão baseadas na analogia.

Sintomas são a expressão de padrões que têm raízes fortemente ancoradas na matriz da realidade. Eles encontram sua expressão mais abstrata no padrão dos princípios primordiais e suas relações mútuas. Para influenciar os sintomas de maneira duradoura não basta proceder a modificações cosméticas na superfície. Além disso, um sintoma não pode ser jamais eliminado sem que ocorra uma substituição, pois o padrão que se encontra em sua base não desaparece simplesmente. Na melhor das hipóteses, os sintomas são intercambiáveis dentro de sua respectiva moldura. No procedimento alopático da medicina acadêmica, e também no assim chamado pensamento positivo, o perigo está em cobrir o padrão profundo com medicamentos ou afirmações bem-intencionadas aplicados em planos mais superficiais.

A verdadeira cura requer uma alternativa na moldura do padrão preestabelecido. Simplesmente opor-se a ele com seu contrário pode de fato lograr um alívio a curto prazo, mas no longo prazo termina por agravar o problema. O combate faz com que o combatido se torne involuntariamente mais forte, de forma que com o tempo é preciso erguer muros cada vez mais maciços para contê-lo. Quem combate seu eczema com cortisona, realmente o elimina da pele como por arte de magia, empurrando a energia correspondente mais para o fundo, quase sempre para os pulmões, nosso segundo órgão de contato juntamente com a pele. Quanto mais se combate o eczema na pele, maior se torna o potencial da doença no plano profundo, que cresce na mesma proporção das medidas de defesa. Algo semelhante acontece quando se combate a tristeza com palavras alegres. O potencial depressivo aumenta com a camada superficial das assim chamadas afirmações positivas. Após melhorias de curta duração, interpretadas erroneamente como curas, o tema reprimido volta a emergir mais tarde em outro lugar.

Sintomas de doenças podem de fato ser intercambiados por conteúdos anímicos ou padrões de comportamento, mas estes têm de estar de acordo desde o ponto de vista dos princípios primordiais, ou seja, as alternativas não podem originar-se no pólo contrário, devendo estar inseridas na mesma cadeia simbólica. No que se refere a seu padrão primordial, elas devem ser o mais semelhantes possível ou, dito de outra forma, ser homeopáticas. Para poder conduzir a energia para um outro campo, ainda que de imagens correspondentes, é necessário portanto avaliar o sintoma da doença.

Como cada sintoma cura o afetado, este não pode eliminar ou modificar à vontade nenhum deles. Sem seu sintoma, o paciente está enfermo e desequilibrado. Caso seja tratado alopaticamente, ou seja, com seu contrário, o equilíbrio que se estabilizou com a ajuda do sintoma é perturbado.

Isso pode ficar mais claro em um exemplo: quem sofre um desgosto desenvolve um sintoma que cumpre a função de manter seu equilíbrio. Visto como um todo, trata-se de obesidade, que lhe proporciona uma certa camada protetora contra um ambiente rude e lhe possibilita uma satisfação substitutiva ao comer, evidentemente melhor que, talvez, cometer suicídio devido a um sofrimento amoroso incontrolável. Quando então se aconselha um tratamento alopático a esse paciente, uma dieta rígida, coloca-se o paciente em perigo no que se refere a seu equilíbrio. Ele perde sua camada de gordura sem obter um substituto e sem conseguir um outro tipo de satisfação. Ele, sobretudo, não consegue aquilo que lhe seria imprescindível, ou seja, amor. Naturalmente, o tipo de amor com o qual ele se nutre, sob a forma de doces, que tão óbvia e exclusivamente passa pelo estômago, não é uma solução ideal, mas ainda assim trata-se de uma elaboração do tema. Com doces e outras "coisas boas" não se proporciona na verdade ao afetado aquilo de que realmente se trata, mas ainda assim proporciona-se alguma coisa. Uma dieta rígida, em seu caso, não contribui em nada para solucionar o problema.

Um indicação homeopática teria por objetivo oferecer ao paciente algo de um princípio semelhante ao da comida. No plano anímico, se ofereceria imediatamente o amor com todas as suas correspondências no que se refere à satisfação do desejo. O paciente precisaria portanto voltar a encontrar, se não uma pessoa, pelo menos algo que pudesse satisfazer sua necessidade de amor. Quando ele tivesse aprendido a tornar consciente seu desejo de comer e a comer com verdadeiro prazer, isso ainda teria mais sentido que a renúncia total. Comer doces de maneira inconsciente ou semiconsciente é unicamente uma elaboração do tema, e ainda por cima em um plano não apropriado. O resultado mais significativo e de mais longo alcance seria aprender a amar a si mesmo.

O homem nasce com seu padrão, que consiste de diversos padrões subordinados. Ele pode ser reconhecido na herança genética, nos arquétipos, no horóscopo, nos sintomas ou em outros níveis de projeção. No decorrer da vida esse padrão torna-se atual em seus diferentes aspectos. Ninguém pode evitá-lo, ele precisa ser realizado, ou seja, preenchido com vida. Caso se tenha, por exemplo, reconhecido e visto até o fundo parte de sua estrutura, seja por meio de experiências ou da terapia, as alternativas de *realização* tornam-se possíveis. Esse intercâmbio, dentro dos níveis verticais, é a chance que resulta da filosofia contida em *A Doença como Caminho*.

Os sintomas surgem quando temas anímico-espirituais deslizam do plano consciente para o corpo. No sentido contrário, pode-se também voltar a filtrar os temas anímico-espirituais a partir dos sintomas. A passagem pelas imagens puras dos princípios primordiais facilita os passos subseqüentes por outros níveis de representação desse princípio. É uma situação comparável ao aprendizado de idiomas. Caso se queira aprender italiano, espanhol e francês, o mais simples é aprender latim antes. Todos os outros passos tornam-se mais fáceis a partir dessa base comum.

Trabalhar tenazmente em parceria em vez de ter nódulos nervosos seria uma recomendação terapêutica baseada na idéia dos princípios primordiais. Os nervos, bem como a parceria, dependem do princípio de Vênus, nódulos e pedras dependem do princípio de Saturno, ao qual se atribui também o trabalho tenaz. Os nódulos nervosos simbolizam no plano corporal a areia na engrenagem da parceria. Os afetados precisam entender-se com ambos os princípios que deslizaram para a corporalidade, podendo escolher unicamente o plano em que o farão.

As sugestões terapêuticas que seguem essa linha de pensamento são desafiadoras, mas elas, justamente, forçam de volta para a superfície da consciência os princípios que foram repelidos. Quando não se oferece qualquer resistência a um tema, ele não é empurrado para a sombra. Mas caso se tenha forçado o tema a corporalizar-se como problema, as correspondências anímicas também serão desagradáveis. Caso não o sejam, deve-se ter cuidado. Existe a suspeita de que as correspondências não sejam concordes.

Sobre a base dos princípios primordiais, também se torna mais fácil a significação dos órgãos e das áreas corporais. Pode-se perceber de maneira muito direta que o pescoço tem a ver com a incorporação a partir de sua função e das correspondentes indicações idiomáticas tais como *Geizkragen* ou *Gier-* e *Geizhals* [= avarento. *Geiz* = avareza; *Kragen* = colarinho; *Gier* = avidez; *Hals* = pescoço]. Nota-se que os joelhos estão ligados à humildade através das funções de dobrar os joelhos e ajoelhar-se, mas pode-se perceber mais facilmente que os nervos estão ligados à parceria a partir do conhecimento dos princípios primordiais. Isso também pode ser deduzido a partir da função dos nervos, mas para isso já é necessário algum conhecimento de medicina.

7. Doença como ritual

A doença é a corporalização problemática de um padrão. Por meio dela, o paciente é forçado a passar por esse padrão ao qual resiste e que não aceita conscientemente. A vivência consciente de um padrão é um ritual. Um acontecimento patológico é, conseqüentemente, um ritual inconsciente, ou seja, que mergulhou na sombra. O primeiro passo em direção à cura é ir buscar esse ritual na consciência. Uma ajuda substancial para isso é fazer aquilo que o sintoma de qualquer maneira nos força a fazer, mas conscientemente e de livre e espontânea vontade. No exemplo da obesidade tratava-se, por exemplo, de petiscar *conscientemente*. À medida que se incorpora desperta e atentamente todos os doces e guloseimas, surge um sentimento em relação ao prazer implícito. Isso poderia resultar em um ritual de petiscar divertido e prazeroso. O importante é não permitir que surja nenhum sentimento de culpa. O sentimento de culpa vem do pólo alopático e, neste caso, somente poderia prejudicar.

Quando, em vez de se abarrotar de sentimento de culpa, começa-se a praticar rituais conscientes de prazer, a pressão do sintoma cede. Por um lado, com o prazer consciente já não é preciso comer tanto; por outro, aceita-se melhor o aumento de peso resultante. Agora se sabe o que se conseguiu com aquilo. Quando se mergulha na corrente do prazer, outros planos de prazer também se abrem como que por si mesmos. No Reino de Vênus há, ao lado da gula, outras possibilidades correspondentes. O prazer através de outros sentidos alivia o estômago sobrecarregado sem abandonar o tema da sensualidade. O prazer através dos olhos, dos ouvidos, do nariz e da pele preenche mais ou menos o mesmo padrão. Como órgão de Vênus, a pele, nesse âmbito, é sem dúvida o mais apropriado, ao lado do paladar. A melhor alternativa para comer seria portanto o prazer sensual do tato. Beijar pode substituir de maneira bastante adequada a avidez por doces, já que o prazer aqui parte da mesma mucosa. Carícias transmitem um sentimento de bem-estar, de maneira semelhante a quando se acaricia a barriga após uma boa refeição.

Criar um ritual consciente a partir do padrão inconsciente do sintoma é o primeiro passo. O passo seguinte tem por objetivo trocar os tristes planos de elaboração por planos de resgate plenos de desenvolvimento. Isso resulta mais fácil na mesma medida em que estes últimos se ajustam ao padrão, ou seja, ao princípio primordial afetado. O padrão não se deixa modificar, mas sim o plano de sua **elaboração** ou **resgate**.

Existe um verdadeiro abismo separando esses dois conceitos. A e*labor*ação é sobretudo labor, ou trabalho, enquanto o resgate tem a vantagem da solução a seu favor [em alemão *Einlösung* = resgate / *Lösung* = solução]. No exemplo anterior de obesidade, a elaboração do tema, neste caso naturalmente uma elaboração prazerosa, seria talvez um programa de massagens de que se desfruta para adequar-se às exigências do princípio de Vênus. Massagens cansativas ou dolorosas não seriam apropriadas ao princípio venusiano. O amor, que inclui o corpo, a alma e a mente seria, ao contrário, um resgate e até mesmo a redenção do tema.

Resgates não almejam um objetivo, eles não acontecem para que se consiga alguma coisa, mas partem de uma necessidade interior e afetam a pessoa em sua totalidade. Por essa razão, eles preenchem o princípio de maneira abrangente e fundamental. A elaboração consciente está sujeita ao perigo de destapar apenas âmbitos isolados. A massagem, da mesma maneira que petiscar, afeta somente o plano do prazer corporal. A elaboração inconsciente também pode sem dúvida abranger toda a pessoa, mas ela tocará o tema de uma maneira menos profunda. Caso se tenha um problema não consciente com o princípio primordial de Marte, pode-se por exemplo elaborar sua agressividade como espectador nos campos de futebol. Mas mesmo estando lá de corpo e alma, o tema não se deixa solucionar por meio de gritos de batalha. Quem, ao contrário, elabora seu tema de maneira consciente, tem a vantagem de conhecê-lo. Faz sentido que o afetado, por exemplo, decida praticar uma variedade de luta para dar vazão à sua agressividade; o perigo está porém em que ele participe apenas com o corpo, mas não com a alma. Um resgate seria que ele se deixasse arrebatar, tomasse sua vida de assalto, se confrontasse corajosamente com as tarefas pendentes e vivesse sua vida de maneira resoluta.

Faz parte de um ritual a consciência de todos os planos envolvidos. Além disso, os rituais são tanto mais eficazes quanto mais planos compreendem. Disso resulta também a pouca eficácia relativa da doença para o resgate de um tema.[25] Na maioria das vezes os sintomas somente levam à elaboração, já que falta a consciência anímico-espiritual. Caso esta seja trazida para o sintoma e se transforme na sintomática da doença em um ritual consciente que abranja todos os planos implicados, aumentam as chances de se resgatar o tema.

Esta é também a chave para se fazer resgates a partir de tentativas de elaboração. No exemplo acima, seria possível dedicar-se de maneira tão consciente à variedade de luta escolhida que ela chegasse a abranger também a alma e a mente e se tornasse arte marcial, que a partir de sua filosofia abrange toda a vida, da superfície às raízes. A partir daí crescerá, como que por si mesma, uma abertura em relação ao tema da agressão que termina por abrir caminho para a energia marciana também em outros âmbitos da vida e leva o afetado a ousar viver de maneira corajosa. Onde os sintomas incitam a dar caráter ritual à vida, eles colaboram não somente para o autoconhecimento, mas também para a auto-realização, já que o objetivo do caminho do desenvolvimento é transformar toda a vida em um ritual consciente.

3

Indicações Práticas para a Elaboração dos Sintomas

1. Nosso vocabulário

No centro da interpretação está o corpo — e especialmente a linguagem dos sintomas. Como todos os seres humanos têm sintomas, ela é de longe a linguagem mais difundida do planeta. Embora falada à perfeição por todos, são poucos os que a compreendem conscientemente. Quanto mais intelectualizadas as pessoas se tornam, menos resta, de maneira geral, da compreensão intuitiva dessa forma de expressão. É por essa razão que os assim chamados povos primitivos estão muito avançados em relação a nós no que a isso se refere, assim como as crianças são superiores a seus pais.

A linguagem verbal, juntamente com a linguagem do corpo, também pode ser muito útil. Pois não é somente o corpo que fala, a linguagem também é corporal. Um grande número de expressões psicossomáticas ilumina *significativamente* o corpo e a alma. Uma pessoa obstinada [*verstockt*] não está [*steckt*] cheia de coágulos; em sentido figurado, seu próprio fluido vital está ficando congestionado [in *Stocken* raten]; alguém tenaz [*verbissen*] não finca seus dentes concretos em nada [*beissen* = morder], nem um teimoso [*hartnäckig*] tem os músculos do pescoço [*Nacken*] duros [*hart*]. Somente quando tais posturas internas não são mais conscientes para seus possuidores é que elas tendem a se corporalizar. Portanto, não é tão surpreendente que nosso corpo *responda* não apenas ao tratamento mas também ao significado.

A linguagem coloquial expressa ainda mais claramente os contextos correspondentes, especialmente lá onde é grosseira e pouco sociável. As expressões idiomáticas e os provérbios revelam muitas vezes um profundo conhecimento da interdependência do corpo e da alma. O ditado já sabia há muito tempo que o amor passa pelo estômago, muito antes que os psicólogos pudessem provar que a criança obtém mais do que calorias no seio materno. Expressões como *Kummerspeck* [= dobras de gordura] [*Kummer* = aflição, desgosto / *Speck* = toucinho] deixam entrever que mais tarde o amor ainda pode regredir ao plano infantil.

A sabedoria da linguagem é muito mais confiável do que geralmente supomos. Os sintomas em tratamento respondem no sentido mais verdadeiro da palavra. Uma palavra como *Kränkung* [= ofensa, agravo] nos mostra que ofensas, ao longo do tempo, fazem com que se adoeça, isso muito antes que estudos psicossomáticos o comprovassem.

A ajuda mais substancial por parte da linguagem do corpo, no que se refere ao conhecimento, à compreensão do significado dos sintomas, provém de sua honestidade. Esta vai muito além do que se supõe, razão pela qual as pessoas modernas não deixam de tentar nada, de cosméticos e sessões de bronzeamento artificial a intervenções cirúrgicas, para retocar a impressão excessivamente honesta que sua pele transmite. Por esta razão "uma pele honesta" [*eine ehrliche Haut*] é uma expressão para pessoas crédulas, ingênuas, que honesta e "superficialmente" demonstram tudo o que sentem na própria pele. Na psicoterapia nós utilizamos esse caminho honesto e, em fases difíceis, nos comunicamos com a epiderme e também com a resistência epidérmica dos pacientes. Todos os jogos de dissimulação e de ocultamento que seu proprietário possa ter desenvolvido são estranhos à honesta pele.

2. Mitos e contos de fadas

Imagens do âmbito da mitologia ou da vida de personalidades destacadas que se tornaram mito podem ser de grande ajuda para a interpretação, desde que apresentem similaridades com o próprio padrão. Os contos de fadas também nos confrontam com motivos arquetípicos, sendo que não raras vezes, em roupagem moderna, emergem na encenação da própria vida. Esses padrões atemporais, tal como aparecem freqüentemente também na poesia, não passam da essência poetizada de experiências de vida. Um dos objetivos da terapia da reencarnação é procurar esses padrões para então tornar consciente o mito do paciente. Reconhecer o mito da própria vida e descobrir que papel o padrão da doença desempenha nele é igualmente útil para a interpretação dos sintomas.

Cada ser humano tem também seu conto de fadas, sendo indiferente se ele sonha conscientemente com suas imagens ou não. Descobrir esse conto pode ser de grande ajuda no caminho para a interpretação do padrão da doença, assim como para a compreensão do significado de todo o padrão da vida. Pode-se entender o modelo de camadas do padrão a partir dos contos de fadas. Os contos de reis e de magia, tais como os coletados pelos irmãos Grimm, representam na verdade um grande padrão, o caminho da alma rumo à perfeição. O herói precisa ir embora de casa, o que às vezes lhe é facilitado por madrastas antipáticas ou necessidades materiais. A seguir, ele deve superar as provas da vida no mundo antes de finalmente encontrar sua outra metade, unir-se a ela em um casamento místico[26] e tornar-se imortal. Este padrão básico é comum à maioria dos contos de fadas e representa o caminho anímico comum a todos os seres humanos. O significado de muitos contos está nos muitos e variados arquétipos individuais que se sobrepõem ao padrão básico e representam caminhos de vida pessoais.

3. O caminho do reconhecimento sobre o pólo oposto

O caminho de tratamento sobre o pólo oposto tal como é tentado na alopatia não pode, a longo prazo, levar à solução de uma problemática se tenta também ganhar tempo no curto prazo. Na interpretação, ao contrário, dar uma olhada no pólo oposto, no outro extremo, provou ser muito útil. Os opostos estão muito mais próximos um do outro do que nossa maneira de pensar usual percebe. Novamente, a sabedoria popular pode nos dar indicações partindo, por exemplo, de que "os psiquiatras estão loucos", sendo que no imaginário burguês ideal eles justamente deveriam ser as pessoas mais saudáveis, mentalmente falando. Quando se pensa que um psiquiatra decidiu por livre e espontânea vontade passar metade de sua vida em uma instituição para doentes mentais, a sabedoria popular poderia muito bem ter razão. Uma pessoa precisa sentir um enorme fascínio pelos tortuosos desvios da alma para escolher essa profissão. Mas de onde viria essa predileção, senão do fato de estar a própria pessoa afetada? Isso não é nenhuma desvantagem, mas a garantia mesma da possibilidade de realização do médico de almas.

Por essa razão, tampouco é de surpreender que muitos médicos exibam traços de hipocondria. Eles, de livre e espontânea vontade, passam metade da vida em um hospital ou em um consultório. Eles, exatamente como as outras pessoas, o fazem porque têm medo de estar doentes e ter que morrer. É justamente uma sorte que a motivação para a profissão de médico surja do desejo de livrar de uma vez por todas o mundo e principalmente a si mesmo da doença. Dessa maneira, o compromisso não esmorece nem mesmo sob as condições mais difíceis.

Outros padrões profissionais também exibem essa à primeira vista surpreendente união de posições opostas. Caso o criminalista não pensasse de maneira tão criminosa como o criminoso, jamais poderia apanhá-lo. Caso o missionário tivesse encontrado Deus em seu coração, não precisaria inculcá-lo em outras pessoas de maneira tão obstinada. No fundo de seu coração ele é um descrente e, ao converter os outros, tenta converter a si mesmo.

No que se refere aos sintomas, as posições contrárias também se igualam. Trata-se de um único e mesmo tema, exatamente como criminalista e criminoso. As pessoas que sofrem de prisão de ventre e os pacientes com diarréia elaboram em seus intestinos a temática prender/soltar. Quando sofremos de pressão arterial alta, pacientes com pressão baixa podem nos elucidar muita coisa a respeito de nosso próprio problema. No centro de ambos os casos está a questão de qual é o espaço ocupado pela própria energia vital.

Isso se torna ainda mais evidente no tema conflitante compartilhado por alcoólicos e abstinentes.[27] Um agarra avidamente todos os copos que vê, o outro censura todos os que o fazem. A vida de ambos gira ao redor de um tema: o álcool. Quanto à sua saúde anímico-espiritual, o abstinente se encontra igualmente ameaçado. É verdade que muitas vezes o alcoólico coloca a culpa de suas misérias nos outros, mas em geral ele ainda tem consciência de sua situação pouco saudável. Isso é mais difícil no que se refere ao abstinente e ao seu ambiente. Geralmente ele está mergulhado tão profundamente na projeção, está tão convencido da culpa dos outros que não pode mais reconhecer seu próprio problema. Perdido em sublimes teorias sobre livrar a humanidade do vício ou algo do mesmo estilo, ele não pode mais ver seu próprio extremismo.

Neste último exemplo pode ficar claro que qualquer carga extrema em relação a um tema determinado é suspeita. Na maioria dos casos é justamente aí, onde menos se presume, que nos encontramos próximos do pólo oposto.

4

Resumo

1. Pontos de partida

1. Não se trata em nenhum caso de *avaliação*, mas de *interpretação*.
2. Todos têm sintomas, porque tudo na vida encontra-se na polaridade, separado da unidade, e portanto não está são.
3. Todo sintoma é a expressão de uma *falta*, mostrando algo que *falta* para a integridade.
4. Nada pode desaparecer definitivamente, razão pela qual, em todos os casos, somente é possível o deslocamento de sintomas.
5. Forma e conteúdo correspondem ao corpo e à alma e estão relacionados. A forma (o corporal) é o necessário ponto de contato com o conteúdo (anímico), da mesma maneira como o palco é o ponto de contato com a peça de teatro.
6. Não existem causas em última instância. Entretanto, quando nos referimos a elas, para aproximar-nos em pensamento da realidade, tem sentido partir das quatro causas clássicas dos antigos: *Causa efficiens* (que atua a partir do passado), *Causa finalis* (que visa um objetivo), *Causa formalis* (causa-padrão), *Causa materialis* (causa material, ou seja, com base material).
7. A realidade consiste de planos simétricos. O pensamento analógico corresponde a ela de maneira mais verdadeira que o pensamento causal.
8. Todos os planos se relacionam de maneira sincrônica, e não causal, e tampouco logicamente no sentido usual, mas analogicamente.
9. Os rituais formam o suporte básico da convivência humana, seja de maneira consciente ou inconscientemente, como um padrão-sombra.
10. Sintomas são rituais-sombra que mantêm as pessoas em equilíbrio e que podem ser substituídos por rituais conscientes do mesmo padrão primordial.

2. Instruções e perguntas básicas

As quatro "causas" podem contribuir para decifrar o ritual ao qual o sintoma nos força. Para isso, o campo em que o afetado vive deve ser sondado. As perguntas causais seriam:

1. De onde vem o sintoma? Qual é sua base funcional? Resposta para o exemplo "gripe": situação dois dias antes, quando o afetado se resfriou, *contraindo* o vírus da gripe.
2. De que base material parte o sintoma e o que revela o órgão afetado? Exemplo: os órgãos do espaço nasofaríngeo e os órgãos dos sentidos. Trata-se de troca e tomada de contato com o mundo exterior.
3. Em que moldura o sintoma se expande? Quais são as regras de seu jogo? Exemplo: a pessoa não quer mais abrir-se, entusiasmar-se pela respectiva situação, está cheia, não quer mais escutar, nem ver. O contato com o exterior é recusado somente para ser restabelecido de forma agressiva. Ela tosse (algo para o outro), espirra, funga e cospe.
4. Qual o objetivo do sintoma? Para onde ele quer levar o afetado? Exemplo de resposta: ele deve admitir que já está cheio e quer livrar-se das agressões.

A evolução do resfriado "normal" mostra o ritual que força seu direito à vida acima dos sintomas individuais. O ato de fechar-se é encenado no palco do corpo: os órgãos dos sentidos e da respiração — ou seja, os canais de comunicação — são bloqueados, as agressões reprimidas são vivenciadas corporalmente. O ambiente reconhece estes sinais e manda o afetado, tossindo e ofegante, para casa. Tem início um ritual de retirada de combate, sendo que o combate se desenrola sobretudo nos tecidos, enquanto a retirada, se realiza principalmente no ambiente social. O ritual prevê que os gripados não serão mais agredidos, podendo retirar-se de maneira ordenada. Caso os outros participantes não reconheçam os sinais imediatamente, os afetados se impõem de maneira amistosamente direta: "Não se aproxime de mim, estou resfriado!" Os gripados admitem com toda a candura o quanto esse ritual é necessário quando confessam que *pegaram a gripe*. Naturalmente, somente se pega aquilo de que se precisa.

Perguntas sobre o ritual da doença e sua moldura:
1. Como foi que eu arranjei esse problema?
2. Por que foi acontecer justamente agora? Em processos crônicos: quando isso me afetou pela primeira vez? Quando de maneira especialmente intensa?
3. Por que justamente este quadro me afetou?
4. A qual padrão repetitivo de minha vida o ritual da doença faz alusão?

3. Doença como oportunidade

Os sintomas sempre podem ser considerados sob um duplo aspecto. Em primeiro lugar, eles se comportam honestamente e nos mostram aquilo que até então não quisemos perceber. Uma paralisia pode, por exemplo, dar a entender ao afetado o quanto ele é (se tornou) aleijado e imóvel no âmbito anímico-espiritual. Em segundo lugar, cada sintoma tem um sentido e revela uma tarefa. A paralisia poderia talvez deixar entrever que vale a pena afrouxar os controles conscientes e entregar-se ao descanso. O axioma "a doença torna a pessoa honesta" mostra o plano do padrão ainda não resgatado, enquanto através de "a doença mostra a tarefa" torna-se claro aquele padrão que já o foi.

De acordo com o primeiro ponto de vista, manifesta-se um padrão de sofrimento e uma evolução da doença que não estão presentes na consciência. A aceitação desse padrão e sua mensagem pode levar ao segundo plano e transformar a experiência dolorosa em um ritual que torne possível o crescimento.

Alguém desinteressado, observando de fora, não pode jamais afirmar em que plano e em que fase os afetados já estão. Uma exuberância corporal aparente é freqüentemente a compensação para uma falta de realização interna, segundo o moto: "assim dentro como fora". Mas "assim dentro como fora" ela poderia também refletir a realização interna. Ainda que este último caso seja mais raro, nem por isso deixa de ser possível. Quando pensamos no Buda, inclinamo-nos a supor que a abundância externa, as almofadas de gordura sobre as quais ele repousa, são expressão de sua realização interna. E veja bem, o Budismo parte do princípio de que todo ser humano traz em si a natureza do Buda. Isso como nova advertência para que um maravilhoso mecanismo de autoconhecimento não degenere em meio de distribuição de culpas através da valoração, da emissão de juízos de valor.

Segunda Parte

1

O Esquema Cabeça-Pé

Tradicionalmente a medicina subdivide o organismo em unidades funcionais, para as quais há sempre um médico competente. Assim, o gastroenterologista está especializado no trato gastrointestinal, o nefrologista nos rins e o neurologista nos nervos. O paciente, ao contrário, vivencia o organismo como uma unidade. Trata-se de uma só coisa, segundo sua maneira de ver, pois a rigor as unidades funcionais não se deixam separar, tudo está demasiado relacionado com todo o resto. Os nervos e os vasos sangüíneos estão em praticamente todo o corpo, e órgãos individualizados tais como o fígado ou os rins atuam sempre em todo o organismo. A visão integradora está portanto mais próxima do leigo, já que ele vivencia seus achaques como perturbações do bem-estar como um todo. Muitas vezes ele somente pode perceber de maneira vaga de qual região parte o incômodo. A divisão, tanto em ciclos funcionais como em regiões apresenta vantagens, mas considerar os sintomas desde um ponto de vista regional provou ser mais produtivo para a avaliação integral dos sintomas. Quando interpretamos os sintomas a partir de sua região, começamos com sua base, ou seja, o palco sobre o qual toma corpo o drama anímico-espiritual. Na pneumonia, os pulmões mostram o plano em que se desenrola o conflito. No enfisema pulmonar, o mesmo plano de comunicação está afetado, mas com o excesso de ventilação dos alvéolos e da formação de um peito inchado, é outra a peça que está tendo lugar nesse mesmo palco. Problemas completamente diferentes podem portanto ter uma base comum a partir da mesma região.

Para tornar isso mais claro, a partir de agora os problemas específicos serão tratados de cima para baixo, sempre focalizando em primeiro lugar a região afetada. Os sintomas que assim emergem serão então interpretados de acordo com seu significado e freqüência, desde que isso não tenha sido feito antes.

Muitas culturas compreenderam e indicaram à sua maneira os centros do corpo e suas respectivas relações. Aquilo que os chineses descrevem como meridianos é chamado de *nadis* pelos hindus. Muitos povos arcaicos também desenvolveram um impressionante conhecimento sobre os caminhos de comunicação de energia do corpo. Lugares onde a energia está concentrada, conhecidos como chakras pela cultura indiana, são mencionados em diversas tradições. No Oriente, tem-se sete desses chakras principais como ponto de partida. Os dois superiores encontram-se na cabeça, os inferiores na pelve, o terceiro está na passagem da região da pelve para a região do ventre, o quinto na região do pescoço, sendo que o quarto, central, é o chakra do coração. Desta maneira, do ponto de vista energético existem três pontos principais no organismo: a cabeça como pólo oposto da pelve e entre os dois, no meio, o peito com a área do coração. Embora o conhecimento sobre esses três centros principais possa ser encontrado em praticamente todo o mundo, os pontos principais são dispostos de maneira muito diferente. Ao longo de seu desenvolvimento, os povos germânicos do norte aprenderam a enfatizar a cabeça, enquanto os povos mediterrâneos vivem mais a partir do coração; já as ameaçadas culturas orientais da Índia abandonam-se à sensação que provém do ventre. Em comparação com o êxito de outras culturas, eles encontram-se de fato em situação de verdadeiro *abandono*. Apoiados em suas instituições, eles não puderam fazer frente nem aos povos de sangue quente da Espanha e de Portugal nem à razão agressiva das culturas nórdicas.

Se no início da história reconhecida por nós a humanidade, baseando-se na sensação do ventre e seus instintos, vivia em estreita relação com a Mãe Terra, o centro do coração passou a ser predominante a partir do domínio do mundo por espanhóis e portugueses para ser finalmente substituído pelo poder intelectual da cabeça. Como instância superior do corpo, ao longo da história a cabeça aprendeu a dominar os outros centros. As culturas que enfatizam a cabeça subjugaram a Terra. Mas aquilo que aconteceu no mundo teve lugar também, paralelamente, no corpo e na alma. A cabeça submeteu o coração e o ventre e teve início um impiedoso domínio da razão. Com olhos, ouvidos, nariz e papilas gustativas, ela dispõe de um monopólio praticamente absoluto da informação;[28] além disso, tendo o cérebro no centro, administra esse fluxo de informação a seu bel-prazer. Desde que o homo erectus *ergueu a cabeça,* ele passou a ter não apenas os membros anteriores livres para cuidar de seus interesses, ele pôde também transformar seu cérebro em um órgão maior. Este, em conseqüência, transformou-se na maior potência decisiva do corpo, tomando a iniciativa de dominar e domesticar todos os outros órgãos. "O pé deve (segundo o ditado) ir para onde a cabeça quer." Sendo o lugar onde ocorreu tal concentração de poder, a cabeça tornou-se *capo,* chefe principal, a coisa *capital* (do latim *capita* = cabeça) da vida. Tal como a capital de um país centralista, ela rege as províncias do corpo. Conceitos como *cabec*ilha e *capit*ão o comprovam. Da mesma maneira como o capitão rege o navio, o *capital,* que rege o mundo, é outra demonstração de quem é o senhor da casa. Os romanos governavam seu império mundial a partir do *Capit*ólio, e os americanos regem a maior parte do mundo a partir de Washington, que eles também chamam de "capital".

Construindo com diligência (*industria* em latim) e razão, os homens das culturas industriais permitiram ainda que a cabeça utilizasse seu monopólio sobre os órgãos dos sentidos para reprimir a sensualidade. O olfato, originalmente dominante já que assumia, entre outras, a função de perceber o aroma da comida, foi o primeiro a ser banido. O paladar lhe está especialmente próximo, e conseqüentemente também perdeu significado. O grande e antigo rinoencéfalo, que como sistema límbico está agora relacionado à elaboração das sensações, ainda hoje é testemunha desse passado. A audição também teve de passar a um segundo plano em relação aos olhos que, a partir do momento em que o homem se ergueu sobre as pernas traseiras, passaram a ocupar o lugar mais elevado de todos os órgãos dos sentidos e foram os únicos que saíram ganhando com a adquirida capacidade de visão geral. Os outros sentidos, na verdade, sofreram desvantagens, já que ficaram mais afastados de suas fontes de informação. Os olhos, no entanto, descobriram uma torrente de informações de longo alcance e, assimilando-as, seu aspecto sensual foi diminuindo progressivamente.

O estado em que hoje se encontra a Terra subjugada é tão comovente como o estado em que se encontra o corpo, também subjugado em sua maior parte, indicando que o domínio unilateral da cabeça poderia ser também um beco sem saída. Apesar da inteligência altamente desenvolvida dos capos, os problemas crescem mais rapidamente que as soluções, já que não conta com o *sentido* comum em suas fileiras.

Pessoas sensuais estão mais abertas para os movimentos do coração, que por sua vez ameaçam a monarquia da cabeça. Quando, por exemplo, em estado de paixão, a fria cabeça só pode observar impotente como o quente coração assume o poder. Mas ela não pode simplesmente aceitar este fato e começa imediatamente a distribuir culpa, afirmando que outro teria *virado a cabeça* de seu proprietário, que este ficou *cego* e então *perdeu a cabeça*. Isso não poderia acontecer caso a cabeça estivesse funcionando normalmente. Antes que o afetado perca completamente a razão, ou seja, antes que esta perca sua primazia, o intelecto tratará de construir as afirmações mais estranhas para pôr fim a este divino estado que para ele é tão ameaçador. Quase sempre, são seus argumentos racionais que perturbam e destroem o amor, terminando com o passeio pelo reino do coração. Ainda que a cabeça tenha de sofrer algumas derrotas no *front* do coração, ela certamente mantém a intuição do ventre firmemente sob controle. Somente o irracional sentimento popular é conhecido ainda por permitir-se ver com o coração e viver de acordo com as sensações do ventre. Em ditados tais como "amor e razão raramente caminham juntos" ou "quando o coração queima, a cabeça precisa buscar água", expressa-se a rivalidade entre a cabeça, o coração e as sensações. A "medicina" popular sabe que "o fogo do coração esquenta a cabeça", e uma *cabeça quente*, naturalmente, dói.

Muitas vezes os intelectuais não conseguem decidir se a cabeça é dona da pessoa em questão ou se é esta que é dona da própria cabeça. Seja lá como for, para os homens modernos ela é a região superior e mais importante, com a qual nos ocupamos e preocupamos da maneira mais intensa. A maioria das pessoas empregam mais tempo dispensando-lhe cuidados que com todo o resto do corpo. No trabalho e no tempo livre, nós nos servimos principalmente da cabeça, confiando no comando central de seu cérebro.

De sua elevada posição, que é por assim dizer como a coroa da coluna vertebral ereta, nota-se que o papel de chefe de fato lhe cai bem. Sua forma redonda, próxima da esfera ideal, indica também a posição especial que ocupa. Apesar disso, deveríamos perguntar se o típico homem-cabeça de nossa cultura ainda tem consciência de que os outros centros também são de importância vital e de que à cabeça cabe somente o papel de "primeiro entre iguais". Basta observar a linguagem para ouvir que a cabeça somente pode afirmar [be*haupt*en / *Haupt* = cabeça], mas não apreender. Para isso ela precisa das mãos. Até mesmo suas afirmações ficam no ar enquanto não forem fundamentadas [be*gründ*et / *Grund* = chão]. O primeiro lugar corresponde à cabeça, tal como demonstra a anatomia, mas ela não seria nada sem a base do corpo sobre a qual se apóia. A voz popular sabe que "o coração seca quando só a cabeça domina". Sendo assim, não é de estranhar que as doenças coronárias e, destas, especialmente o infarto do coração, assumam com folga o primeiro lugar nas estatísticas de mortalidade. No infarto, trata-se de uma falta de irrigação sangüínea do coração — é como se este morresse de fome.

Apesar dos muitos corações que gritam de dor e batem descontroladamente, a central da cabeça é que recebe, de longe, a maioria de nossas atenções. Nós nos afirmamos com a cabeça, nosso objetivo mais elevado é mantê-la alta na luta pelo poder que tem lugar na sociedade. Nada pode *passar por cima de nossas cabeças*, e ai daquele que dança sobre nossas cabeças. "Manter a cabeça erguida!", animamos a nós mesmos quando alguma coisa não dá certo, ou: "Não podemos nos rebaixar!" Não queremos ter nenhum contato com as zonas inferiores. E quando estamos com a cabeça pesada, muitas vezes lembramos uns aos outros que "é preciso não abaixar a cabeça", prevenindo-nos assim contra uma recaída nos (bons?) velhos tempos em que a cabeça não era o nº 1 absoluto. Convencidos de ser a coroação da criação, dirigimos preferencialmente o olhar à nossa coroa. A freqüência e a disseminação da enxaqueca deixam entrever que essa insistência excessiva não é muito saudável.

Em conseqüência de nossa ambição, que enfatiza a cabeça, muita coisa nos *subiu à cabeça*, transformando-a em uma dolorosa caixa troante que muitas vezes parece que vai arrebentar. Aquilo que se *mete na cabeça* permanece na cabeça, e não é raro que através do acúmulo a pessoa se torne então um verdadeiro cabeça-dura. Não há praticamente mais nenhuma pessoa em nossa sociedade que não conheça a sensação de ter uma cabeça dura; da mesma maneira, não há um só membro de uma das culturas chamadas de primitivas que possa imaginar algo parecido. Embora não sejamos *cabeças ocas*, muitas vezes não sabemos mais *onde estamos com a cabeça*. Pessoas que não estão o tempo todo *quebrando a cabeça*, que não têm a tendência de *bater com a cabeça na parede*, que não precisam afirmar-se [sich be*haupt*en / *Haupt* = cabeça] ou chegar à conclusão de que o mundo somente se desenvolve corretamente quando tudo ocorre *de acordo com a sua cabeça*, essas pessoas não sabem o que é uma dor de cabeça. Abrigados pela consciência de que de qualquer maneira a criação se desenvolve de acordo com o plano de Deus, eles não têm uma tábua diante da testa [*Brett vorm Hirn haben* = ser obtuso, parvo], coisa que dolorosamente adquirem tantos seres humanos modernos. A pressão que colocamos sobre nós mesmos ao assumirmos o papel de senhores dessa criação, pressiona-nos muitas vezes naquela região com cuja ajuda nos afirmamos. A maneira pela qual a maioria dos sintomas que resultam dessa situação de desequilíbrio afetam o corpo oprimido expressa-se não somente no interior da cabeça mas também fora, no rosto.

Provavelmente devemos à excessiva enfatização da cabeça não só as dores lancinantes como também a maior parte de todas as moléstias psicossomáticas, que são totalmente desconhecidas pelas assim chamadas culturas arcaicas, que vivem próximas à natureza e prescindem de toda intelectualidade. Apesar deste conhecimento, faz pouco sentido abaixar a cabeça, é mais saudável interpretar os próprios sinais de alarme e de sobrecarga e proporcionar a outras regiões do corpo o significado que lhes corresponde.

Antes de dar início a esta tarefa e descermos até nossas raízes dentro do esquema cabeça-pé, devemos abordar o tema do câncer. Significativamente, isso ocorre fora do esquema cabeça-pé, porque o câncer pode afetar praticamente todos os órgãos e tecidos. Também neste caso se recomenda estudar a região afetada antes de dedicar-se ao capítulo seguinte, que aborda o câncer de maneira geral.[29]

2

Câncer

1. A imagem do câncer em nossa época

Por trás do diagnóstico "câncer" oculta-se *um* grande padrão que pode se expressar em uma grande variedade de sintomas. Cada um deles afeta toda a existência da pessoa, não importando em qual órgão tenha se originado. Neste ponto, o acontecimento do câncer é demasiado complexo para estar relacionado apenas com o órgão afetado. Sua tendência de propagar-se por todo o corpo mostra que se trata de toda a pessoa. O câncer, sob a forma de fantasma que assombra nossa época, toca não apenas aqueles que são diretamente afetados, mas toda a sociedade, que o transformou em tabu como nenhum outro sintoma. Anualmente morrem 200 mil pessoas de câncer na Alemanha, e para 1991 esperavam-se 330 mil novos doentes. Mais da metade dos afetados morrem, e a taxa em números absolutos de mortes por câncer continua subindo, apesar dos êxitos conseguidos pela medicina.

Até a descoberta dos hunza, não se conhecia nenhuma cultura que tivesse sido inteiramente poupada do câncer. Admite-se que somente este pequeno povo montanhês do Himalaia, até o contato com a civilização moderna, em meados deste século, jamais soube o que era o câncer. Os traços desse sintoma encontram-se hoje por toda parte, podendo ser detectados até no passado graças aos modernos procedimentos de pesquisa. A presença de tumores foi comprovada até mesmo em múmias incas com 500 anos de idade. Apesar dessa disseminação universal, o câncer tornou-se uma marca distintiva das nações industrializadas modernas. Ele não ganhou terreno de maneira tão fulminante em nenhum outro lugar. O argumento de que ele somente é mais freqüente nas nações industrializadas devido ao fato de que as pessoas que nelas vivem atingem uma idade mais avançada é correto no que se refere a algumas culturas, mas não se sustenta por princípio, podendo ser rebatido em vários pontos. Por um lado, há tipos de câncer que atingem o ápice nos anos de juventude, por outro a própria medicina tradicional demonstra que determinados tipos de câncer, tal como o câncer dos pulmões, estão relacionados de maneira unívoca com hábitos e venenos de nossa civilização. Mas, sobretudo, havia culturas antigas que possibilitavam uma longa expectativa de vida com um baixo risco de câncer. Na cultura chinesa de orientação taoísta, o câncer era extremamente raro, embora a expectativa média de vida das pessoas fosse a mesma da China atual. Viver cem anos era considerado normal.

Sabe-se que antes de serem submetidos, os indígenas que habitavam originalmente a América viviam mais que nas épocas "civilizadas" posteriores. Eles praticamente não conheciam o câncer antes, mas a partir de então passaram a pagar também esse tributo. Uma outra prova de quanto o câncer tornou-se uma destacada ameaça à saúde em nossa época é o fato de ser ele, dentre todas as doenças, a que nos infunde maior terror. A descrição da doença já traz o selo de nossa avaliação: maligno. O infarto do coração, que ceifa mais vidas e confronta as pessoas com a mais pavorosa dor que se conhece, não desperta semelhante horror. O câncer necessariamente nos confronta com um tema que está mergulhado ainda mais profundamente na sombra que a dor e que a própria morte. Além disso, nenhum outro sintoma torna tão clara a relação entre corpo, alma, mente e sociedade como o câncer. Quer partamos do nível celular, da estrutura da personalidade ou da situação social, por toda parte encontramos padrões semelhantes que conhecemos muito bem, que nos chocam e que não podem ser eliminados porque são os próprios padrões primordiais.

2. O câncer no nível celular

A maneira mais segura de diagnosticar o câncer encontrada pela medicina é nos grupos de células. Células cancerígenas diferenciam-se das células saudáveis por seu crescimento desordenado e caótico. Na célula individual, impressiona o grande tamanho do núcleo. Tal como se fosse a cabeça do empreendimento célula, ele contém toda a informação necessária para seu complicado funcionamento. Ele controla o metabolismo, o crescimento e a divisão. A perversidade que ganha expressão no núcleo superdimensionado tem sua causa na enorme atividade divisória da célula, que não mais desempenha suas tarefas em conjunto com as outras células e passa a atuar sobretudo na multiplicação de si mesma. Enquanto o núcleo é na verdade pequeno no metabolismo normal, com a caótica divisão celular do evento cancerígeno ele cresce para além de si mesmo no mais puro sentido da palavra, fornecendo um projeto atrás do outro para sua descendência. Até mesmo os processos de regeneração no interior do corpo celular são deixados para trás em favor da incessante produção de novas gerações de células.

Este comportamento lembra as células jovens, ou seja, em estado embrionário, quando o objetivo é acima de tudo o crescimento e a multiplicação. As células da mórula, aquele aglomerado de células em que a vida humana se concentra a princípio, não têm ainda que desempenhar qualquer tarefa especializada, cuidando somente de sua multiplicação. Elas fazem isso através de animadas divisões e do respectivo crescimento. Ainda assim, isso ocorre de maneira mais ordeira que com as desconsideradas células cancerígenas. Além dos núcleos celulares superdimensionados e sua exagerada tendência à divisão, a indiferenciação das células também lembra as formas da primeira etapa, ainda não maduras. Em seu delírio de propagação elas descuidam muitas outras coisas, perdendo muitas vezes a capacidade de executar complicados processos metabólicos tais como a oxidação. Enquanto, por um lado, regridem à primitiva etapa preparatória da fermentação, por outro elas recuperam a capacidade de produzir substâncias que somente células embrionárias e fetais possuem. A medicina chama esse novo despertar e essa reativação de genes das primeiras fases do desenvolvimento de anaplasia. O que externamente se supõe ser um caos faz sentido do ponto de vista do câncer. Ele recupera capacidades primordiais e para isso elimina a especialização. Até mesmo essa eliminação apresenta uma vantagem. É verdade que a oxidação, por exemplo, é mais eficiente que a fermentação, mas esta é em grande medida independente de fornecedores. Enquanto as células normais dependem da respiração para o fornecimento, via sangue fresco, de oxigênio, uma célula que se limita à fermentação é em grande medida autônoma.

Conseqüentemente, a célula cancerígena tem menos necessidade de comunicar-se com suas vizinhas, o que é vantajoso se considerarmos suas péssimas relações de vizinhança. Enquanto as células normais têm o que se chama de inibidor de contato, que suspende seu crescimento quando encontram outros corpos celulares, as células cancerígenas se comportam exatamente ao contrário. Não tendo fronteiras para respeitar, elas invadem territórios estrangeiros com brutalidade. É compreensível que, com isso, elas despertem a hostilidade da vizinhança. Descobriu-se há pouco que as células cancerígenas não se acanham nem mesmo em verdadeiramente escravizar outras células. Como são demasiado primitivas para executar processos metabólicos diferenciados, elas utilizam células normais e as privam dos frutos de seu trabalho. A célula cancerígena não tem escrúpulos e somente se preocupa, da maneira mais egoísta, com seu crescimento, e isso até mesmo em relação à sua própria progênie, formada exatamente à sua imagem. Muitas vezes, também, os próprios pais ficam no caminho, superados pelo desenvolvimento furioso e privados de provisões. Encontram-se, freqüentemente, células mortas, necrosadas, no interior dos tumores, indicando simbolicamente que a mensagem central desse novo crescimento é a morte.

A regressão da célula cancerígena a um padrão de vida anterior mostra-se também em sua atitude parasita. Ela toma tudo aquilo que pode conseguir em alimentação e energia sem estar disposta a dar algo em troca ou a participar das tarefas sociais que ocorrem em qualquer organismo. Ela, assim, exagera um tipo de comportamento que ainda é apropriado para células embrionárias. Evidentemente, no entanto, aquilo que se tolera em uma criança pequena torna-se um problema em um adulto.

Ao ignorar todas as fronteiras, revela-se um outro passo atrás. Assim como as crianças aprendem pouco a pouco a respeitar limites, em seu processo de amadurecimento e diferenciação as células também aprendem a respeitar estruturas dadas e a permanecer dentro da moldura prevista para elas. As células cancerígenas, ao contrário, saem da moldura e deixam para trás tudo o que aprenderam ao longo da evolução. Elas não podem controlar nem fronteiras vitais, nem as grandes estruturas do corpo. Elas perdem totalmente aquele padrão para o qual foram destinadas originalmente. Uma célula secretora da mucosa normal do intestino se dividirá uma e outra vez para atender às necessidades de um organismo maior, o intestino, mas não escapará da moldura prevista para ela e suas iguais, espalhando-se pelo intestino. A célula intestinal que degenera em câncer realmente se degenera, muda de espécie, abandona tudo o que é específico do intestino e segue seu próprio caminho egoísta. O padrão intestino que foi dado de antemão torna-se demasiado restrito para ela, que então salta sobre suas fronteiras de maneira tão revolucionária como destrutiva.

À medida que os campos morfogenéticos mencionados antes forem sendo pesquisados, possivelmente se chegará a uma compreensão mais profunda da problemática do câncer. Assim como ver o problema – no plano genético – em uma mutação, tem igualmente sentido abordá-lo a partir do ângulo cintilante dos campos formativos. O problema então passa a estar no abandono da moldura preestabelecida. Com isso, o problema se estenderia para além da célula individual, tornando-se um problema do tecido ou órgão afetado, que não está mais em posição de impor seu padrão a todas as células individuais. Este princípio poderia completar a explicação genética, já que em ambos os casos expressa-se na mesma medida o tema da evasão das normas estabelecidas. De fato, o câncer é tanto um problema do meio como da célula individual.[30]

As tendências de regressão a que nos referimos aparecem até mesmo no nome, já que câncer é aquele animal conhecido principalmente por andar para trás. O caranguejo, que também é acusado como sendo responsável pelo batismo, tampouco se movimenta para a frente, e sim de lado. As expressões "*krabbeln*" e "*herumkrebsen*" [= arrastar-se], utilizadas para aqueles penosos esforços que não levam adiante, denotam tipos de movimento para a frente que não são dessemelhantes dos movimentos executados pelos pacientes antes da erupção do câncer. Não se pode explicar a origem do nome "câncer" de maneira inequívoca. Mas até mesmo a derivação apresentada pela medicina, a de uma forma de câncer da mama cujas células devoram o tecido compondo a forma de uma pinça, mesmo isso aponta para uma direção semelhante.[31] Quem quer que tenha cunhado esse nome, encontrou a essência da imagem da doença.

3. A gênese do câncer

No que se refere à gênese do câncer no nível celular, atualmente os pesquisadores são praticamente unânimes em reconhecer que as mutações ocupam o primeiro plano.[32] A palavra vem do latim e significa modificação. Caso uma célula seja estimulada durante tempo suficiente, pode sofrer modificações drásticas que têm origem no nível do material genético. Os estímulos que preparam esse caminho podem ser os mais variados: mecânicos, químicos ou físicos. Pressão prolongada, o alcatrão dos cigarros ou radiação *penetrante* são algumas das possibilidades.

As células do tecido correspondente podem conseguir suportar a estimulação contínua por muito tempo, mas em algum momento uma delas é superestimulada e degenera. Ela, no mais puro sentido da palavra, modifica seus genes e segue seu próprio caminho que, no entanto, leva na verdade a uma *ego-trip*. Ela começa algo totalmente novo para suas circunstâncias, dedicando-se ao crescimento e à autorealização. Um dos nomes médicos para o câncer é neoplasma. Ele expressa esse "novo crescimento". Aquilo que para o corpo representa um perigo de vida é, para a célula martirizada por tanto tempo, um ato de libertação. Agora tudo depende de o corpo dispor de suficiente estabilidade e poder de defesa para derrotar a insurreição das células. Hoje em dia os pesquisadores partem do princípio de que células degeneram com relativa freqüência, mas tornam-se inofensivas graças a um bom sistema de defesa. A fraqueza das defesas do organismo tem portanto um significado decisivo para o surgimento do câncer. De fato, é freqüente encontrar em retrospecto um colapso das defesas justamente na época em que se presume que o tumor tenha surgido. De qualquer maneira, nem sempre é fácil esclarecer esse ponto. A rapidez do desenvolvimento depende na verdade do tipo de tumor, mas por outro lado flutua também em tumores do mesmo tipo, dependendo da situação geral. Muitas vezes, um tumor já existe há anos no momento em que é descoberto, tendo um peso de cerca de um grama e consistindo de milhões de células. Deste ponto de vista, ninguém pode saber com certeza se tem câncer ou não. Nós provavelmente estamos sempre tendo câncer, só que o sistema imunológico continua sendo senhor da situação. Isto também pode ser uma razão para o terror inaudito que o tema câncer infunde.

4. Os níveis de significação do evento cancerígeno

O comportamento da célula cancerígena mostra uma **problemática de crescimento** como tema de fundo. Após muita consideração e cautela, a célula decide fazer o contrário. Crescimento caótico e transbordante sem cuidado e sem consideração que não poupa nem territórios estranhos nem a própria base da vida. Em conseqüência, as leis do crescimento saudável são ignoradas. A célula cancerígena se coloca acima das regras de convivência normal dentro da associação de células e, sem pudor, rompe tabus de importância vital. Em lugar de assumir o lugar que lhe foi designado e cumprir com seu dever, ela sai perigosamente dos limites e da espécie. Dedicando-se a uma selvagem e egocêntrica atividade divisória, ela se divide para todos os lados. A vizinhança e até mesmo as regiões mais afastadas do corpo começam a sentir sua agressão brutal. A *ego-trip* forma-se devido a uma ênfase excessiva na cabeça das células, esses núcleos superdimensionados, esses centros hidrocefálicos com sua atividade frenética. De fato, tudo tem de acontecer na cabeça da célula cancerígena, toda sua descendência é formada exatamente à sua imagem. Assim, ela é totalmente autárquica e cria seus filhotes sem ajuda externa, virgem por assim dizer. Com essa prole, ela vai de cabeça contra a parede, no mais verdadeiro sentido da palavra. Nem mesmo as membranas basais, os mais importantes muros fronteiriços entre os tecidos, podem resistir às suas agressões.

A célula cancerígena demonstra da mesma maneira crua seu enorme **problema de comunicação**, reduzindo todas as relações de vizinhança a uma política da cotovelada agressivamente reprimida. Com a energia nascida de sua imaturidade virginal, ela não tem escrúpulos em fazer valer a lei do mais forte e, espremendo seus vizinhos mais frágeis contra a parede, ela os destrói ou os transforma em escravos. Ela sacrifica o acesso ao padrão das estruturas adultas em favor da independência. Ela desistiu da comunicação com o campo de desenvolvimento para o qual tinha sido destinada em favor do egoísmo e de reivindicações de onipotência e imortalidade. O problema de comunicação ganha expressão simbólica na respiração celular destruída, já que a respiração representa o intercâmbio e o contato.

5. Fases de desenvolvimento do sintoma

A imagem delineada até agora parece fazer justiça somente a uma pequena parte dos pacientes de câncer pois estes, de uma maneira geral, apresentam um padrão de comportamento que parece antes o contrário. Isso se deve a que o padrão reprimido do câncer quase sempre, por um lado, compensa, e por outro descreve tais perfis de personalidade na época anterior ao surgimento do sintoma. Mas nesta fase o corpo também apresenta uma imagem muito diferente. É o estágio da excitação contínua, que os tecidos e suas células toleram sem reagir. Elas tentam se proteger e erguer barreiras na medida do possível para, através da imobilidade, sobreviver, ou seja, suportar a desagradável situação. Caso uma célula experimente rebelar-se contra a estimulação prolongada e tente seguir seu próprio caminho, degenerando, saindo da espécie, essa insurreição é imediatamente reprimida pelo sistema imunológico.

Neste padrão, que corresponde à primeira fase da doença, fica caracterizada a personalidade típica do câncer. São pessoas extremamente adaptadas que tentam viver da maneira mais despercebida possível, adequando-se às normas e jamais incomodando alguém com as próprias exigências. Elas em grande medida ignoram os desafios para crescer espiritualmente e para o desenvolvimento anímico, já que de maneira alguma querem se expor. Sua vida é pouco estimulante em um duplo sentido: por um lado elas evitam, sempre que possível, experiências novas que poderiam movimentar sua vida, já que mal se atrevem a aproximar-se de suas fronteiras. Elas tratam de ignorar os poucos estímulos que rompem sua couraça defensiva. A repressão das possibilidades de experiências-limite reflete-se imperceptivelmente na interrupção da atividade defensiva do corpo, que mantém tudo seguramente sob controle. Experiências que ultrapassam os limites ou simplesmente alguma inofensiva pulada de cerca são sufocadas ainda em gérmen para, a qualquer preço, manter a situação costumeira como sempre.

O degrau seguinte da escalada mostra como esse preço pode ser alto: é quando a corrente de impulsos de crescimento estancada durante anos rompe o dique da repressão e goza descontroladamente a vida até o esgotamento. Após o rompimento do dique, não há nem volta nem parada. O corpo lança-se àquele outro extremo que até então tinha reprimido abnegadamente. Freqüentemente o fenômeno da repressão mostra-se tanto na história anímica da vida como na história das doenças do corpo. Não é raro encontrar as chamadas anamneses vazias, ou seja, que o afetado não apresentava o menor sintoma anos e até décadas antes do surgimento do câncer. O que à primeira vista parece uma saúde imaculada, revela-se como rigorosa repressão a um olhar mais atento. Não somente os desvios anímicos da norma, os desvios corporais também foram totalmente reprimidos. Nesse contexto, o psico-oncologista Wolf Büntig fala de "normopatia" quando o ater-se rígida e inflexivelmente às normas transforma-se em doença. O que poderia parecer como contenção simpática ou nobre, pode ser na verdade repressão de impulsos vitais e, em última instância, vida não vivida. Assim como a célula sob estimulação forte e constante faz tudo o que pode para continuar desempenhando seu dever como célula do intestino ou do pulmão, os pacientes também tentam perseverar no cumprimento satisfatório de seus deveres como filha, filho, mãe, pai, subordinado, etc., em detrimento de suas necessidades individuais. O próprio desenvolvimento deve ficar para trás, como acontece com a célula martirizada.

De maneira correspondente, a tendência fundamental dessa vida "não vivida" é também reprimida. Muitas vezes, o afetado não tem consciência de sua disposição depressiva latente, da mesma maneira como não é consciente da repressão das tentativas de insurreição do corpo. O meio ambiente não percebe nada, já que ele não mostra nenhuma inclinação a *participar* disso, demonstrando menos ainda qualquer disposição a realmente compartilhar sua vida com outros. É somente quando o dique é rompido e a vida reprimida irrompe que a disposição de participar vem à língua de maneira livre e veemente.

Na fase do surgimento do sintoma, os afetados já são de fato "pacientes", eles são sofredores assombrosamente pacientes. Independentes em grande medida do meio que os cerca e em prol das boas relações de vizinhança, eles o tempo todo dão mostras de amigável consideração. Além disso, eles são pessoas confiáveis com quem se pode contar, embora estejam repelindo os impulsos de mudança ainda em gérmen. Em seu esforço para não incomodar e não ser um fardo para ninguém, não é difícil para os pacientes fazer amigos. Mas isso impede que se formem amizades profundas, já que eles não conhecem nem a si mesmos em sua individualidade e não podem nem mesmo mostrar-se realmente. Como eles não apóiam a si mesmos, parece fácil aos outros estar a seu lado. Então, quando no decorrer da doença aparecem traços de caráter mais profundos, porque eles começam a afirmar sua própria vida, não é fácil nem para os pacientes nem para o meio circundante aceitar essas facetas totalmente inesperadas. Os pacientes normopatas têm freqüentemente a seu redor pessoas que estão em dívida para com eles. Como eles sempre se esforçaram para fazer tudo direito e deixaram para trás o próprio crescimento, pessoas com uma ressonância correspondente passam a estar agora a seu lado.

O comportamento social dos pacientes pode ser descrito exemplarmente a partir do componente social a que chamamos "maioria silenciosa", à qual eles mesmos pertencem muitas vezes. Com razão eles se consideram pilares da sociedade. Entretanto, por trás dessa fachada de ordem modelar espreitam todas aquelas características contrárias que se tornam evidentes no nível substituto, no corpo, quando o segundo estágio do surgimento do câncer se instaura. O que jamais foi ventilado na consciência encontra agora seu palco, um palco onde acontecem sobretudo dramas, ou seja, "jogos de sombra".

Os impulsos de mudança que foram repelidos ao longo dos anos se estendem pelo corpo sob a forma de mutações. Esquece-se o que se faz ou se deixa de fazer, agora a única coisa que interessa é a própria *ego-trip*. A perfeita adaptação social transforma-se em parasitismo egoísta que não respeita nem a tradição nem os direitos alheios. E se antes a pessoa não se permitiu uma única opinião própria, emerge agora das sombras a longamente reprimida pretensão de dar forma a todo o mundo (corpo) segundo a própria imagem. O organismo é saturado de *filiae*, as filhas portadoras da morte. A sementeira anímica retida por longo tempo emerge agora corporalmente em tempo recorde e mostra como era forte o desejo até então não vivido de auto-realização e de imposição dos próprios interesses.

A erupção do sintoma pode tornar visível uma grande parte das reivindicações reprimidas do ego, em contraste com o comportamento do paciente. Quando esses componentes sombrios saem à superfície, é principalmente o meio circundante que fica admirado. Pessoas até então pacatas exigem repentinamente que tudo gire em torno delas e de "sua doença". Tendo o diagnóstico como álibi, elas agora se atrevem a virar a mesa e deixar que os outros dancem segundo sua música. A contenção e, literalmente, o compasso podem agora ser atirados sobre a amurada para serem substituídos por sons totalmente novos. Pessoas idealmente adaptadas repentinamente saem da raia e pulam a cerca. Por mais desagradável que tal atitude possa ser para o meio circundante, há nisso uma grande oportunidade para o afetado. Caso a partir de agora os princípios de transformação, de auto-realização e de consecução passem a ser vividos no plano anímico-espiritual e se tornem visíveis no nível social, o plano corporal é aliviado. Entretanto, muitos pacientes foram tão longe no papel de cumpridor das normas que chegam a manter o papel de mártir mesmo em face da morte. Sem o alívio do plano anímico, o princípio do ego permanece voltado exclusivamente para o palco do corpo. As chances de *acabar com o câncer* são muito melhores quando toda a pessoa admite o confronto e não envia unicamente o corpo como seu representante na batalha. Para acabar realmente com algo, é necessário primeiro admiti-lo.

Após a primeira fase de contenção e a subseqüente erupção do câncer, fase que muitas vezes dura décadas, confronta o paciente a última etapa, de **caquexia**, com um terceiro padrão. O corpo se entrega à devoração de suas energias pelo câncer. No sentido mais verdadeiro da palavra, ele se deixa devorar sem oferecer resistência. A devoção e a entrega ao curso do destino são vividos substitutivamente pelo corpo. Ao final, todo paciente vivencia este tema: conscientemente, quando consegue trazer a temática de volta ao nível espiritual, ou inconscientemente caso o corpo seja abandonado em sua atitude de entrega e o paciente continue lutando contra o inevitável. Parece haver aqui uma contradição, já que imputamos ao afetado o fato de ele não lutar o suficiente, deixando-se conduzir pela vontade dos outros. Neste ponto há um encontro de dois planos, dos quais nos ocuparemos no próximo capítulo. Por um lado, o paciente de fato luta muito pouco, por outro lado ele luta em demasia. Em relação a seu ambiente, que o degrada a determinadas funções, ele decididamente luta pouco. Para isso ele se defende tanto mais de suas tarefas vitais, seu caminho e seu destino. Ele poderia abandonar essa resistência com toda a confiança. Em qualquer caso, seu sintoma o força a isso, pois tanto vencendo o câncer como sendo vencido por ele, a fase de rendição ocorrerá.[33]

6. Regressão e religião

Paralelamente àquilo que foi dito até agora, torna-se claro na regressão um outro motivo básico do adoecimento por câncer que, igualmente mergulhado nas sombras, é vivido de maneira substitutiva pelo corpo. Regressão é a volta aos inícios, à origem. Os afetados perderam o contato com sua origem primária, as células do tumor têm de viver o tema em si mesmas e o fazem corporalmente à sua maneira letal. A pessoa evidentemente precisa do relacionamento vivo com suas raízes, a *re-ligio*.

Mas isso não significa apenas o passo atrás, mas também uma retomada. Somente o passo atrás que se torna uma religação torna o progresso real possível. Essa aparente contradição é expressa também na imagem do câncer. Por um lado as células dão um passo atrás e retrocedem às primitivas formas juvenis e por outro, com a tendência à onipotência e à imortalidade, progridem furiosamente.

Tal contradição somente pode ser resolvida pelo sentido primário da religião. *Religio* quer dizer religação com a origem, com a unidade. Por outro lado, esta unidade chamada de Paraíso pela cristandade, é também o objetivo do caminho de desenvolvimento cristão. Segundo a Bíblia, os homens provêm do Paraíso e um dia devem voltar para lá. É o caminho que vai da unidade inconsciente para a unidade consciente. A expulsão do Paraíso é completada pelo retorno do filho pródigo à casa de seu pai. Podemos ver quão profundamente este padrão arquetípico está enraizado no ser humano pelo fato de a religião hindu descrever o caminho de maneira bastante análoga: "Daqui para aqui." O antigo símbolo do uroboro, a serpente que morde a própria cauda, é a imagem mais oportuna deste padrão verdadeiramente abrangente. As religiões sempre descrevem o caminho rumo à iluminação, ou seja, rumo à imortalidade, como uma caminhada para a frente em direção à saída, e o caminho como um movimento circular, ou seja, em espiral. Consideração e cuidado são igualmente necessários e visam o mesmo objetivo, a unidade.

Nos pacientes de câncer, a recuperação da consciência da origem com a pergunta "De onde venho?", assim como a perspectiva futura, com a pergunta "Para onde vou?", saíram da consciência para mergulhar nas sombras, passando a ser representadas corporalmente. O cuidado e consideração exagerados com que os afetados se mantêm nos estreitos limites da vizinhança e do futuro concretos mostram como eles se tornaram míopes para o significado direto das perguntas. Eles têm tanta consideração para com as outras pessoas, sua moral e suas regras de vida e vão ao encontro do amanhã e de tudo o que é novo e distante com tanto cuidado, que não sobra espaço algum para as grandes questões do passado e do futuro. O processo cancerígeno, com sua regressão ao abismo e seu avanço desesperado, é um espelho tão terrível como fiel da situação.

O retorno *consciente* ao início, com suas possibilidades ilimitadas, e a busca de valores eternos, são caminhos totalmente válidos. O deslocamento para o inconsciente, ao contrário, leva à "doença como caminho". E também esse caminho é sempre um caminho que, mesmo sendo terrível, traz em si a possibilidade de dar frutos. É algo assim como uma última sacudida para que se desperte para as próprias necessidades.

É aí que se encaixa a experiência psicoterapêutica de que freqüentemente os pacientes de câncer são profundamente "arreligiosos". E ainda que muitos perfis de personalidade pareçam contradizer isso e enfatizem a religiosidade e a devoção ao destino, trata-se na maioria das vezes daquela crendice de igreja que não tem nenhum ponto de contato com a *religio*, mas que deixa que a vida seja administrada e regulamentada pela autoridade eclesiástica. Aferrar-se a prescrições religiosas é na verdade o contrário da *religio* e deixa o coração frio e vazio. O que parece uma impressionante vida religiosa para o exterior, evidentemente pode ser oco no íntimo. A falta de vida no centro de uma atividade externa exagerada é representada anatomicamente por muitos tumores que têm seus centros necrosados (= partes mortas). De maneira semelhante, a devoção, a entrega ao destino descoberta pelos sociólogos da medicina não deve ser confundida com a postura religiosa do "Seja feita a Sua vontade!" Na maioria das vezes, trata-se de resignação em relação a um destino sentido como superior, mas que não se aceita. No mais profundo íntimo, a base da entrega não é a confiança na criação de Deus, mas sim o desespero e a impotência. Em vez de entregar-se à vida e às suas possibilidades, os pacientes potenciais de câncer estão entregues a seus cuidados e considerações a curto prazo e a um medo fundamental da existência.

7. O câncer como caricatura de nossa realidade

Relatos sobre pessoas com câncer que foram "inesperadamente ceifados da vida pela pérfida doença na flor da idade, no auge de suas carreiras e de suas responsabilidades" parecem contradizê-lo diametralmente. Quando se observam as histórias de vida que estão ocultas por trás disso, tal forma de falar reflete uma assombrosa cegueira para temas sombrios. Um olhar mais atento revela que o acontecimento não se deu de forma assim tão repentina e sem prévios sinais de alarme. Justamente a falta de qualquer reação corporal e qualquer sintoma é um sinal de "normopatia".

A ênfase nas grandes responsabilidades, quando examinada com precisão, revela que o afetado cumpria com o seus deveres sem se queixar. Responsabilidade, ao contrário, significa a capacidade de dar uma resposta às necessidades da vida.[34] Mas os pacientes potenciais de câncer não possuem essa capacidade. Como eles não podem impor limites e mal podem dizer não, eles facilmente se deixam sobrecarregar com obrigações. Por outro lado, eles as assumem de bom grado, para dar um sentido externo a suas vidas — na falta de um sentido interno. Os logros e êxitos obtidos são portanto bons disfarces — por trás dos quais pululam sentimentos de falta de sentido e depressões.

A psiquiatria conhece como depressão larval aquelas depressões por trás das quais se ocultam sintomas físicos. Por ocasião do acontecimento cancerígeno, não é raro encontrar depressões ocultas atrás do êxito externo. Aqui, a larva é tida em tão alta consideração pela sociedade que não se pode nem mesmo pensar em um sintoma. Sob muitos pontos de vista, a típica personalidade cancerígena é considerada modelar. Ela é valente e não agressiva, quieta e paciente, atua de maneira equilibrada e tão simpática porque não é egoísta, além disso é desinteressada e solícita, pontual e metódica — não lhe falta praticamente nenhum dos ideais desta sociedade, e portanto não é de admirar que esteja intimamente ligada a esse sintoma. O êxito social, apesar ou justamente devido à rigidez interna, pertence ao âmbito dos típicos ideais secundários, mas se ajusta perfeitamente à imagem ideal do homem moderno. Tampouco se pode negar que o câncer obtém um êxito impressionante no plano superficial. Praticamente nenhuma outra doença pode subjugar um organismo e ajustá-lo a seus próprios desígnios tão rapidamente, nenhuma é tão tenaz e resistente às medidas defensivas e terapêuticas.

Não é de admirar que tenhamos tanto medo do câncer, já que nenhum outro sintoma está mais equipado para nos mostrar o espelho. O câncer personifica a transformação dos dignos ideais secundários no pólo oposto, o princípio do ego total. A caricatura física desse ideal costuma ser levada a mal, como toda caricatura. Mas sempre que tal ocorre como uma caricatura desse destino, isso não acontece porque ela é falsa, ao contrário: ela se ajusta a ele e até mesmo o supera.

8. Câncer e defesa

Dos diagnósticos e sintomas mencionados, o câncer representa um processo de crescimento e regressão mergulhado no corpo. A estes dois soma-se ainda um terceiro componente, a defesa. A situação básica do câncer pode criar-se ao longo dos anos sem chegar à formação de um tumor. A medicina, e principalmente a medicina natural, conhecem essa situação e a chamam de pré-cancerosa. Os pressupostos anímicos descritos podem estar presentes há muito tempo, assim como os pressupostos físicos sob a forma dos estados carcinogênicos e de estimulação correspondentes, e ainda assim o câncer pode ser disparado somente após a ocorrência de determinados estímulos. Até então, é como se ele estivesse preso e subjugado por um sistema imunológico dominador. Somente o colapso das defesas do corpo lhe dá uma chance de formar um tumor primário. O colapso do sistema de defesa é detectado por muitos pacientes, sendo caracterizado retrospectivamente como uma época de estados de tensão e de angústia.

A estreita relação entre o câncer e o sistema imunológico é mostrada ainda pelo fato de o câncer utilizar o sistema de defesa que na verdade deveria combatê-lo para espalhar-se. Ele é atacado e expulso dos gânglios linfáticos pelos linfócitos e utiliza os canais linfáticos para seguir adiante. Os gânglios linfáticos são lugares favoritos para o ataque. Ocupando as casernas do equipamento militar do corpo e avançando por suas estradas, o câncer demonstra como seu ataque é corajoso e que está disposto a ousar tudo em um confronto total. Por outro lado, lá mostra-se também a fraqueza da defesa. Ela está literalmente de mãos atadas. O câncer consegue ficar em tal situação graças a uma camuflagem perfeita. Assim como está em posição de desativar os "genes alterados" de suas células, o câncer consegue também deixar sem energia o sistema que permite reconhecer as células desde o exterior. Por trás dessa camuflagem, as células cancerígenas podem meter-se diretamente na cova do leão, no centro de defesa, sem serem reconhecidas e, sobretudo, impunemente. É neste ponto que existe a chance de uma terapia médico-biológica no nível funcional. Quando se consegue desarmar as células cancerígenas imunologicamente, elas passam a correr grande perigo.

A questão do que, em um nível mais profundo, leva ao não-funcionamento do sistema de defesa e à correspondente situação de humilhação, pode ser respondida de maneira geral e não se limita ao processo cancerígeno. O fenômeno aparece em cada resfriado: assim que uma pessoa está *até o nariz* e se fecha animicamente, o corpo, substitutivamente, abre-se aos agentes irritantes correspondentes e o nariz concreto se fecha. Expresso medicamente, uma fraqueza das defesas deixa o afetado suscetível. Quando a consciência se fecha para os temas irritantes, o corpo precisa se abrir substitutivamente para os irritantes correspondentes. A defesa imunológica torna-se então cada vez mais fraca na medida em que a defesa no nível da consciência é exagerada.

Fundamentalmente, o ser humano está equipado com uma defesa saudável em ambos os níveis. Evidentemente, frente a um mundo estranho cheio de perigos, é importante proteger as fronteiras do corpo com a ajuda de um sistema imunológico vital. Nós precisamos igualmente de uma certa defesa anímica, para não sermos inundados por impressões demasiado fortes que nos fariam cair na psicose. O objetivo, em ambos os níveis, é o ponto médio entre a abertura total e o fechamento[35] absoluto. Caso se vá longe demais em um dos níveis, o outro é desequilibrado na direção contrária. Quem se fecha demais na consciência, sendo portanto demasiado avesso aos conflitos, força a abertura para as sombras, e ela então emerge no corpo sob a forma de suscetibilidade aos agentes patológicos.

O estado ideal caracteriza-se por uma ampla abertura anímica assentada sobre uma base de força. Pode-se deixar entrar tudo o que se imagine sem precisar temer pela própria saúde anímica. Isso é possível sobre a base de uma defesa potencialmente forte, que além disso não entra em ação praticamente nunca. Caso isso seja necessário, seu proprietário pode confiar em seu poder de penetração. Justamente porque pode dizer não de maneira decidida e assim proteger seu espaço vital, ele raramente a necessita. A defesa que lhe corresponde, graças a seu bom treinamento, elimina qualquer agente patológico e está à altura de qualquer exigência. Exatamente por não ser poupada, confrontando-se com muitos desafios em uma vida corajosa, ela está sempre pronta para a luta e segura da vitória. A principal razão de ela não correr o risco de sucumbir aos agentes patológicos deve-se a que ela não é enfraquecida pelo plano anímico. Quem se deixa atacar na consciência e se defende lá mesmo, não precisa empurrar o tema para o corpo.

O fechamento exagerado na consciência e a conseqüente abertura grande demais no corpo é muito mais freqüente em um mundo que obtém a maior parte de sua cultura e de sua civilidade evitando os conflitos. Quando o não-poder-dizer-não que evita os conflitos mergulha no corpo, volta a tornar-se visível sob a forma de incapacidade de limitar-se. A experiência de vida cotidiana confirma este princípio. Uma pessoa que enfrenta a vida abertamente (= vital) dispõe de uma defesa corporal saudável, sendo portanto menos propensa a infecções. Uma pessoa estreita, medrosa, "pegará" mais agentes patológicos e cultivará os resfriados correspondentes mais freqüentemente devido a seu mal equipamento de defesa. Ao contrário, uma pessoa entusiasmada, que se inflama com um tema, praticamente não pode se resfriar, não em uma situação tão aberta. Todos tiveram a experiência de uma coriza fulminante que desaparece por si mesma após a pessoa passar duas horas assistindo com entusiasmo um filme de suspense. Somente ao final do filme, quando se lembra que o nariz estava escorrendo, é que o nariz volta a se encher.

É necessário que o bloqueio e o fechamento sejam muito profundos para que o colapso da defesa seja tão completo a ponto de permitir o surgimento de um tumor. Tais constelações afloram quando uma pessoa não se abre mais para um aspecto essencial de sua vida. Caso esse contato já esteja por um fio e este se rompa bruscamente, é como se o fio da vida se rompesse. Caso uma pessoa depressiva que praticamente não se comunica mais com o meio circundante perca a única pessoa com quem se relaciona, isso pode realmente acontecer. Como não participa mais do fluxo da vida sem essa pessoa, ela pode se recusar a aceitar uma perda tão despropositada. Sua defesa anímica aumenta na mesma medida em que ela fecha sua consciência para a perda, e a defesa corporal entra em colapso. Assim, o sistema imunológico passa a ser um anúncio de abertura e vitalidade.

Em pacientes que sofrem algum tipo de depressão, tudo o que torna real essa situação tão volátil pode levar a um enfraquecimento decisivo do sistema imunológico. A demissão de um emprego que tinha se transformado no próprio conteúdo da vida pode bastar, ou uma decepção definitiva com um sócio após anos de engano. Partindo de seu padrão interno, o típico paciente de câncer costuma se envolver em tais situações. Seu ser adaptado e, além disso, oprimido, volta uma e outra vez a se colocar sob pressão para arriscar uma nova tentativa de revivificação. Cada uma dessas tentativas pode tornar real a sensação de absurdo mantida sob controle a tão duras penas, e um novo fechamento repentino pode desencadear a erupção da doença. Os pacientes de câncer que têm êxito também encontram inúmeras possibilidades para fechar-se à energia da vida. Qualquer coisa que coloque em questão a máscara de sua depressão, o sucesso, está apta para isso.

9. O câncer no plano social

A célula cancerígena quer tomar todo o mundo (corpo) de assalto e fazer tudo à sua maneira. É por essa razão que ela penetra em toda parte, enviando seus agressivos "missionários" até os recantos mais afastados do país (corpo). A medicina as chama de *filiae* (latim: filhas) ou metástases. Esta última palavra é grega e quer dizer transformação, transplante ou migração. A pretensão de poder "meter-se" até mesmo nas partes mais afastadas do corpo está feita sob medida para a célula embrionária, que em sua indiferenciação ainda traz em si todas as possibilidades. No entanto, desenvolvimento significa, entre outras coisas, limitação e especialização. A célula cancerígena superou ou perdeu de vista a ambas.

A comparação do comportamento adulto e infantil revela a imaturidade de tal postura. A criança ainda tem o direito de ver-se em todas as profissões e todas as formas de vida e de acreditar que seu papai, sendo um aumento de seu próprio eu, pode tudo. Ela pode sonhar que viaja por todo o mundo sem precisar preocupar-se com questões concretas tais como a obtenção dos meios necessários. Sua reivindicação de brincar em todos os brinquedos do *playground* e, além disso, participar de todos os jogos pode irritar os pais, mas não chega a ser um problema nessa fase. Um adulto que fizesse essas exigências, ao contrário, chegaria rapidamente a um impasse com o meio circundante, deixando apenas duas alternativas: ou ele ou o meio circundante. Ele é convencido ou obrigado pelo meio a adaptar-se a suas exigências, o que o força a uma espécie de amadurecimento precoce, que corresponde à tentativa de ressocialização no cumprimento das penas, ou então ele é confinado definitivamente.

A segunda possibilidade, a de que essa pessoa prevaleça sobre seu meio e imponha sua vontade, é mais rara. No plano anímico-espiritual, as tentativas correspondentes são consideradas megalomania, quase sempre subjugadas e confinadas "com êxito" em uma instituição psiquiátrica. É relativamente raro que um "louco" consiga realmente tomar o poder. No âmbito político, as tentativas correspondentes são combatidas como terrorismo e quase sempre submetidas por meio da violência, e só muito raramente através do poder de persuasão. Os terroristas chamam a si mesmos de revolucionários, às vezes também falam de *células* revolucionárias, mas para o estado afetado são considerados criminosos que não devem esperar nem clemência nem consideração. Caso vençam, seu poder será respeitado, pois eles serão os novos senhores do país.

No âmbito econômico, os representantes da atitude correspondente são aplaudidos desde o início, já que o câncer evidencia a atitude que faz o êxito empresarial. O empreendedor típico da primeira fase do capitalismo ultrapassa as fronteiras estabelecidas e ataca a concorrência sem compaixão, expulsando-a da área, já que com o poder de seus cotovelos pressiona-a contra a parede e a tira do negócio, mina o seu terreno ou pelo menos se infiltra em seus mercados. Em lugar de metástases, sucursais, *filiae* tornam-se aqui filiais, empresas afiliadas são fundadas. No princípio a matriz, como o tumor correspondente, cresce para além de si mesma, então ela se infiltra na vizinhança para finalmente tornar-se ativa por todo o país e, idealmente, no mundo todo. Estar presente em toda parte e ter tudo sob controle. Este é o credo do capitalismo e o comportamento tradicional das grandes empresas. Evidentemente, procede-se de maneira agressiva e desconsiderada.

As metástases do câncer e as sucursais das empresas têm objetivos análogos. Elas se esforçam para colocar o máximo possível de seu próprio programa sem dar a menor chance às forças locais. O modelo ideal do câncer torna-se explícito no mapa-múndi em um escritório empresarial. Um grosso círculo vermelho no meio assinala a localização da empresa matriz, que se infiltra nas regiões circundantes com pequenas *filia*is marcadas também em vermelho, porém menores. Estas metástases diminuem em número à medida em que nos aproximamos da periferia. Alguns países ainda estão livres, enquanto em outros há grandes colônias que por sua vez disseminam filiais a seu redor. Os mapas assinalados dessa maneira são assombrosamente semelhantes às imagens de corpos tomados pelo câncer obtidas por procedimentos de diagnóstico tais como a cintilografia.

Há um outro paralelo ao acontecimento cancerígeno, menos carregado de emoção porque já superado pela história, que é o do colonialismo. A formação de colônias fora do próprio país, considerada do ponto de vista de cada império, era uma estratégia cancerígena. Na medida do possível, querer-se-ia colocar o mundo inteiro sob a própria influência e eles de forma alguma sentiam-se constrangidos em invadir violentamente as fronteiras e atacar brutalmente culturas em sua maioria intactas, somente que menos agressivas. As condições de vida não eram nem respeitadas nem poupadas, e as pessoas que se encontrava eram declaradas minorias e escravizadas. Cada império estava de tal maneira convencido da própria megalomania a ponto de querer lançar em todo o mundo grandes ou pequenas edições da Inglaterra, da Espanha, de Portugal, da França ou da Alemanha. Somente os outros impérios, igualmente canceromorfos, colocavam limites a seu crescimento invasivo. Tal como seu *pendant* anatômico, os reinos coloniais freqüentemente tinham problemas de abastecimento, mas tratava-se sobretudo de expansão, e muito menos da falta de infra-estrutura necessária para tal. Assim como nos tumores, pode-se encontrar nos restos, digamos, do império colonial português, uma notável carência de infra-estrutura. Com essa espécie de crescimento indiferenciado, muito veio abaixo tanto nas colônias metastáticas como na matriz das numerosas filhas malvadas. Em um determinado momento, tumores matrizes minúsculos tais como Portugal ou a Inglaterra tinham pendentes de si impérios gigantescos, que continuavam a se expandir e a consumir energia. A Inglaterra aproximou-se especialmente da imagem do câncer com suas colônias totalmente emancipadas do "tumor matriz" (EUA, Canadá, Austrália, Rodésia ou

África do Sul). A história da época colonial deixa claro que, no que se refere aos tumores nacionais, tratava-se muito mais de expansão e ostentação de poder que de comércio e intercâmbio. De maneira semelhante a cabeças hidrocefálicas, administrações coloniais infladas parasitavam países economicamente indigentes cuja estrutura própria tinha sido saqueada, apoiando-se nas costas de "primitivos" escravizados cujo caráter certamente jamais atingiu o grau de primitivismo daqueles que os colonizavam. As células cancerígenas, com seus núcleos superdimensionados exibem, em relação a seu entorno, um excesso de primitivismo semelhante.

O padrão do câncer não confirma o de nosso mundo apenas em grandes traços, podendo ser seguido em detalhe para aqueles que têm olhos para vê-lo. O crescimento das grandes cidades modernas oferece uma imagem explícita de ânsia de expansão de tipo canceromorfo. As fotos tiradas por satélites mostram como elas devoram e ulceram a paisagem circundante. Tal como um tumor canceroso, elas confiam no crescimento desalojador e infiltrante, enquanto ao mesmo tempo emissários isolados são enviados sob a forma de cidades-satélite, cidades-dormitório, zonas industriais e outras atividades metastáticas.

Quando se considera a Terra como um todo, a maneira como por toda parte ela é cancerigenamente devorada, saqueada impiedosamente e privada de sua capacidade de reação, a imagem corresponde àquela de um corpo que sucumbiu ao câncer. Quanto à avaliação do estágio em que ela se encontra, se ainda pode lutar para defender-se ou se já está em estado terminal, os economistas, biólogos, teólogos e outros "istas" e "ólogos" não chegaram a um acordo. O correspondente estado de resignação do corpo frente à energia vital juvenil do câncer chama-se caquexia. Ele se entrega à consumação, demonstrando em sua atitude de entrega que está aberto para passar ao outro mundo. Como a nossa Terra continua tentando regenerar-se e se defende energicamente do pululante gênero humano, ainda há esperança para ela.

Mas não somente os princípios de nossa maneira de pensar no que se refere à Terra assemelham-se àqueles da célula cancerígena, nós compartilhamos também um lapso decisivo, ou seja, não medimos as conseqüências de nosso comportamento: a morte de todo o organismo implica inevitavelmente na morte de todas as suas células, inclusive as células do câncer. Somente o começo de todo o empreendimento é promissor para as células do câncer. Elas conseguem liberar-se de seu ambiente e aproximar-se do ideal de autarquia, onipotência e onipresença. Tal como um organismo unicelular, que depende unicamente de si mesmo, concentrando todas as funções em um único corpo, elas se transformam em um guerreiro solitário praticamente independente em meio à comunidade celular. Elas trocam suas habilidades altamente especializadas pela imortalidade potencial, tal como possui o organismo unicelular. Os organismos unicelulares e as células cancerígenas permanecem vivos enquanto há alimento suficiente. Todas as outras células organizadas estão ligadas a uma expectativa de vida natural, estabelecida em seu material genético. As células do câncer desativaram essa limitação e não mostram nenhuma tendência ao envelhecimento, como o demonstra um experimento macabro. As células de um tumor cujo proprietário morreu nos anos 20, justamente devido a esse tumor, vivem e se dividem até hoje em uma solução nutriente sem mostrar qualquer sinal de envelhecimento ou cansaço. O fato de as células cancerígenas normalmente morrerem logo após a morte de seu hospedeiro deve-se ao esgotamento do suprimento de alimento e energia. Enquanto o organismo unicelular realmente perdura independente e imortal em seu mundo aquático de superabundância, a célula cancerígena não percebe que é apenas potencialmente imortal e já não pode tornar-se independente. Exatamente como o ser humano no mundo, seu destino estará sempre ligado ao corpo em que vive.

A caricatura de nossos ideais representada pelo câncer deixa claro que nosso planeta já atingiu a fase de erupção da doença. Mais decepcionante ainda, no entanto, é o incômodo conhecimento de que nós mesmos somos o câncer da Terra. Do mesmo modo, o crescimento de nossa ciência é tão demente como o do câncer. Os índices de crescimento são enormes, mas o empreendimento não tem nenhum objetivo que possa ser alcançado. O objetivo do progresso é mais progresso e assim, por princípio, caminha rumo ao futuro e para fora de nosso alcance. O câncer também tem um objetivo pouco realista. Este se encontra em sua sombra e é a ruína do organismo. Se fôssemos mais honestos, teríamos de admitir que o objetivo final de nosso progresso é igualmente a ruína do organismo Terra. Bastaria que os piedosos desejos dos políticos se tornassem realidade e os países em desenvolvimento saíssem do atraso tecnológico em que se encontram para que a já ameaçada ecologia deste planeta recebesse um golpe mortal. Em todo caso, pode-se ficar tranquilo em relação a isso, já que esses desejos não são levados com muita seriedade. Entretanto, aqueles desejos que insistem em um progresso linear para nossa parte do mundo o são totalmente, e eles têm algo de degenerado, já que colocam a espécie em risco. Sem a consciência de nossa origem na natureza e sem ter um objetivo no âmbito espiritual, corremos o perigo de nos tornarmos um câncer que não pode mais ser controlado. Nós já preenchemos todos os pré-requisitos necessários para tal.

Quando essa doença maligna mostra sua face terrível, nos assustamos porque reconhecemos a nós mesmos. Não queremos ver-nos de maneira tão honesta, recusamos um espelho tão nítido. A humanidade tem isso em comum com todos os pacientes.

10. Solução (redenção) do problema do câncer

Com base em nossa perplexidade por um lado, e nossa valoração por outro, é difícil ver ainda uma (dis)solução na representação do câncer. Como comunidade, temos muito medo das nossas próprias forças e das energias que estão adormecidas em nós. Amparados por inúmeros álibis sociais, nós as empurramos para a sombra. Embora a sociedade tenha estilizado a livre manifestação do indivíduo e a livre empresa como sendo o objetivo máximo a ser atingido, a maioria de seus membros individuais é atormentada por medos e angústias consideráveis no que a isso se refere. Os índices de crescimento anímico-espiritual continuam sendo muito mais baixos que os índices de crescimento científico. A longo prazo, nosso grandioso produto nacional bruto não pode compensar a falta de crescimento interior. Com o apoio da sociedade, mas por iniciativa própria, muitas pessoas conseguem bloquear a manifestação de seu eu, encaixando-se em estruturas predeterminadas com facilidade ou, muitas vezes também à força. Gratificações externas aliviam a renúncia ao desenvolvimento da individualidade e promovem a massificação da pessoa. Apenas um pequeno passo separa o indivíduo massificado do "normopata".

Como a auto-realização é parte do caminho de desenvolvimento do ser humano, ela não pode ser eliminada do mundo, podendo no máximo ser posta de lado. Quando empurrada para o lado, ela aterrissa na sombra. Esta tem duas possibilidades de expressão no mundo material: o mundo corporal interior (microcosmos) e o mundo (meio ambiente) exterior (macrocosmos). Conseqüentemente, o caminho dos processos de crescimento reprimidos vai da consciência para o mundo de sombras do inconsciente, e dali para o plano corporal ou para o mundo exterior. Como o princípio é conservado a cada passo e precisa adaptar suas possibilidades de expressão ao plano em que se manifesta, ele pode ser encontrado por toda parte, seja em sua manifestação redimida ou em sua forma não-redimida. Quanto mais ele é reprimido, menos redimido ele se apresenta, mas mesmo sob a forma menos redimida deve ser possível vislumbrar ainda o plano redimido.

Nós em geral consideramos o plano material como não-redimido, e o plano anímico-espiritual como redimido. No acontecimento do câncer, nós consideramos maligno aquilo que em sentido figurado nos parece totalmente desejável: o princípio de expansão. O câncer ultrapassa todas as fronteiras e obstáculos, estende-se por tudo, penetra em tudo, participa de tudo, une-se a tudo, até a estruturas alheias, não se detém diante de nada, não pode ser detido por praticamente nada, é quase imortal e não teme nem mesmo a morte. O câncer é a expansão que mergulhou nas sombras (do corpo). Conseqüentemente, trata-se de expandir a consciência, de descobrir a infinitude e a imortalidade da alma. Não deveríamos nos admirar que o princípio mais elevado apareça por intermédio do mais maligno de todos os sintomas. A sombra mais escura sempre emite a luz mais brilhante. Com a auto-realização, no câncer, o que mergulhou nas sombras é o tema que procura atingir o objetivo final de todo desenvolvimento: o "si mesmo".

Embora o meio seja o objetivo final, no início do caminho é necessário confiar em si mesmo e ir para os extremos. Quando Cristo diz: "Seja quente ou frio, o morno eu cuspirei", ele está falando sobre uma etapa do caminho. É o meio como compromisso podre que deve ser abandonado. Aqui está a tarefa mais difícil do aprendizado do paciente de câncer. Nesse sentido, o tranqüilo meio-termo no qual o normopata se acomodou não é de forma alguma um lugar definitivo. Em lugar da harmonia do meio, o que impera é uma harmonia aparente. As ("malignas") energias do ego não são visíveis, mas sua vida nas sombras é tanto mais intensa. O normopata jamais ferirá alguém com um não egoísta e descompromissado, mas tampouco fará alguém feliz com um sim incondicional. Ele se desculpa permanentemente por sua existência, mas não se livra da culpa primordial (a separação da unidade). Para ele, a aparência é mais importante que o ser. Entretanto, trata-se em última instância do ser, e ele portanto não encontra a paz final no cômodo meio, um caminho ao longo do qual ele encontra pouquíssima resistência, ou seja, a paz que ele pode encontrar aqui não é realmente a paz definitiva.

A primeiríssima coisa que ele deve fazer é começar a se mover, a crescer, a se transformar e a se desenvolver. Faz parte, também, aprender a dizer não, detectar e viver seus desejos egoístas, experimentar rebelar-se contra regras rígidas, escapar de estruturas demasiado estreitas, chegar perto e perto demais dos outros, pular fronteiras, ignorar limitações, viver todas as coisas que, caso contrário, ocorrem nas sombras como acontecimento cancerígeno. Em vez de mutações no nível celular, poderia haver metamorfoses nos âmbitos anímico, espiritual e social; em vez de sair da espécie (degenerar), ele poderia pular a cerca (demasiado opressora). Trata-se de travar conhecimento com o próprio ego, ainda, e principalmente, quando ele não é um destacado contemporâneo e, por essa razão, não traz muita distinção ao meio circundante. Em vez de sair da espécie, trata-se de encontrar a própria espécie. Em vez de separação, o que se procura é continuidade e responsabilidade por si mesmo.

A orientação terapêutica do radiologista americano Carl Simonton vai nessa direção de uma maneira muito corporal. Simonton, com bastante sucesso, deixa que seus pacientes entrem diariamente em uma guerra múltipla. Em meditações dirigidas, eles combatem o câncer no nível celular com sua agressividade que acaba de ser redescoberta. O sistema imunológico é apoiado em sua luta pela existência com imagens internas e fantasias criadas pela imaginação, e assim a agressão tão longamente reprimida passa a ser vivida. À primeira vista, mas somente à primeira vista, o conselho de combater o câncer a todo custo parece estar em contradição com o princípio homeopático. Com o agressivo câncer, é justamente a agressão que é homeopática, pois trata-se de um remédio semelhante.

Embora estas primeiras etapas do despertar para as próprias necessidades seja também muito importante e não possa ser substituída, o caminho não pára aí. O "seja quente ou frio..." cristão é inevitável, mas o desenvolvimento continua, e então, finalmente trata-se de: "Se alguém golpeia sua face esquerda, oferece-lhe a direita." Essas duas frases contraditórias já criaram muita perplexidade, porque se referem a diferentes etapas do caminho. É justamente neste ponto que é perigoso continuar a escrever, pois segundo todas as experiências, justamente aqueles pacientes que ainda têm de lidar muito e por muito tempo com os passos descritos até agora, de asserção agressiva de si mesmos, tendem a refugiar-se rapidamente nos "planos mais elevados". Por trás disso está a suposição equivocada de que a realização de um tema tão sublime como o amor levará facilmente à libertação do ego, juntamente com suas energias agressivas. Mas quando se salta ou se abandona com demasiada rapidez um plano anterior, o plano seguinte não tem a menor chance. Não se ganha nada se alguém "morno", por pura covardia, oferece a face direita após lhe terem golpeado a esquerda. O amor então se transformará em um sentimento morno, e a salvação em hipocrisia. Um paciente de câncer não pode se dar ao luxo de cometer tais erros, dos quais a ladainha de "luz e amor" da cena *new age* se aproxima muito.

Apesar do perigo de se incorrer em mal-entendidos, é necessário já ter em vista um objetivo, ainda que esteja muito distante. Mas os passos e tarefas seguintes pressupõem o domínio dos passos anteriores, pois caso contrário eles se transformam facilmente em um bumerangue, tal como demonstraram as experiências com o capítulo sobre câncer do primeiro volume.

Por mais importante que seja a exibição das energias do ego durante o percurso, ela não pode ser o objetivo final. O caminho a seguir e o seu objetivo estão sempre implícitos no próprio acontecimento cancerígeno. Em vez de crescimento corporal, trata-se de crescimento anímico-espiritual. O ser humano cresce fisicamente durante cerca de vinte anos; depois disso ele precisa continuar crescendo anímica e espiritualmente, ou então o crescimento afunda na sombra. Esse crescimento pode se dar no mundo exterior durante muito tempo, podendo, por exemplo, aproveitar as possibilidades correspondentes de um negócio em expansão. Mas em algum momento ele terá por objetivo a auto-realização em um sentido mais elevado. Em última instância, trata-se de tornar-se um com o todo, retornar ao Paraíso, ou seja, deixar que o eu e as sombras aflorem no *self*. Esse estado, que recebe tantos nomes diferentes em diferentes culturas e que mesmo assim quer dizer sempre a mesma coisa, não pode ser representado com exatidão a partir do mundo da polaridade. Palavras como eternidade, nirvana, reino dos céus, reino de Deus, paraíso, ser ou meio são somente aproximações. O problema, não só dos pacientes de câncer mas de todos os seres humanos, são os passos que levam a esse objetivo e à sua seqüência.

A regressão retratada pelo processo cancerígeno, que corporaliza a busca da origem, indica o caminho. Em vez de regressão no corpo, trata-se de *religio* no âmbito anímico-espiritual. O crescimento degenerado e caótico em todas as direções mostra o perigo, que o progresso sem objetivo termina na morte. Morrer, também, que paira ameaçadoramente sobre o acontecimento cancerígeno, é uma forma de retirada do mundo polar para a unidade. Todas as indicações apontam para um único ponto, a unidade. Mas isso não pode ser realizado com as forças do ego. Assim como é importante para o paciente descobrir seu ego, mais tarde será igualmente importante crescer para além dele. Depois que ele tiver aprendido a se impor, chega-se ao pólo oposto do plano de aprendizado: aprender a inserir-se na unidade maior. Primeiro pode ser importante protestar contra as regras estritas da vida laboral ou social, reconhecer que o próprio chefe não é nenhum deus. Mas quando o ego está desenvolvido e em plena possessão do poder pelo qual lutou, é preciso reconhecer que o caminho do ego leva à catástrofe tanto como sua repressão. Depois que a pequena ordem das regras mesquinhas foi saltada, é preciso encontrar a grande e aceitá-la. "Seja feita a Sua vontade", diz o pai-nosso, e isso não quer dizer, como antes, o superior hierárquico ou o sócio ou o eu, mas Deus, ou seja lá como se queira chamar a unidade.

É neste ponto que está o principal engano do câncer, e ele volta a ser um espelho perfeito do principal engano da humanidade moderna. A célula cancerígena tenta alcançar a imortalidade por si mesma e à custa do resto do corpo. Fazendo isso, ela não vê que esse caminho, em última instância, a matará juntamente com o corpo, assim como a humanidade não viu até agora que sua *ego-trip* à custa do mundo somente pode terminar com o naufrágio conjunto. Não existe qualquer independência da unidade maior à qual se pertence. As justas ambições de autorealização e imortalidade somente podem culminar no conhecimento espiritual de que o único objetivo é o si mesmo, a unidade com tudo. Esta não exclui nada nem ninguém, e por si mesma não se deixa conquistar pessoalmente de maneira egoísta. Ela contém tanto a individualidade como a ordem mais elevada. Ela se encontra no próprio meio, no de cada célula e no de cada ser humano e ainda assim é somente o Um. Não existe nem o meu *self* nem o seu *self*, somente *o self*.

É preciso encontrar a unidade, a imortalidade da alma em si mesmo, e reconhecer que o todo já está em nós mesmos assim como nós mesmos estamos no todo. Este, entretanto, é o ponto final, ou melhor, o ponto do meio, que somente pode ser aberto pelo amor. E isso também já está simbolizado no acontecimento do câncer. Assim como o amor, o câncer também ultrapassa todas as fronteiras, cobre todas as distâncias, atravessa todas as barreiras, supera todos os obstáculos; assim como o amor ele não se detém diante de nada, estende-se por tudo, penetra em todos os âmbitos da vida, domina toda a vida; assim como o amor, o câncer busca a imortalidade e nessa busca, assim como o amor, não teme nem mesmo a morte. O câncer, portanto, também é de fato um amor que mergulhou nas sombras.

11. Princípios terapêuticos

A melhor terapia começa cedo, com a compreensão de que o quadro de normopatia já é um sintoma, ainda que se aproxime do ideal de nossa época. Ao contrário, daí se conclui que esta época sonha um sonho que fomenta o câncer. Os agentes cancerígenos descobertos diariamente, quando comparados a este conhecimento, são inofensivos. Quando se começa a caminhar em direção à individuação já nesses primeiros estágios, poder-se-ia usar de fato a palavra prevenção sem deturpá-la com o sentido usual de diagnóstico precoce.[36] Nesta etapa, ainda seria possível dar os passos necessários sem demasiada pressão. Quando o diagnóstico já constatou a doença, a pressão é monstruosa. Mas ela pode não apenas oprimir, pode também dar coragem e promover o desenvolvimento. Entretanto, muitos pacientes vivenciam a enunciação do diagnóstico "câncer" como se fosse a decretação de uma sentença de morte. Seu caminho de volta está então na *re*signação, eles por assim dizer não subscrevem mais esta vida. Alguns falam até mesmo de um certo alívio, pois com isso todas as responsabilidades lhes são retiradas. Outros pacientes tomam o desafio segundo o lema "começar a fazer as coisas certas". O diagnóstico atua para eles como a iniciação para uma nova etapa da vida que deve transcorrer de acordo com outras leis. Aquilo que para o primeiro grupo é o fim de tudo, para eles é o começo. E não é raro que aí esteja o princípio de uma nova vida. Segundo a experiência da própria medicina acadêmica, o prognóstico médico exerce muito menos influência sobre a expectativa de vida que a atitude interna. Trata-se decididamente de saber se os afetados ainda esperam algo da vida, pois quando esse é o caso eles também esperam um pouco mais. Ao cumprir seus 12 trabalhos, que correspondem às tarefas arquetípicas do zodíaco, Hércules é mordido por um terrível caranguejo quando está lutando contra a Hidra. Em vez de recuar assustado, ele luta e o aniquila antes de vencer a Hidra.

Após a constatação do diagnóstico, é preciso recortar tantos passos quanto for possível do âmbito das sombras. Aquilo que é sempre mantido e vivenciado na consciência não precisa ser representado no palco do corpo. Um pressuposto para isso é olhar honestamente para a própria situação até chegar à compreensão de que nada acontece por acaso, mas que tudo faz sentido, mesmo em um sintoma tão horrível. O desespero que o diagnóstico "câncer" libera somente pode ser vivenciado com base nesse fundamento. Por duro que isso possa soar, trata-se de algo essencial para que se possa dar outros passos. Uma medicina que oculta o diagnóstico do paciente e lhe mente "para seu próprio bem" pode parecer mais humana. Por outro lado, ela bloqueia todas as chances de desenvolvimento que ainda possam existir.

Entre as possibilidades de retirar do corpo o que na verdade é tarefa da alma, está todo o espectro de imagens às quais o câncer força o organismo, desde saltar a cerca até a agressão mais selvagem, passando pelo crescimento vital. Trata-se de trocar a posição morna pelas alturas e profundezas da própria vida. Toda a criatividade desenfreada que se expressa no acontecimento cancerígeno deve ser levada para o espaço vital consciente, do âmbito corporal para o âmbito anímico-espiritual. As mutações estão à espera, e requerem coragem. Elas têm mais sentido em qualquer outro lugar que não seja o corpo. Enquanto a evolução biológica ocorreu através de mutações corporais, a evolução individual deve ser levada por um caminho de transformações anímico-espirituais. Assim como a célula do câncer faz algo de si mesma, os pacientes devem fazer algo de suas vidas. E é preciso que seja algo próprio – que se aproxime das pretensões autárquicas do câncer. O próprio paciente deve viver a fertilidade das células cancerígenas. Em tudo isso, mostra-se consideração pelas próprias raízes – talvez seja literalmente necessário renunciar à função altamente especializada que se assumiu na sociedade, na firma ou na família, para voltar a se tornar um ser humano com necessidades próprias e idéias malucas.

Todos os pacientes que, por uma vez ainda, viraram a página, contam que suas vidas mudaram radicalmente através da doença. Em vez do consentimento dos outros, passa a haver auto-afirmação, em lugar da submissão do subalterno, a rebelião declarada. Com os pacientes socialmente bem-sucedidos, pode acontecer que a *ego-trip* vivida mas não vista pelo próprio paciente tenha de ser integrada à consciência. Constata-se então que há outra coisa muito mais essencial.

Os critérios apresentados, de maneira bastante análoga, são válidos também para as terapias dirigidas ao corpo, dos exercícios bioenergéticos que mobilizam a energia vital às injeções. Sempre que as terapias assumem os princípios que o câncer vive de fato, suas chances aumentam consideravelmente. Assim, a medicina antroposófica, por exemplo, utiliza o visco[37] para colocar em jogo uma excrescência que corresponde parcialmente ao crescimento do tumor. Além disso, as injeções levam a uma estimulação do organismo que o incita à luta. O já mencionado tipo de psicoterapia praticado por Simonton[38] também se encaixa aqui, se bem que ela mata dois coelhos com uma só cajadada, já que leva os pacientes a vivenciar suas agressões e com isso, ao mesmo tempo, mina o terreno do tumor. Entretanto, ao lutar contra as células cancerígenas é preciso ter cuidado para que a luta contra as células cancerígenas não se transforme em uma luta contra o próprio destino. Antes de cada cura há uma etapa, necessária, de aceitação; brigar com o destino leva à direção contrária.[39]

Em última instância, trata-se de dar uma ajuda à vitalidade e à criatividade do paciente, e não mais ou menos soterrá-las através de "aço, raios e química". Quando, ainda assim, essas coisas devam ser usadas, façam sentido ou não, tais medidas deveriam ser consideradas unicamente um ganho de tempo pelo qual se paga muito caro, sendo as medidas que aumentam a vitalidade introduzidas ao mesmo tempo e, principalmente, depois. Métodos como o de Simonton, por exemplo, são também ótimos subsídios para apoiar uma quimioterapia ou uma radioterapia. De qualquer maneira, o contrário não é verdadeiro. A respiração é um ponto essencial. Respiração é comunicação e esta, no câncer, foi atirada para um plano primitivo e radical. Até este ponto, uma terapia respiratória radical é uma boa possibilidade, tanto mais que a cada sessão o corpo é inundado de oxigênio. Isso já se tornou um método de tratamento do câncer adotado pela medicina alternativa. Além disso, em muitos pacientes de câncer a respiração, sendo uma expressão do fluxo da vida, está limitada e prejudicada. Há na crescente liberação da respiração uma grande oportunidade de voltar a abrir-se para o fluxo da vida.

A mutação no nível celular encontra correspondência na metamorfose do nível anímico-espiritual. Encontra-se neste caminho tudo o que reforça a relação com a *religio* e que permite o acesso dos afetados a seus níveis mais profundos. Após toda a necessária rebelião contra seu oportunista jogo social, tendo encontrado seus verdadeiros lugares e tendo-os assumido de corpo e alma eles, em qualquer caso, venceram. Isso então significa novamente o fim de todas as tentativas de ser algo especial, o fim de todo o egoísmo. Eles reconhecem que estão no lugar certo e que são um com tudo. Isso seria também a (dis)solução para a célula cancerígena: não assumir seu lugar com resignação e por falta de alternativas, mas assumi-lo conscientemente e reconhecer sua unidade com todo o corpo.

Psicoterapias reveladoras podem ser de valor decisivo nesse caminho, desde que envolvam os níveis do corpo e dos sentimentos e não se limitem aos "pensamentos da cabeça". A grande oportunidade está em decifrar o padrão de vida no qual o câncer tornou-se necessário. A outra é uma questão de humildade e de clemência. Pois o amor que tudo abrange, sendo a chave da imortalidade, não pode ser comprovado e nem mesmo ser de fato utilizado terapeuticamente. Pode-se unicamente preparar alguém para que esteja alerta quando isso lhe aconteça. Em todas as épocas alguns pacientes de câncer aproveitaram a possibilidade oferecida pelo fato de estarem mortalmente doentes para *abrir-se* para esse grande passo. Embora também tenham começado como normopatas eles, sob a pressão de seu sintoma, transformaram-se em seres humanos que impressionavam os outros unicamente com sua presença.

Perguntas

1. Vivo minha vida ou deixo que ela seja determinada do exterior?
2. Eu arrisco perder minha cabeça ou assumo todo tipo de compromisso para ficar em paz?
3. Deixo espaço para minhas energias ou sempre as subordino a regras e determinações preestabelecidas?
4. Eu me permito expressar as agressões ou guardo tudo para mim mesmo e comigo mesmo?
5. Que papel desempenham as transformações em minha vida? Tenho a coragem de estender-me em novos campos? Sou frutífero e criativo?
6. A comunicação e um vivo intercâmbio ocupam um lugar de destaque em minha vida, ou eu me entendo melhor comigo mesmo?
7. Eu me permito pular a cerca de vez em quando, ou para mim o melhor é adaptar-me a tudo?
8. Minhas defesas anímicas e físicas estão em harmonia, ou será que a defesa corporal está enfraquecida em favor da defesa anímica?
9. Que papel desempenham em minha vida as duas perguntas fundamentais: De onde venho? Para onde vou?
10. Será que o grande amor que tudo abrange tem alguma chance em minha vida?
11. Que papel desempenha em minha vida o caminho que segue o seguinte lema:
"CONHECE A TI MESMO —
PARA QUE POSSAS CONHECER A DEUS"?

3

A Cabeça

1. Os cabelos

Vistos anatomicamente, os cabelos localizam-se na parte mais alta do corpo e cobrem o lado sombrio ou noturno de nosso globo terrestre pessoal. Nossa força e nosso brilho refletem-se em sua força e em seu brilho. Quando estamos em forma e saudáveis, eles também o estão. Sua linguagem simbólica revela muitos temas *cabel*udos. Eles fizeram história como símbolo da liberdade. A época *hippie*, com suas lendas surgidas em torno da Era de Aquário e do musical "Hair", demonstra plasticamente a relação entre o orgulho capilar e a reivindicação de liberdade. O pólo oposto dos *hippies* da Era de Aquário é constituído pelos soldados de todas as épocas e de todos os países. Por mais antagônicas que as ideologias possam ser, elas lutam, e ao fazê-lo sempre sacrificam algo [*Haar* = cabelo / *Haare lassen müssen* = sacrificar algo contra a vontade] — tanto literalmente como em sentido figurado. Todos os exércitos regulares são unânimes em rapar o cabelo de seus recrutas. Pois assim, juntamente com seus cabelos, corta-se simbolicamente também sua liberdade. Encontra-se o mesmo fenômeno nos monges zen, embora renunciem aos cabelos e à liberdade externa que eles simbolizam por livre e espontânea vontade e conscientemente. Seu objetivo é aquela liberdade interna mais profunda no âmbito espiritual, para cuja realização as liberdades externas seriam somente um estorvo. Mas observando com distanciamento, os monges zen devem renunciar à própria vontade de maneira tão estrita como os soldados. A obediência vem em primeiro lugar, e para isso os próprios cachos [*Locken*] e as seduções [*Lockungen*] do mundo, simbolicamente, atrapalhariam. Para os guerreiros da liberdade, indivíduos responsáveis por si mesmos que lutam por seu país e por sua independência, os cabelos não atrapalham de forma alguma. Eles buscam expressamente a liberdade externa, ou seja, política. Aos servos, ao contrário, estava vedado o uso de uma orgulhosa cabeleira. Eles eram "rapados", tal como o demonstra até hoje a expressão bávara correspondente. Ela explicita ainda a depreciação que as pessoas "sem" cabelos tinham de suportar na época, e que muitos "carecas" sofrem até hoje.

Os cabelos são um dos campos de batalha favoritos para as lutas simbólicas pela liberdade. Na China, erigiu-se toda uma ordem social, literalmente, com as tranças. Ainda hoje nós cortamos simbolicamente as velhas tranças. Em sua ordenação estrita, a existência da trança depende de que cada mecha tenha e mantenha exatamente o seu lugar. O próprio ato de fazer a trança já é um ato de disciplina. Caso se comece todos os dias com essa autodisciplina simbólica, a vida adquire uma moldura ordenada, mas também dolorosamente controlada. Nenhum fio de cabelo pode seguir seu próprio caminho, cada mecha está firmemente sob controle. Nesse sentido, cortar as tranças é até hoje para muitas meninas um ato de libertação e de emancipação. Em épocas mais antigas, os cabelos longos não eram tanto um símbolo de liberdade para as mulheres, pois eram uma obviedade. Por esta razão, quebrar essa regra era um ato de emancipação, e com isso a mulher queria de fato libertar-se do típico papel feminino, que se por um lado a livrava das preocupações com a subsistência, por outro livrava-a também de qualquer responsabilidade social.

O selvagem crescimento dos cabelos da geração de Aquário pode ter sido somente um breve relâmpago se o comparamos com a tormenta que se desencadeou quando as primeiras mulheres abandonaram suas longas e ordenadas cabeleiras para, com penteados pagem e à *la garçon*, assumir as liberdades do mundo dos homens. Em ambos os casos, tratava-se de impor a própria cabeça e não mais dançar de acordo com a música dos outros. Por trás do lema: "O cabelo é meu" está, de maneira ainda mais decidida: "Eu tenho minha própria cabeça e posso determinar de maneira independente o que cresce sobre ela e o que acontece dentro dela!"

Os penteados refletem posturas intelectuais. Assim, os artistas freqüentemente tendem a usar penteados extravagantes enquanto as pessoas que estão comprometidas com as normas da sociedade tendem a usar penteados uniformes, normais e pouco fantasiosos. Os "coques", que podem ser encontrados raramente no campo, são um caso ainda mais extremo que o das tranças. Tudo está dado de antemão na forma rígida, nem um único fio de cabelo pode levantar-se, não há lugar nem para a liberdade nem para a criatividade, seja na cabeça ou na vida. No pólo oposto, os penteados dos *punks* são um sinal dado conscientemente de que eles assumem todas as liberdades e não querem ter mais nada a ver com a disciplina e a ordem simbolizadas pelos penteados usuais.

Sendo assim, a pele da cabeça é um bom palco para a constatação do papel que se está desempenhando nesta vida. Entretanto, hoje é preciso pensar ainda na possibilidade da compensação. Na época de Luís XIV, um operário não tinha a possibilidade de melhorar exteriormente sua posição social usando uma peruca de cachos empoados. Hoje em dia, ao contrário, qualquer um pode encenar o sonho de sua vida sobre a cabeça sem que isso corresponda necessariamente à sua vida concreta. Quem agüenta uma vida de rato cinzento em um escritório cinzento pode, com uma louca cabeleira de cachos vermelhos, indicar que outros temas muito diferentes esperam ser descobertos. Mesmo que isso ainda seja um sonho distante, os sinais correspondentes já foram dados. A selvageria dos cachos pode ser então compensação para uma vida monótona, claro que podendo estar anunciando também as correspondentes reivindicações em relação ao futuro. O sonho não vivido torna-se especialmente chamativo e sintomático quando tanto a cor como a forma são produzidas artificialmente. Neste caso, quer-se realmente conquistar novas terras. Caso a pompa seja, ao contrário, autêntica, é provável que se esteja indicando âmbitos que vêm naturalmente à pessoa e que, neste caso, também se irão com a mesma facilidade.

Um outro nível de significado dos cabelos gira ao redor do tema **poder**. Pode-se pensar aqui na história bíblica de Sansão, que ao perder seus formidáveis cabelos perdeu também a energia e o poder correspondentes, ou nos reis francos da Idade Média. Seu poder ilimitado e sua invulnerabilidade dependia, não por acaso, de longos cabelos que jamais tivessem sido tocados por uma faca. Pessoas das mais variadas culturas tendem a entretecer porções suplementares de cabelo para *realçar* sua aparência. Para as culturas que pensam simbolicamente, não é necessário nem mesmo que se tratem de cabelos verdadeiros, tais como nossas perucas e apliques, as pessoas também gostam de adornar-se com materiais e *plumas alheias*. Os cocares dos índios seguem o exemplo da plumagem dos pássaros. A cabeça de um chefe emoldurada por um formidável cocar expressa força, poder e dignidade, bem como proximidade do céu.

Na batalha, os guerreiros celtas confiavam em seus penteados de guerra, nos quais os cabelos assumiam formas altíssimas e impressionantes. Como se fosse uma espécie de fixador primitivo, eles usavam lama. Com os cabelos assim transformados em montanhas, eles mostravam aos inimigos que além de ter cabelos na cabeça, não tinham pêlos na língua. Como a demonstração de poder está sempre ligada ao medo, fica claro neste caso que com tal espetáculo os cabelos dos inimigos também *ficassem em pé*. Os pássaros arrepiam as plumas e os animais eriçam os pêlos quando demonstram poder e quando têm boas razões para sentir medo. Em situações correspondentemente difíceis os seres humanos arrancam os próprios cabelos, o que por um lado expressa desespero e por outro confere uma aparência mais impressionante. Quando não se toca "nem um fio de cabelo" de uma pessoa, deixa-se intactos seu poder e sua dignidade. Quando, ao contrário, duas pessoas *se agarram pelos cabelos*, o objetivo de cada um é humilhar e superar o outro. O oponente deve ser *depenado*, e para isso *tira-se pêlo da cara* dele. Isso pode levar à discussão por causa de minúcias [*Haar*spalterei / *Haar* = cabelo / *Spalt* = fenda] e, além disso, faz com que em todo caso se *encontre um cabelo na sopa* [*Ein Haar in der Suppe finden* = deparar-se com algo desagradável].

O pólo oposto do poder mostra-se na perda de cabelo. As reclusas e as mulheres que tinham dormido com soldados inimigos tinham suas cabeças rapadas, o que lhes retirava tanto a liberdade como seu poder e energia femininos, para marcá-las e puni-las. Antigamente, o mesmo tratamento era dispensado às "bruxas", já que seus cabelos preferencialmente ruivos eram um sinal do poder feminino com o qual elas faziam com que "homens inocentes" perdessem a cabeça.

Uma variante mais suave dessa violação é o "puxar os cabelos", comum até os dias de hoje. Além do aspecto de punição, com isso indica-se também dolorosamente a mais absoluta impotência. Quando o professor ergue o aluno de seu assento puxando-o por seu símbolo de poder, dignidade e liberdade, ele demonstra com isso o próprio poder e a impotência de sua vítima. Quando algo é "puxado pelos cabelos" [*etwas an den Haaren herbeiziehen* / puxar algo pelos cabelos =

distorcer a verdade de acordo com a própria conveniência] a verdade é violada e torcida até ficar do jeito que se quer.

Os penteados altos de soberanas no estilo de Nefertiti unem o tema do poder com o tema da **dignidade**. Um penteado alto e senhoril frisa ainda mais o berço nobre. De maneira correspondente, e em consonância com suas portadoras, os penteados até hoje tendem a alcançar alturas cada vez mais elevadas. Quem erige seus cabelos em uma forma impressionante, sacrificando para isso tempo e dinheiro, pensa alto e espera que tanto seu ornamento como seu investimento valham a pena. Assim, o alto nascimento e as altas ambições estão próximos, e não é raro que penteados altos representem objetivos correspondentes. O aumento da consciência de si mesmo também desempenha um papel no contexto do poder e da dignidade, o que é percebido por qualquer adolescente que cuidadosamente lava ou penteia seu topete antes da festa para aparecer um pouquinho mais.

Sendo um apêndice da pele, os cabelos também colocam em jogo qualidades venusianas, talvez quando eles, tingidos com a própria cor de Vênus, transformam a cabeça em um farol ou exibem uma selvagem juba de leão sedutoramente macia. Os cachos [*Locken*] têm algo de encantador [*lock*end], atraindo [*locken* = atrair] outros participantes de maneira relaxada [*locker* = frouxo, fofo, relaxado]. Os cabelos cacheados [*Locken*kopf / kopf = cabeça] representam a independência no sentido mais verdadeiro da palavra já que cada cacho, contra qualquer ordem estabelecida, segue seu próprio caminho criativo. Jubas não podem nem precisam ser penteadas, agitá-las é suficiente. Caso alguém ouse tentar domar um tal gato predador e selvagem, os longos cabelos cacheados podem revelar-se também meigos e insinuantes. Seu brilho sedoso expressa sua vitalidade.

Entretanto, uma bela e cheia cabeleira pode também apontar na direção contrária quando os cabelos, divididos ao meio com modéstia de Madona, caem lisos sobre os ombros. A energia e a dignidade também estão evidenciadas aqui, mas o caminho ordenado que elas seguem e a divisão equilibrada do caudal faz com que sejam consideradas do ponto de vista da harmonia. E para impressionar com esse cabelo, é necessário em todo caso um enorme volume, já que os cachos, por sua própria natureza, ocupam mais espaço. No pólo oposto, a renúncia voluntária ao adorno dos cabelos deixa claro como a pessoa faz pouco da impressão que exerce sobre o sexo oposto. Ela deveria ser indiferente para os monges, e outras coisas estão programadas para os soldados, mesmo que se trate de um oficial. Durante o serviço militar eles servem a sua pátria, e para isso o ego precisa ser obliterado e a liberdade pessoal e o efeito que se exerce devem passar para o segundo plano.

A problemática do encanecimento dos cabelos será tratada no final, juntamente com os sintomas da velhice. Somente os próprios afetados podem decidir se o cinzento externo reflete o cinza interno ou se a brancura dos cabelos reflete sabedoria ou apenas a simula. O que é decisivo é saber se eles sofrem sob o efeito dessa coloração. O sofrimento sempre nos diz que algo saiu da consciência e foi empurrado para o corpo para então tornar-se incômodo lá. Quanto aos cabelos **tingidos artificialmente**, estamos mais próximos do plano da compensação. Os *punks*, de maneira muito evidente, levam para seus penteados as cores de que sentem falta na vida. Quem acrescenta um par de mechas a seus cabelos de cor uniforme quer evidentemente um pouco de variação na monótona uniformidade de suas cabeças. Isso pode se dar como compensação, mas também de maneira programática, sendo então acompanhado das tentativas correspondentes de também expressar essa variação em outros planos.

No jogo das cores, o que menos se pede é a média. Cabelos escuros são tingidos de preferência de negro azeviche, enquanto para o castanho-claro prefere-se o mais luminoso louro. O anjo louro-ouropel e a misteriosa noite escura são compadres. A tendência aos extremos externos não raro contrastam com uma disposição morna no interior. A frase de Cristo: "Seja quente ou frio, o morno eu cuspirei" refere-se bastante univocamente à alma, mas é mais simples e cômodo aplicá-la externamente.

Finalmente os cabelos, como apêndice da pele, funcionam também como antenas a serviço da percepção externa e da vigilância. Nesse caso, pensamos nos bigodes dos gatos e nos pêlos mais finos do corpo humano. Uma pessoa sem pêlos, portanto, não tem antenas voltadas para fora. Entre os soldados, o isolamento simbólico do mundo exterior é desejável, expressando-se também no internamento da caserna. Já entre os monges zen, o retraimento das antenas externas por meio do recolhimento na solidão do mosteiro tem um significado ainda mais profundo.

Pêlos no peito e nas pernas, por fim, permitem entrever um simbolismo humano-animalesco, evocando o passado da história da evolução, cheio de energia exuberante e selvageria animal. Os pêlos de barba nas faces e no queixo, por sua vez, são considerados adornos classicamente masculinos. Um cavanhaque pode acentuar o aspecto da força de vontade e da capacidade de se impor, enquanto uma barba cheia pode também naturalmente ocultá-las, ou seja, deixá-las no escuro. Enquanto os homens que lembram nosso peludo passado primordial gostam de se vangloriar, os acessórios correspondentes são insuportáveis para as mulheres. Pêlos de barba e cabelos no peito arruínam a aura feminina e são arrancados um a um. A honesta natureza, entretanto, é teimosa, e as *excrescências* masculinas sempre voltam a crescer. As expressões plenas de significado correspondentes equivalem à capacidade de resistência do organismo.

Hirsutismo

O surgimento de pêlos corporais grossos e tipicamente masculinos em mulheres produz um sofrimento considerável. Este sintoma nos permite reconhecer com clareza que componentes masculinos foram forçados para a sombra e, de lá, tentam tornar-se dominantes no corpo. A situação hormonal, com uma preponderância de componentes masculinos, mais reflete o fenômeno que o explica. As mulheres afetadas vivem e descobrem suas pretensões e componentes anímicos masculinos inconscientes na superfície da sincera pele. De fato, todas as mulheres têm a obrigação de descobrir e desenvolver seu pólo masculino, chamado de *animus* por Jung. Mas isso deveria ocorrer na consciência, e não no corpo. É especialmente nos anos de puberdade que essa temática aflora, e essa época está predestinada para a manifestação física da masculinidade quando não se dá nenhuma chance para a masculinidade anímico-espiritual.

A erupção da energia masculina no crescimento da barba revela a reivindicação inconsciente de força de vontade e capacidade de se impor. Uma pelugem espessa no corpo deixa entrever um componente animal. Caso os afetados sofram com esses sintomas, há muito falando em favor de que eles vivem muito pouco seu lado de animal humano, tendo que expressá-lo no corpo. Caso não haja nenhum sofrimento em jogo, coisa comum entre os homens, o exterior reflete o interior. O caso extremo, que não se limita às mulheres, seria o dos chamados "**homens-cão**", em que a integração da parte animal adquire primazia. Quando um homem torna-se cão, isso quer dizer que ele chegou ao ponto mais baixo. No que se refere à hierarquia da evolução, isso também é válido para os homens peludos que são confrontados com seu passado animal. Quando, no hirsutismo, estabelece-se um padrão de pêlos púbicos masculinos, a veia fálica agressiva não declarada é acentuada. Os sinais de "machificação" (virilização, do latim *vir* = homem) que muitas vezes se sobrepõem ao crescimento de pêlos apontam na mesma direção. Para os outros, torna-se imediatamente claro que essa mulher é uma "mulher-macho", ou seja, uma pessoa que não se pode tratar assim de qualquer maneira e que ela não está para brincadeiras. O sintoma quer que ela mesma o perceba.

A tarefa de aprendizado não consiste em lutar contra o masculino e sim, ao contrário, em sua realização na própria vida. Em vez de acentuar o queixo com uma barba, trata-se de proporcionar uma via de manifestação para a própria vontade. Em vez de envolver-se em uma densa pelugem, teria mais sentido buscar proteção por meio do respeito. Em lugar de uma aparência externamente masculina, que surja do íntimo uma irradiação de energia e poder. Em vez de ocultar-se do mundo sob a forma de um ser peludo, trata-se justamente de deixar todo o mundo saber que tampouco a mulher recua diante de situações cabeludas, que tampouco tem pêlos na língua e que também pode espetar. Um certo contra-eriçamento é uma das lições a serem aprendidas. Renitência e a capacidade de eriçar-se acentuam a própria vontade e a possibilidade de oferecer resistência de maneira mais eficaz e duradoura que um cavanhaque. O masculino é um dos dois pólos da realidade, não há a menor chance de eliminá-lo do mundo com uma pinça. A única possibilidade consiste em reconciliar-se com ele.

A perda de todos o pêlos do corpo

Em pacientes que sofrem deste sintoma, o organismo torna explícita de maneira radical uma forte tendência inconsciente de desistência da tarefa cumprida pelas antenas externas. Os pêlos morrem a partir da raiz sem qualquer razão aparente e deixam o afetado literalmente careca e pelado. Como eles se envergonham de aparecer em público sem pêlos, o sintoma muitas vezes leva a um isolamento total. Com isso, entretanto, efetua-se a desistência que os pacientes não têm coragem de levar a cabo conscientemente. No sintoma, o corpo mostra-lhes simbolicamente o propósito inconsciente de recolher as antenas e interromper os contatos com o meio circundante e realiza esse desejo. Há muito já que eles se sentem de fato nus, desprotegidos e expostos, sem no entanto admiti-lo para si mesmos. O sintoma mostra a vergonha dos pacientes em duplo sentido. A perda do rosto sentida inconscientemente também está implícita, pois além dos pêlos púbicos e das axilas eles perdem também as sobrancelhas e os cílios. Quando eles aprendem a superar a carência com a ajuda de perucas e maquiagem, o sintoma perde significado e, quando nada acontece internamente, a angústia aumenta com o retorno à vida em sociedade.

A tarefa de aprendizado é evidente: trata-se de retirar-se para dentro de si mesmo e recolher as antenas. O que está sendo exigido é a honestidade nua e a abertura desprotegida, como as de um bebê. Tentativas de encobrimento cosmético contribuem como tentativa de deixar passar inadvertida a mensagem do sintoma e não para sua cura. Juntamente com os cabelos é retirada também a liberdade, por exemplo a liberdade de mover-se em meio a outras pessoas de maneira livre e desimpedida. Sendo assim, perde-se também parte do magnetismo e, portanto, do poder que se exerce sobre outras pessoas, especialmente sobre o sexo oposto. A possibilidade de encantar com os cabelos fica descartada, já que pestanas que não estão mais disponíveis não podem piscar.

O sintoma remete-se à vergonha natural e mostra a própria situação de desamparo. Ele interliga vários jogos sociais e sobretudo o jogo da autoconfiança. Ele é igualmente o pólo oposto do hirsutismo. Enquanto este sugeria impor-se por meio da energia e do poder para assim desobrigar o corpo dessa tarefa, a completa perda de pêlos força ainda mais profundamente a um estado de desamparo infantil.

Queda de cabelos

Quando as antenas tão cheias de significado, adornos valiosos, símbolos de poder, liberdade e vitalidade são perdidas através da vil sintomática da queda de cabelos, deve-se pensar em todos os temas citados acima. Além disso, somam-se a eles todas as situações nas quais é preciso sacrificar algo [*Haare lassen* = deixar cabelos]. Caso se deixe de notar a necessidade de uma mudança anímico-espiritual, o organismo é forçado a incorporar o tema substitutivamente. Como os cabelos são apêndices da pele, neste contexto seria o caso de se pensar também no simbolismo da muda, especialmente se a queda de cabelos vem acompanhada da **formação de caspa**. A serpente abandona sua pele velha quando está madura para uma nova. Portanto, coloca-se a seguinte questão: Será que eu negligenciei despir minha velha pele e permitir o crescimento de uma nova?

Expressões tais como "deixar cabelos" ou "penas" [ver acima: *Haare lassen*] e "sentir-se depenado" dão a entender que foi preciso pagar algo, ou seja, fazer um sacrifício que não se queria fazer de livre e espontânea vontade. Não se saiu ileso dessa situação, mas bastante *depenado* e *vulnerável*. Aqui surge a questão: Onde e quando eu deixei de pagar, ou seja, de fazer o sacrifício necessário?

A tarefa de aprendizado oculta sob este aspecto da queda de cabelos é, conseqüentemente, livrar-se de maneira consciente daquilo que é velho e que foi superado pelo tempo para abrir espaço para o novo. Trata-se essencialmente de dar esse passo de maneira consciente, para assim liberar o corpo da tarefa substitutiva de desprendimento. Além disso, impõe-se a indicação de que muito pouco novo volta a crescer. A queda total exige que se livre radicalmente, realmente até as raízes (dos cabelos), dos velhos temas já superados.

A outra possibilidade é admitir e aceitar a perda de liberdade que se instaurou. O corpo então tampouco irá apresentar o tema novamente sobre o travesseiro a cada manhã. Quem entende que sua liberdade consiste em fazer conscientemente e de livre e espontânea vontade aquilo que deve ser feito não precisa temer por seus símbolos de liberdade. Isso é especialmente importante em perdas de liberdade inevitáveis tais como, por exemplo, o tornar-se adulto. Pacientes que começam a perder cabelos já na adolescência demonstram que não estão suficientemente conciliados com o fato de tornar-se adultos. A careca precoce, portanto, mostra um rosto duplo. Por um lado os afetados, externamente, parecem precocemente "envelhecidos", já que a careca é um sinal dos anos "maduros". Por outro lado, um olhar treinado simbolicamente reconhece também a falta de cabelos do recém-nascido, especialmente se em vez de voltarem a crescer novos cabelos, forma-se uma suave pelugem. A expressão "careca como a bunda de um bebê" traz à tona esse duplo aspecto. Quando a careca já emite reflexos, a solução está então no amadurecimento anímico-espiritual. Nunca é tarde demais para livrar-se da pelugem da infância, ou seja, de redescobrir o próprio infantilismo em um nível mais elevado.

Outras épocas típicas para a queda de cabelos são o período que antecede o matrimônio, antes de assumir um posto fixo, antes de uma nomeação, etc. Aqui deve-se pensar no mesmo princípio: não é a desistência consciente da liberdade e da independência que colocam em perigo os adornos da cabeça masculina mas, em determinadas circunstâncias, a inconsciência que a acompanha e a tentativa de não pagar pelas vantagens que são reivindicadas. Quem se torna funcionário público com intenção e paixão e, por isso, abdica de bom grado de determinadas liberdades, tem seus cabelos seguros. Muito mais ameaçado está quem se sente artista e sonha sonhos de alto vôo mas, devido ao medo não admitido que sente diante da existência, entra para o funcionalismo público. É preciso pagar por um tal passo em falso, por exemplo, sendo simbolicamente depenado.

As mudanças no crescimento dos cabelos durante a gravidez e após o nascimento iluminam o mesmo tema a partir de um outro ponto de vista. Muitas mulheres obtêm um cabelo denso e vital durante a gravidez, mas algumas voltam a perder esse *acréscimo* logo após o nascimento. O aspecto do sacrifício é nítido no nascimento. Para *presentear uma criança com a vida* a mulher precisa separar-se dela, e ela além disso dá um presente, ou seja, ela dá algo de si mesma. Uma forte queda de cabelos após o nascimento ocorre especialmente com mulheres que têm problemas com o desempenho do papel de mãe e seu aspecto de sacrifício. Por um lado, elas levam para a cabeça o sacrifício que não foi feito espontaneamente, e por outro elas também vivem no corpo o aspecto de transformação que suas vidas devem sofrer após o nascimento da criança.

Na queda de cabelos circular, a chamada **Alopecia areata**, trata-se da mesma temática referindo-se a um âmbito mais circunscrito. A tarefa aqui é descobrir esse âmbito restringido, livrar-se de estruturas superadas e permitir que um novo impulso surja em seu lugar.

Deve-se fazer uma distinção com a queda dos cabelos masculinos naquele lugar típico que lembra a tonsura de um monge. Será que se trata de aproximar-se do arquétipo do monge, que com a ajuda de sua tonsura no lugar do chakra superior tenta sinalizar para o alto? Será que há aqui um convite para fazer como o monge e livrar-se tendenciosamente do mundo exterior para abrir-se mais para os mundos superiores?

As chamadas "entradas" dão a entender algo semelhante ao conferir uma fronte de pensador e, assim, acentuar o aspecto filosófico do homem. Neste caso também pode-se apenas presumir se algo que foi negligenciado do ponto de vista anímico-espiritual é expresso no plano corporal, ou se a fronte de pensador distingue o pensador.

Perguntas

1. Estou me punindo por algo, ou eu me deixo punir?
2. Estou sacrificando meus cabelos, sinal de meu poder e de minha dignidade, em penitência? Em caso afirmativo, para quê?
3. Esqueci de pagar pela liberdade, dignidade e poder desfrutados?
4. Onde fiquei pendente de concepções de liberdade infantis e imaturas?
5. Será que negligenciei desfazer-me de velhas estruturas de poder já caducas?
6. Será que eu quis fazer perdurar por demasiado tempo estruturas de dignidade e consideração já superadas?
7. Será que ao aferrar-me a velhas estruturas eu, sem perceber, perdi a liberdade real, o verdadeiro poder e a correspondente dignidade?
8. Onde foi que eu deixei de permitir que novos impulsos e novas energias fossem injetados em minha vida?

2. O rosto

O rosto é não apenas a parte de nosso corpo com a qual vemos o mundo, ele é sobretudo a parte de nós que antes de todo o resto vê o mundo pela primeira vez. Imagem e aparência também fazem parte do jogo. Qualquer tomada de contato começa com o sentido da visão, com nossos olhos. Eles são hoje nossos órgãos sensoriais mais importantes. Os termos de avaliação ficam claros quando, para algo caríssimo, dizemos que custa "os olhos da cara". Nos primórdios da humanidade, um bom nariz era ainda mais importante; de forma correspondente, a parte do cérebro responsável pelo olfato é maior e mais antiga. Um ouvido apurado também era importante para a sobrevivência, já que o homem era ameaçado por perigos naturais. Até mesmo o paladar, que no entretempo tornou-se praticamente um sentido de luxo, podia decidir entre a vida e a morte quando era preciso separar os alimentos estragados dos comestíveis. A vista é o que mais chama nossa atenção. Nós avaliamos o mundo *a olho*. Apesar disso, a perda da audição é ainda mais grave para o bem-estar anímico que a perda da visão, o que demonstra que nas profundezas da alma predominam outros valores.

Não somente os sentidos mais importantes estão localizados no rosto, nossa sensualidade também se espelha nele, assim como nele expressam-se nossos estados de ânimo. É portanto compreensível que prestemos a ele nossa máxima atenção. Nós tentamos preservar o rosto praticamente a qualquer preço, e temos medo de perdê-lo. Embora, em nosso âmbito cultural, seja a única parte do corpo que revelamos descoberta ao mundo, aquele rosto que mostramos só raramente é nosso verdadeiro rosto. No curso da vida adquirimos um sem-número de máscaras para não termos de abandonar nossa posição na vida. Uma das máscaras mais difundidas goza de grande apreço entre nós, apesar do nome norte-americano: é o *keep-smiling*. Aconteça o que acontecer, se sorri. "Fazer boa cara a um mau jogo", diz a voz popular dessa representação desonesta, da amabilidade e covardia de um casamento aparentemente feliz mas que é totalmente insatisfatório para a vida íntima. E assim sorrimos atormentados o dia todo, mesmo que não tenhamos nenhuma razão para sorrir. Essa discrepância entre nosso verdadeiro rosto e o rosto que mostramos é responsável por inúmeras tensões musculares. No que a isso se refere, os asiáticos levam outra vantagem sobre nós. Somente um especialista pode dizer o que realmente se esconde por trás da radiante fachada de seus rostos permanentemente sorridentes. O reverso da fachada sorridente é a máscara circunspecta de quem arca com grandes responsabilidades que os políticos gostam tanto de usar.

Muitas pessoas utilizam suas diferentes máscaras com grande facilidade, passando de um sorriso charmoso a um compassivo, de um olhar significativo a uma eloqüente seriedade de acordo com a necessidade. Outros trocam a máscara inteira e, de acordo com a ocasião, mostram um rosto feliz ou, se for necessário, triste. Pode-se guiar até mesmo pelo calendário e voltar a mostrar a cara de segunda-feira de manhã após ter usado a do feriado de domingo. Com a pergunta "Por que você está com essa cara hoje?" somos lembrados, em certas circunstâncias, que com tanta sinceridade se foi longe demais. Um sacerdote me disse que tinha um rosto de batizado, um rosto de casamento e um rosto de enterro. Essas máscaras profissionais estão pelo menos tão difundidas quanto os uniformes profissionais. O sorriso faz parte do uniforme de aeromoças e garçons, enquanto para juízes e coveiros essa máscara teria pouca utilidade. Os atores, por outro lado, jogam o jogo, em si desonesto, de maneira honesta, quando entram "na máscara" antes da cena e se caracterizam para subir ao palco. O rosto mostra o quanto atuamos e como encobrimos nossa verdadeira expressão. Há, portanto, muitas razões para *não mostrar nosso rosto verdadeiro*.

Em uma sociedade que menospreza a idade, muitas pessoas sentem-se incômodas quando o rosto começa a espelhar os traços da vida. O ideal seria operar as marcas deixadas pelo tempo, e alguns cirurgiões plásticos levam uma boa vida baseada nesse medo da idade. A possibilidade de embelezar a realidade cirurgicamente pode ser nova, mas a idéia é antiqüíssima. Com métodos parcialmente marciais, já na cinzenta pré-história se tentavam correções da testa, do nariz e até mesmo da cabeça.

E em nenhuma outra parte se disfarça tanto como no rosto, pois em nenhuma outra parte há tanto para encobrir. Quando se ousa levantar a máscara, para raspar o verniz e ver o que há sob a tinta, a sinceridade é posta a descoberto. Há toda uma indústria vivendo disso, fingindo o que não é com cosméticos, bronzeamento artificial, etc., e ocultando o que é.

Apesar de tudo isso, os retoques não devem ser descartados radicalmente (como desonestos). Depende da intenção. Quando uma pessoa assume a posição do lótus, as realidades interna e externa, de maneira geral, não coincidem inteiramente. A perfeita forma externa encobre algo que (ainda) não existe internamente. Apesar disso, faz sentido praticar esses antiqüíssimos exercícios, na esperança de que com o tempo o interior se iguale ao exterior. Vistas dessa maneira, algumas tentativas cosméticas conscientes também adquirem significado.

O estudo das fisionomias deriva imagens do caráter a partir das indicações da forma do rosto. Parte desse conhecimento surge novamente na sabedoria e expressões populares, fazendo parte do acervo de experiências do conhecimento humano subjacente, quase inconsciente, mas que é utilizado por quase todas as pessoas. Muitas pessoas sabem e todos sentem que lábios grossos refletem uma sensualidade especial, e que um queixo proeminente deixa entrever uma vontade equivalente. A testa estreita mostra menos intelecto que uma fronte alta, olhos pequenos e profundos denotam recolhimento, enquanto os salientes olhos dos que sofrem do mal de Basedow têm algo de indiscretos e, ao mesmo tempo, assustador. A interpretação inconsciente dos padrões do rosto é utilizada amplamente na vida cotidiana. Ela decide se uma pessoa é simpática ou antipática. O estado de ânimo também se manifesta de forma espontânea na expressão do rosto e, novamente, não sabemos como isso acontece.

Com tanta sinceridade em um único lugar e tantas tentativas de embelezá-la, não é de admirar que os sintomas frustrem nítida e algo dolorosamente o ocultamento dos fatos. É também no rosto que o organismo age mais ativamente em relação ao tema da sinceridade. Quando tentamos ocultar com truques o que está escrito em nossa cara, o destino utiliza um buril mais duro para traçar seus riscos na matriz da realidade, neste caso a pele de nossa face.

Ruborização

O destino tem sinais mais suaves à disposição, dos quais se serve antes de recorrer a medidas dolorosas e desfiguradoras. A ruborização, freqüentemente, é um fenômeno que quer trazer um tema à consciência do afetado e que este bloqueia. A situação tem algo de teatral. Na maioria das vezes, trata-se de um tema malicioso que, envolvido em uma piada, por exemplo, impregna o ar da sala. Os afetados tentam ignorar o tema e agem, por exemplo, como se não tivessem entendido a piada e de qualquer forma não tivessem nada a ver com isso. Apesar de que eles adorariam que o chão se abrisse sob seus pés para que pudessem tornar-se invisíveis, a sincera pele (do rosto) anuncia, através da ruborização, que eles sim têm algo a ver com isso. A "cara cor de tomate" atrai magicamente a atenção para si. Quanto mais seu proprietário resiste a esse conhecimento e tenta acalmar-se, mais vermelho e mais quente vai se tornando seu rosto. Como um farol, ele anuncia a penosa verdade. O próprio tema é aludido até mesmo pelas "luzes vermelhas" que, no mundo exterior, transmitem a mesma mensagem quando colocadas diante dos estabelecimentos correspondentes. A pele do rosto faz com que seja impossível deixar de ver aquilo que os afetados não querem perceber.

A lição a ser aprendida está clara. A lâmpada vermelha somente se apaga quando a pessoa se dispõe a reconhecer o tema ao qual não prestou a devida atenção e admite sua relação com ele. Aquilo que vivenciamos de maneira normal e natural não pode acender a luz da vergonha em nossa cara. Quando for realmente possível contar uma piada correspondente sem morrer de vergonha, isso significa que o tema foi integrado, e a luz de alarma fica apagada. O mais importante é que o âmbito que antes era desagradável e estava carregado de angústia pode agora ser vivenciado abertamente, com alegria, e ser integrado à vida. Até mesmo um sintoma aparentemente tão pequeno e inofensivo está em condições de revelar grandes tarefas de aprendizado.

Perguntas

1. Quais âmbitos da vida são penosos para mim? De que eu me envergonho?
2. Quais são os sentimentos e sensações pelos quais não posso responder?
3. Quais são as situações que eu sempre evito?
4. O que eu poderia e deveria aprender justamente com essas situações?
5. O que significa para mim expor-me ao público e ser o centro das atenções?
6. Como poderia transferir o tema do erotismo da cabeça para o coração e a região genital?

Neuralgia do trigêmeo ou dores nervosas no rosto

O trigêmeo é o quinto dos doze nervos cerebrais e é responsável, entre outras coisas, pelas delicadas sensações do rosto. Ele tem três ramificações. A ramificação superior ocupa-se da testa, a do meio é responsável pela região do maxilar superior e a inferior pela região do maxilar inferior. A palavra neuralgia significa sensação dolorosa no trajeto de um nervo e suas ramificações; as causas da neuralgia do trigêmeo não estão claras para a medicina. De fato, a ação do fenômeno sobre a vida do afetado é sensacional — no sentido mais desagradável da palavra. No início, as dores surgem quase sempre sob a forma de ataque e, muitas vezes, unilateralmente. Elas podem afetar ramificações isoladas do nervo, mas também várias delas ao mesmo tempo, e podem desenvolver-se até se tornar uma dor prolongada crônica. Com as dores violentas, o rosto do paciente é trazido à sua consciência de maneira instantânea ou constante. Desenvolve-se rapidamente uma hipersensibilidade (ou hiperestesia) da pele do rosto, sendo que os pontos de partida dos nervos tornam-se especialmente doloridos. Os pacientes sentem o mal-estar não somente na pele, eles têm vontade de gritar por trás da máscara. Para eles é indizivelmente difícil manter a expressão do rosto. Às vezes, a coisa chega a tal ponto que os traços normalmente conservados desaparecem para dar lugar a uma careta corroída pela dor. Em tais situações, quando a musculatura também reage e os traços do rosto do paciente são eliminados, a medicina fala de tique doloroso. Soma-se a isso uma intensa ruborização do rosto, suores e fluxo de lágrimas. Os pacientes dão a impressão de querer uivar, gritar e vociferar ao mesmo tempo, como se estivessem prestes a ter um ataque de fúria ou algum outro tipo de ataque aterrorizante.

Quem ameaça perder o controle devido à dor não pode olhar de maneira descontraída para a cara de outras pessoas e, em última instância, do mundo. Ele se contorce de dor e a forma que assume é mais a de um verme que a de um ser humano. A postura retorcida e o rosto devorado pela dor indicam algo que está *no plano de fundo*. No fundo, algo não faz sentido, as coisas não estão mais direitas e sim curvadas e retorcidas.

O tema da agressão não pode estar muito longe quando as dores desempenham um papel tão central. A pessoa afetada pela neuralgia do trigêmeo sente-se golpeada, e a situação em que se encontra é de fato a de alguém que está sendo esbofeteado pelo destino. A irrupção de dor com a qual o afetado está sempre ameaçado comprova igualmente a problemática agressiva. Medicamente não faz sentido saber até que ponto a sintomática da dor melhoraria através da ação de estímulos agressivos. Simbolicamente, entretanto, a relação entre dor e agressão é evidente, já que o mesmo deus da guerra, Marte, está por trás de ambas. Muitos pacientes têm a sensação de que dar golpes lhes traria algum alívio.

Em uma tal situação, seria terapeuticamente interessante saber em que direção eles seriam dados. Quem mereceria os sopapos mais do que eles? Golpes contidos terminam de fato por golpear a própria pessoa em algum momento. Quem sempre se contém e mantém a mesma cara, deve contar com que a situação se volte contra ele e provoque contragolpes. Tudo o que é retido permanece, naturalmente, na própria pessoa. Nesse sentido, é extremamente desagradável reter algo tão desagradável como golpes. Pode-se ver como esse estado cai mal ao paciente quando ele se arrasta pelas proximidades como um cão espancado e afirma que já não agüenta mais. Isso quer dizer que ele não suporta mais essas dores, ou seja, essas agressões. A solução está lá onde ele não consegue mais se conter. Seu rosto dolorido arde por alívio e relaxamento. Muitas vezes isso se nota pouco externamente, os músculos do rosto mantêm a forma e ainda *fazem boa cara a um mau jogo*. Mas o paciente não pode mais suportar a sensação que está no fundo, por trás dessa máscara. Durante o ataque, que sempre é também uma insolência, a fachada se quebra diante dos olhos de todos e ele não pode fazer outra coisa que exibir sua dor.

Ao mesmo tempo, o sintoma o impede de agüentar ainda mais e conservar a forma para o exterior, ele o força a ser *insolente* e gritar aos quatro ventos a dor que no fundo sente. Ele precisa comunicar ao entorno o tormento infernal que sente. Deve tornar-se alto e público o tormento que a vida significa por trás da máscara e que ele não vai continuar assim, porque ele não pode agüentar mais sem começar a distribuir golpes a seu redor. É preciso con*front*ar aqueles a quem seus golpes deveriam realmente atingir, é isso que sua dolorosa fronte deseja ardentemente.

Em todo caso, partir para a ação somente traz alívio quando ocorre com uma certa consciência. A irritação mal-humorada que se manifesta à menor oportunidade e que muitas vezes se desenvolve como conseqüência do sintoma não é uma solução. Ela somente mostra com mais sinceridade quem na realidade mora por trás da fachada. A hipersensibilidade da pele do rosto e a irrupção de ataques de dor ao menor estímulo revelam a mimosa, uma planta que se fecha ao menor toque; mais do que eles mesmos, sua mímica é que está atormentada por agressões inconscientes. A ruborização do rosto, a sudação, as lágrimas e o fato de que é preciso tão pouco para provocar as dores reforçam a impressão de que se trata de uma pessoa que foi provocada e irritada até o extremo e que não reconhece sua situação. Em vez disso, seu rosto deve incorporar a situação explosiva. O próprio paciente diz claramente o que está acontecendo: ele precisa de todas as suas forças para conter-se e não sair gritando, e às vezes eles afrouxam no desempenho dessa fatigante tarefa.

O fato de que a chamada forma essencial do sintoma afete com maior freqüência mulheres com mais de 50 anos de idade ajusta-se bem a essa imagem. Em uma sociedade de resultados dominada pelos homens, é mais difícil para as mulheres mostrarem seu verdadeiro rosto e distribuir as agressões que elas realmente não podem engolir. Com medo de serem elas próprias engolidas ou serem postas de lado, elas tendem ao *keep-smiling* até mesmo nas situações em que internamente têm vontade de urrar. Com a idade mais avançada, quando a pressão se torna insuportável elas, em vez de ter ataques externos de fúria, têm ataques internos de dor que só muito raramente chegam a ser visíveis.

A designação médica "essencial", que muitas vezes acompanha diagnósticos cujas causas não estão claras, bem como a correspondente hipertensão (pressão alta do sangue) coloca, sem querer, uma certa sinceridade em jogo. A sintomática é de fato essencial para os afetados, já que de fato é sua única chance de expressar o que eles de outra forma reprimiriam.

O local da dor reforça ainda mais a expressão: a fronte é o local natural da confrontação e da auto-afirmação. Quando a própria cabeça quer se impor, essa é a parte exigida, ainda que seja para investir de cabeça contra o muro. As maxilas têm os dentes e, quando necessário, estão em condições de morder e mostrar os dentes. Quando, na neuralgia do trigêmeo, a área dos maxilares apresenta dores lancinantes, coloca-se em questão a mordedura e a mordacidade. Não o encarniçamento, mas a agressão que mostra os dentes, os maxilares pedem a gritos para mover-se. Em vez de deixar que lhe "quebrem a cara", recomenda-se morder e "botar para quebrar". Mas isso deve acontecer conscientemente e nos lugares certos, pois caso contrário consegue-se uma elaboração na melhor das hipóteses, mas não a (dis)solução da sintomática e do conflito de fundo.

As prescrições terapêuticas da medicina acadêmica, de maneira característica, não são menos agressivas. Elas procuram unicamente dirigir as agressões para dentro, ou seja, ainda mais contra o próprio paciente, em uma forma macabra de *proteção ao meio ambiente*. A repressão da dor com a ajuda de analgésicos pesados vai nessa direção. Com o emprego de psicofármacos a psique, que de qualquer maneira já está amordaçada, vê-se ainda mais restringida, para que o paciente não chame a atenção e ninguém se escandalize com ele. É a tentativa desesperada de evitar a manifestação de uma situação que pede sinceridade a gritos. A cirurgia, como último recurso, é mais sincera ainda. Seccionando de fato o nervo, a crueza e mesmo a violência empregadas tornam-se palpáveis. A eletrocoagulação do *ganglion gasseri* vai mais longe ainda. Em um passo terapêutico marcial, esse centro nervoso, de onde o trigêmeo parte, é obliterado eletricamente. A linguagem científica mais refinada não pode ocultar o tema em questão: trata-se de agressão que, com dores lancinantes, clama aos céus para irromper, exigindo um *corte radical* ou assumir corajosamente a própria vida.

Perguntas

1. Que dor está escrita na minha cara? Onde minha sensibilidade está perturbada?
2. O que impede que eu me sinta bem dentro de minha própria pele?
3. Qual deformidade, que defeitos eu tenho que ocultar?
4. Como se chama o mau jogo ao qual eu faço boa cara? O que me irrita e me provoca mais profundamente?
5. A quem estão destinados os golpes contidos que ardem na minha cara? O que me impede de desferi-los?
6. O que vale confrontar-se? Onde me falta a auto-afirmação, onde me falta a necessária capacidade de morder?
7. O que é que a minha energia represada quer assumir e empreender em seguida?

Paralisia facial ou paralisia nervosa do rosto

O nervo facial é o sétimo nervo cerebral, sendo responsável pela atividade motora da musculatura do rosto. Sua tarefa é possibilitar nossos gestos faciais, de franzir o cenho a fechar os olhos, torcer o nariz ou a boca. O que o trigêmeo é para as sensações, o nervo facial é para os movimentos e a expressão do rosto. Com sua paralisia, a área afetada é a mesma da neuralgia do trigêmeo, mas em lugar de sensações internas, o centro focal é agora a aparência externa. Ainda assim, há uma transição contínua. Assim como o pico de um ataque de dor na neuralgia do trigêmeo pode levar a uma convulsão dos músculos do rosto, muitas vezes a paralisia facial provoca também perturbações das sensações, principalmente na área dos pômulos faciais e dos ouvidos. Isso pode provocar hiperacusia, uma extrema sensibilidade aos ruídos.

Para fora, o que mais impressiona é a abolição da simetria das metades do rosto. Há uma diferença entre as metades do rosto de todas as pessoas, mas ela é praticamente imperceptível a um primeiro olhar. Somente quando se reconstrói o rosto fotograficamente com duas metades esquerdas ou duas metades direitas é que se pode admirar como a metade esquerda, feminina, é mais suave e meiga em comparação com a metade direita, masculina. Nesse sentido, toda pessoa tem duas caras. Na paralisia facial isso se torna visível de maneira assustadora, já que o lado afetado cai da moldura de maneira tão evidente. A paralisia evidencia uma profunda fissura da alma. De um lado os afetados têm tudo sob controle, como de costume, e mantêm a fachada alta, enquanto do outro eles estão *caídos*, derrotados. O colapso da fachada externa anuncia um colapso interno. Essa cisão não admitida é encarnada por meio do sintoma. É especialmente o aspecto de estar caído, que condiz tão pouco com seu lado intacto e com a parte de seu ser voltada para fora, que deseja vir a público, e o consegue com o sintoma. Duas almas vivem em seu seio e repentinamente também estão olhando para fora a partir de seu rosto. O lado rigorosamente arrumado, que até então tinha podido representar o todo, ganhou um parceiro absolutamente malcriado, que não tem mais nenhum tipo de consideração para com a boa impressão geral.

Trata-se de um lado bastante *caído* que aparece aqui em primeiro plano e demonstra sua serenidade em relação ao rígido lado oposto. Raramente as sombras afloram na superfície com tanta nitidez. Quem não se permite satisfazer a necessidade básica de serenidade e relaxamento deve ter em conta que essa necessidade mergulha nas sombras e é representada no palco do corpo. Ela então, de todos os espelhos, olha irremediavelmente para a pessoa. O relaxamento está caricaturado na paralisia, a descuidada serenidade transforma-se em pálpebras caídas, dando ao rosto uma aparência algo abatida, desarrumada. O lado doente demonstra uma sensação de total indiferença que é visível para todos: "Por mim vocês podem fazer o que bem entenderem!" Dentre as fórmulas de expressão bávaras há um gesto que expressa isso com exatidão: puxar a pálpebra inferior de um olho para baixo com o dedo. Pacientes com paralisia facial vivem permanentemente em um dos lados dessa expressão. As marcas de expressão entre o nariz e os cantos da boca, que em pacientes que sofrem males estomacais demonstram desgosto e o remoer interno de emoções, na paralisia facial refletem o quanto esse lado dos pacientes desistiu de continuar se esforçando. Ajusta-se também a isso o fato de a testa não mais franzir-se. Essa parte da personalidade já se cansou de cismar. Finalmente, o canto da boca caído quer dizer que já basta, que o estado de ânimo oscila entre o rabugento e o ofendido e que todos devem ver isso. O pólo oposto do *keep-smiling* foi alcançado. Este canto da boca não mais se erguerá para fazer cara alegre para uma situação triste. O olho não se abre mais totalmente, como se não houvesse nada de substancial para ser visto e que merecesse tal abertura. Mas ele tampouco se fecha direito, como se o paciente assim mesmo não encontrasse paz. Frouxo e relaxado, ele se imobiliza em um ponto médio, morno. Há risco de lesão da córnea por ressecamento, razão pela qual a medicina fecha o olho afetado com um tapa-olho e, pensando sinceramente em proteger o paciente, deixa-o caolho. Com o ressecamento da córnea, a perda definitiva de um olho provoca a perda da visão espacial e, com isso, da dimensionalidade. A visão ficaria achatada.

A expressão triste é ressaltada ainda mais pela lágrima que pende indecisa da borda da pálpebra. Este lado do paciente anuncia que tem vontade de gritar. A perda da sensação do paladar mostra que ele não tem mais gosto pela vida. Tudo tem o mesmo gosto para quem não sente mais gosto. A hipersensibilidade auditiva indica que os ruídos do ambiente são demasiado penetrantes e, portanto, molestos. O todo resulta em uma imagem de resignação. Uma das metades não quer mais. Ela desistiu de fazer qualquer esforço para continuar mantendo-se aprumada, e deixa que os traços descarrilem e que a aparência se desfaça. Por trás disso, ameaçador, está o fantasma de uma personalidade esfacelada.

Na discrepância entre os lados, esse fantasma aparece de forma ainda mais sincera como um terceiro. A máscara que durara até então transforma-se em careta. O olho semicerrado confere ao rosto algo de caolho, enquanto a contenção decorrente da tentativa de ainda obter o melhor resultado possível com os traços desaparecidos dão uma aparência de astúcia. A saliva gotejante lembra avidez, cobiça, desejos inconfessáveis. O sorriso mais charmoso transforma-se em um esgar francamente satânico. Satã, o Senhor da Dualidade, expressa-se de maneira muito evidente nesses traços divididos e desesperados, fazendo caretas para a existência de bom burguês do afetado.

A lição a ser aprendida está escrita na cara do paciente. Ele tem somente que lê-la no espelho e admitir para si mesmo que tem dois lados diferentes. É preciso reconhecer e integrar à vida o lado que foi até então ignorado. A discrepância surgida entre a aparência externa e a realidade interna quer ser admitida pela desunião inconsciente. Isso não é fácil em uma época de crítica interna tão violenta, mas tampouco deve ser contornado. Aquele cuja cara se desfaz sente-se, no todo, dilacerado e denunciado. Pois uma crítica dilacerante somente é desagradável e dolorosa quando contém algo de verdade. A desarmonia do rosto é uma compensação para a harmonia aparente que se exibe para consumo externo. É especialmente difícil para o afetado admitir que a verdadeira harmonia resulta da guerra e da paz. Estar preparado para o conflito é que possibilita a capacidade para a paz. Além disso, deve-se observar qual lado foi afetado pela paralisia, se o esquerdo, feminino, ou o direito, masculino.

Os sintomas elucidam os aspectos individuais das tarefas que se tem pela frente. Os tecidos pendurados são a somatização da necessidade de relaxamento e da atitude de deixar acontecer. Em vez de sempre dirigir e controlar tudo, seria importante deixar por uma vez que as coisas sigam seu curso. A paralisia frouxa não passa de uma perda de controle. A expressão triste do rosto fala da nostalgia dos lados mais escuros da personalidade, que devem ser levados igualmente a sério. O jogo expressivo somente desapareceu do lado empenhado em manter o *keep-smiling*. Foi-se o tempo de brincar de esconde-esconde por trás de uma fachada intacta. Trata-se de mostrar seu verdadeiro rosto também em sentido figurado e permitir a participação dos verdadeiros traços dos outros lados da alma. Como os músculos miméticos abandonaram o trabalho de disfarce, trata-se de encontrar a nota sincera também no plano anímico, ainda que neste caso se trate de uma música completamente diferente. A musculatura do rosto somente relaxa quando é reconhecida e aceita. Até mesmo o demônio perde poder ao ser identificado.

A medicina acadêmica tem poucos recursos terapêuticos para lutar contra esse autêntico drama. Na fase aguda inicial, aplica-se cortisona repetidamente para reprimir o processo, sendo que na maioria das vezes não está nada claro de que processo se trata. Neste caso, a forma mais freqüente não é chamada de essencial, mas de idiopática. Isto, no entanto, significa algo como "que sofre de si mesmo". Fora isso, recomenda-se tranqüilidade, repouso e atividades anti-*stress*, em outras palavras, simplesmente relaxar. Dessa forma, o desamparo da medicina termina resultando em uma prescrição terapêutica útil.

O sintoma atua de maneira a colocar o programa terapêutico em andamento já que, de maneira bastante enfática, faz com que o afetado não tenha vontade de aparecer em público. Todos vão lhe perguntar o que aconteceu e ninguém vai acreditar quando ele afirmar que "não é nada de mais". Sob essa pressão, o prognóstico passa a ser bom na maioria dos casos e os surtos de paralisia vão diminuindo na mesma medida em que o paciente desobriga o corpo do drama que está sendo representado e o transfere para a alma.

Entretanto, podem surgir problemas durante a fase de regeneração quando as energias liberadas são levadas na direção errada. O fenômeno das lágrimas de crocodilo, que surge sob a forma de ataques, é especialmente impressionante. Em seus esforços de regeneração após a paralisia, fibras do nervo facial penetram nas glândulas lacrimais em vez de fazê-lo nas glândulas salivares, e a cada bocado os olhos dos pacientes se enchem de lágrimas. Em situações de dar água na boca, formam-se em vez disso grandes lágrimas de crocodilo. Ao comer, que é um ato de incorporação do mundo, o paciente se põe a chorar, isto é, sua tristeza não vivida e, principalmente, a necessidade de extravasar sua alma misturam-se com a ingestão cotidiana de alimentos. Fica demonstrado que ele continua estando *cheio do mundo*, pois mal ele o deixa entrar e já se põe a chorar.

A hipersensibilidade auditiva seria um bom indicador para evitar esses caminhos equivocados. Ela faz com que o afetado considere o volume do entorno insuportavelmente alto e assim reforça suas tendências de recolhimento. Ao mesmo tempo, ela aguça sua audição e, com isso, sugere que ele escute mais atentamente e desperte. A época de recolhimento é uma oportunidade ideal para permitir que a própria voz interna se torne alta e para encontrar em si uma nova harmonia.

Perguntas

1. Qual lado de minha vida eu estou negligenciando?
2. Onde na vida eu me resignei e me curvei? Onde eu estou desistindo de algo?
3. Onde eu brinquei de me esconder por trás de uma fachada aparentemente intacta? Até que ponto eu distorço a realidade?
4. O que me impede, a que me força seu colapso?
5. Onde eu sofro de perturbações e aberrações do gosto? Para onde eu não quero olhar direito?
6. Onde eu controlo demais para manter a harmonia?
7. Onde eu caí na parcialidade, onde minha vida ameaça descarrilar em razão de uma divisão interna?
8. O que na vida me ofende? Com que eu ofendo a vida?
9. Até que ponto careço de serenidade, relaxamento e entrega?
10. Que outro lado se abate em minha cara?

Erisipela facial

Entende-se por este sintoma um surto de herpes-zoster no rosto. A ele estão ligadas dores intensas, como na neuralgia do trigêmeo, e também sinais externos nitidamente visíveis, se bem que de um tipo muito diferente dos sinais da paralisia facial. Trata-se de uma segunda infecção com o vírus da varicela zoster, que por ocasião da primeira infecção provocou a catapora. Praticamente todas as pessoas são portadoras do vírus, já que uma porcentagem próxima a 100% da população está infectada. A catapora é uma doença infantil inofensiva mas extremamente contagiosa. A contaminação se dá não somente por gotículas mas também pelo ar. Os agentes patológicos flutuam em uma área de até dois metros ao redor do doente e podem ser espalhados pelo vento.

Quase sempre o sintoma é suportado bastante bem externamente, mas os agentes patológicos não mais abandonam o corpo, instalando-se nas raízes dos nervos da medula dorsal. Somente no âmbito da cabeça existem 24 dessas possibilidades de estabelecimento, que correspondem aos 12 pares de nervos cerebrais, razão pela qual a infecção, teoricamente, poderia emergir em qualquer parte. O vírus, na prática, tem preferências decididamente claras, e no rosto é sobretudo a pele que é afetada, mais raramente os ouvidos e mais raramente ainda os olhos. A época em que ocorrem a maioria dos casos situa-se entre os 50 e os 70 anos de idade, mas uma pessoa pode ser acometida pelo mal em qualquer outra idade.

A evolução da doença é típica de uma inflamação. O surto de erupções cutâneas é precedido de dores e ardores violentos. Em seguida, desenvolvem-se pequenas bolhas que se limitam estritamente à área de difusão do nervo afetado e quase sempre de um só lado. É raro que ambos os lados sejam afetados ou que as bolhas se espalhem por dois ou mais segmentos de nervo. Finalmente, as bolhas cheias de líquido secam e formam uma crosta, quase sempre sem deixar cicatrizes. Mas a questão não deve ser dada por encerrada com isso, o vírus continua dando provas de sua persistência. Às vezes são mencionadas dores e extrema sensibilidade até um ou dois anos após o desaparecimento da manifestação cutânea da doença.

Como toda a superfície da pele está provida de nervos, o sintoma pode escolher e atacar o ponto mais sensível em cada pessoa. As situações típicas para adoecer são aquelas em que a capacidade de defesa está diminuída em conseqüência de infecções graves tais como pneumonia, tuberculose ou também diabetes, além de doenças que consomem tais como câncer e também intoxicações graves ou um colapso do sistema imunológico devido à AIDS, leucemia ou terapias modernas que agem na inibição do sistema imunológico, como por exemplo em transplantes de órgãos. Cerca de metade dos pacientes que requerem transplantes de medula óssea para o tratamento da leucemia adquirem uma infecção por herpes zoster. Nesse caso, a medicina moderna colaborou bastante para sua difusão.

A medicina acadêmica reconheceu que além do enfraquecimento das forças de defesa corporais, a situação anímica também desempenha um papel decisivo nesse sintoma. O excesso de *stress* é considerado culpado. O acúmulo de exigências que constitui o *stress* é sempre perigoso. Nesse sentido o *stress* exige na verdade muito das forças de defesa. Entretanto, com o excesso de exigências o paciente tenta se proteger do ambiente que o aflige. Dessa maneira, ele coloca o corpo como representante e mina sua capacidade de resistência.

O paciente de erisipela facial é alguém marcado por seu sintoma. A flor que desabrocha no meio de sua cara [erisipela facial = *Gesichtsrose* = rosa facial] anuncia para ele e para o ambiente que algo aqui irrompeu. O vírus que, de tocaia, estava pacientemente à espreita, aproveita a situação de fraqueza geral para expor suas exigências. O tema se chama conflito, pois a base do herpes-zoster, que representa ele mesmo um conflito, é novamente um conflito, tal como mostra o historial do adoecimento de fundo. Um conflito adiado por muito tempo atrai a atenção para si com a ajuda de tropas estrangeiras, das quais depende. Assim como na neuralgia do trigêmeo, a problemática da agressão é declarada, e a desfiguração, ou seja, a representação de uma realidade muito diferente proveniente das profundezas da alma, é semelhante ao que acontece na paralisia facial. Juntamente com o caráter de bomba-relógio, estão acentuadas as problemáticas da defesa e da resistência.

Uma alta resistência anímica já sugere a doença de fundo. A medicina acadêmica, caso não reconheça nenhuma à primeira vista, buscará alguma que esteja oculta, tal como um foco infeccioso ou um carcinoma que ainda não foi detectado. Caso não se encontre nada disso, pode-se deduzir que a resistência anímica contra um âmbito central da vida é muito forte e suficiente para enfraquecer as defesas corporais a ponto de desencadear um ataque do herpes-zoster emboscado. O sintoma demonstra que algo *afetou os nervos* e *se meteu na pele* de alguém por muito tempo e agora quer voltar à tona. O mais doloroso e o mais difícil é o surto e a erupção. A resistência contra esse processo e a angústia que produz somatizam-se em uma dor aguda que queima e uma sensação de tolhedora tensão. Quando a barreira se rompe, as bolhas, na maioria dos casos, secam e se curam em duas ou três semanas. O ataque atinge a pessoa justamente em seu ponto mais fraco naquele momento; no caso da erisipela facial, diretamente na cara. Assim como acontece com uma bofetada, somente a face atingida arde. Mas também se pode levar um tapa no nariz, na orelha ou no olho. Os últimos golpes, especialmente, são tão duros que se perde a visão e a audição deste lado. Enquanto o afetado se sente "apenas" desfigurado, marcado e golpeado na testa e nas faces, o herpes da córnea, extremamente perigoso, pode deixá-lo cego, e o do ouvido, surdo. O pior é talvez que esses ataques ocorram quando o paciente, em outro sentido, já foi severamente golpeado (doença de fundo). Há sempre uma certa perfídia nisso tudo quando se tem em conta que o vírus esperou durante anos por esse momento de fraqueza de sua vítima para, deixando seu esconderijo nas raízes dos nervos, atacar.

Antes esse sintoma recebia o nome de *ignis sacer*, fogo sagrado ou fogo selvagem. Ele era tratado com remédios mágicos porque se vislumbrava ali um sinal de um plano mais elevado. Ele é de fato um sinal de outro plano, se bem que próprio e interno. A ira selvagem que jamais se manifestou até então arde na cara. Tal ira flamejante pode naturalmente cegar e ensurdecer, sempre de maneira mesquinha.

Pode ficar claro que em tais épocas existe também a chance de transformação pelo fato de existir também a ira sagrada, que a marca de Caim não é somente uma marca, mas também uma marca de distinção, tendo levado aquele que lhe dá o nome para o caminho do desenvolvimento. Na expressão "rosa facial" [*Gesichtsrose* = erisipela facial] ambas as possibilidades estão lado a lado: o florescimento da rosa como imagem da beleza, que se sedimenta na rosa flamejante do gótico tardio, e no simbolismo da própria rosa vermelha, que com seus espinhos, símbolo de Marte, deus da guerra, pode ferir nossa carne, mas que está ligada também a Vênus, a deusa do amor. Por trás dos acessos de ira podem estar as labaredas do entusiasmo flamejante e do amor tórrido, mas também a fúria mitigada.

A tarefa de aprendizado do afetado está em realmente sair, romper mesmo, deixar desabrochar o outro cerne de seu ser, igualmente verdadeiro, e externar sem floreios o que se move no mais íntimo de seu ser. Aquilo que eles até então contiveram e deixaram adormecido nas profundezas quer ser agora liberado. Seja a ira sagrada ou profana, a vingança recente ou antiquíssima, retorna a necessidade de externá-la. É justamente esse abrir e esse irromper que podem colocar em movimento a energia necessária para atacar aquela outra problemática de defesa que surge à luz da sintomática de fundo. Trata-se de reduzir a resistência anímica ao espinhoso tema, e não às defesas do organismo.

Perguntas

1. Qual conflito está escrito em minha cara?
2. O que me ataca os nervos, o que me enfurece?
3. Que medo torna minha alma tão estreita para que eu tenha de me abrir tanto corporalmente?
4. Qual o âmbito da vida, qual o tema que exige demais de mim?
5. O que aflora em minha cara que eu não posso expressar sem reservas? O que devo abrir e deixar que saia para fora de mim?
6. O que me marca? O que me distingue?
7. Que bombas-relógio ficaram no campo da minha alma?
8. O que minha erisipela diz a respeito de minhas fraquezas anímicas? Há algo que aflora *em meus lábios* que eu não queria dizer? Minhas faces ardem devido às bofetadas que não dei?
9. Que papel desempenha a perfídia em minha vida?
10. É feita justiça à ira flamejante e ao entusiasmo em minha vida?

Herpes labial

O vírus zoster que acabamos de descrever é apenas um dos representantes dessa numerosa família que abrange mais de 90 vírus. Eles são responsabilizados por toda uma série de atrocidades, inclusive de favorecer o surgimento do câncer. Do ponto de vista dos vírus, trata-se de uma das famílias mais bem-sucedidas. Sua maneira de agir é semelhante à da Máfia. Eles se especializaram em diferentes ramos parcialmente vizinhos e dividem honestamente entre si o campo de trabalho, no caso o corpo humano, embora sua maneira de trabalhar seja absolutamente "desonesta".

No rosto, além do zoster, o vírus do *herpes simplex* é especialmente significativo. Ele engloba dois tipos, sendo que o primeiro se especializou na região acima da linha da cintura, *mostrando-se* responsável pelo herpes labial. O tipo II, apenas levemente diferente, encarrega-se da metade do corpo que está abaixo da cintura e forma a base da mais difundida doença venérea da atualidade, o herpes genital. O tipo I, que é o agente causador do herpes labial, é benigno, mas está mais difundido justamente por essa razão: 99% dos seres humanos o abrigam em seu aparelho digestivo. Praticamente todas as crianças entraram em contato com ele durante os anos de escolarização. Embora o vírus possa ser encontrado por toda parte, somente um de cada cem portadores preocupa-se com a moléstia, tipicamente recorrente.

Com dores agudas, irritantes, estirantes ou provocando comichões, desenvolvem-se pequenas bolhas nos lábios e muito mais raramente também em outros lugares, como por exemplo à entrada do nariz. Elas estão cheias de um líquido claro no início, mas que vai se turvando com o tempo, enquanto o tecido em volta fica inchado e avermelhado. Nos dias seguintes, as bolhas arrebentam e secam e no máximo em uma semana e meia a assombração volta a desaparecer. Muito raramente, no entanto, há evoluções graves que afetam a mucosa da boca e, mais raramente ainda, as meninges.

Como causas, assim como acontece com o herpes genital, a medicina acadêmica indica várias situações que reduzem a capacidade de defesa. A proximidade das situações que disparam o ataque é naturalmente semelhante à proximidade simbólica dos lábios superior e inferior. Os gatilhos são os raios do Sol, a febre ou o nervosismo. Até mesmo as mudanças hormonais que ocorrem no período da menstruação podem ser suficientes. Mas são sobretudo as comoções anímicas e muito especialmente as que estão ligadas a sensações de repugnância ou de desejo "reprimido" não admitido que *provocam* o herpes.

Na febre, além do calor e da disposição para a luta do corpo, são liberados também fantasias e sonhos e o desejo febril de alívio. O nervosismo evidencia claramente uma contradição interna: procura-se com prazer uma situação que atrai e ao mesmo tempo amedronta. Deseja-se o reconhecimento e a atenção justamente daquelas pessoas das quais se tem medo. A febre de viagem também pode levar ao herpes, evidenciando igualmente uma situação de dois gumes. Por um lado se está *ardendo* para viajar, por outro há um medo não admitido que se expressa em tensão e pode queimar os lábios. Não é raro que a frase não declarada "Que tal deixarmos a viagem para lá?" aflore aos lábios sob a forma de bolhas de herpes em vez de palavras.

Ao beber do mesmo copo usado por outra pessoa mesclam-se a repugnância e o medo de perder a proximidade e a atenção dessa pessoa. A pessoa não se atreve a recusar a intimidade do copo comum e por essa razão não permite que sua sensação de repugnância se manifeste. O herpes então, substitutivamente, traz aos lábios aquilo que a própria pessoa não ousou expressar. Ele encarna a aversão não declarada de seu portador nas bolhas repulsivas. O contágio físico pelo copo não desempenha qualquer papel, já que de qualquer maneira o vírus está disponível em todos os participantes.

Para muitas pessoas basta ver alguém que tem herpes. Elas, de nojo, viram as costas internamente, fecham-se animicamente para essa pessoa e em vez disso têm que abrir-lhe as mucosas de seus lábios. O herpes labial (de maneira semelhante à úlcera de estômago, embora mais inofensivo) de fato explicita uma desproporção entre a mucosidade protetora e a agressiva energia da perturbação (destruidora). O que jamais aflorou aos lábios do afetado verbalmente, expressa-se assim mesmo no herpes. As mucosas são a área predestinada para as sensações de repugnância, já que em nossa cultura o muco provoca repugnância. Para os indianos, ao contrário, ele é valioso e simboliza a residência da vida, porque eles tomaram consciência de que ele é importante para a criação de vida nova. É por isso que os indianos podem mastigar previamente o alimento para suas crianças ou doentes, por exemplo, sem a menor sensação de repugnância. O herpes labial não desempenha qualquer papel entre eles.

O Sol é o símbolo do princípio masculino e da vitalidade, razão pela qual sua proximidade é buscada com desejo, muito embora não seja raro que ele se porte mal em relação a seus adoradores. Isso se dá de maneira especialmente explosiva nas altas montanhas, quando estamos especialmente próximos a ele devido à pureza do ar e onde ele, de preferência, faz sair o *herpes simplex*. Tal como ensina o exemplo de Ícaro, suas queimaduras podem até mesmo colocar a vida em perigo. Quem queima os próprios lábios com o princípio físico de vitalidade sentirá, de maneira correspondente, uma repulsa não admitida em relação a esse princípio na consciência. Aqueles que, seguindo o rastro de Ícaro, aproximam-se do Sol escalando geleiras e montanhas e assim liberam seu herpes sob a forma de queimaduras, apresentam traços ambivalentes. Eles deveriam questionar sua vitalidade de heróis do Sol e pelo menos buscar seu lado reverso. Isso poderia fazer surgir algum tipo de calor abafado na fria claridade do ar puro da montanha.

Comoções anímicas no início da menstruação podem trair uma divisão não admitida em relação ao desejo de ter filhos. Além disso, o sangramento mensal de muitas mulheres é considerado como algo impuro que as enche de repulsa e asco.

Considerado do ponto de vista da medicina, o herpes labial é considerado um sintoma inofensivo que mal requer algum tratamento. A carga que existe por trás do tema tem sua origem na valoração. Os afetados sentem-se desfigurados e, em seu nojo e repulsa, expostos a todo o mundo. Muitos evitam sair a público com os lábios tão sujos para não ter que mostrar sua impureza. As úlceras benignas nas fronteiras de suas mucosas deixam entrever algo de excessivamente explosivo em suas almas. Seus portões de entrada superiores estão incandescentes e, com isso, ardem em conflito. Os lábios aparecem nitidamente mais grossos, indicando uma sensualidade que extrapola a moldura prevista. A ambivalência também desempenha um papel aqui: por um lado, os lábios cheios de bolhas aumentam e atraem a atenção para si, e por outro eles ao mesmo tempo sinalizam: "Não me toquem, sou repulsivo e nojento." Uma simulação torna-se visível na desfiguração. O corpo sincero evidencia algo que seu proprietário não quer admitir. O que se destaca ali é algo sujo que vem do próprio interior.

Agora as pessoas têm nojo do afetado, e ele sente repulsa do outro lado. Aquilo que sempre lhe queimou os lábios e que não aflorou aos lábios devido ao decoro e a um aparente desinteresse ganha vida não na fala, mas nas bolhas de herpes. A aparência externa é arruinada pelas bolhas ardentes que lembram a baba, a purulenta franqueza exagerada e as crostas de sujeira de uma criança. As críticas e as broncas, as palavras cáusticas, os comentários "sujos" e a franqueza ferina que foram retidos por lábios cerrados tornam-se agora sua oportunidade. O herpes labial é a repulsa somatizada diante dos próprios abismos. Ele é a forma corporal de todas as "sujeiras" que não foram ditas. Basta pensar em beijar lábios cobertos por herpes para se ter uma idéia do quanto a temática é repugnante para a pessoa.

Neste ponto surge a chance de compreender mais profundamente o princípio do **contágio**. O fenômeno do contágio existe de maneira inequívoca no herpes labial, e neste caso, de maneira igualmente inequívoca, o fenômeno não tem praticamente nada a ver com o agente causador. Isso não precisa ser assim, com o herpes genital vivenciaremos como a transferência do agente físico desempenha um papel mais importante. O princípio do contágio, no entanto, continua sendo o mesmo. Nós acreditamos que algo externo e contagioso entra em nós e então adoecemos. Na realidade, somente podemos encontrar algo contagioso quando isso já se encontra em nossa alma. Nada proveniente do exterior pode nos amedrontar se não existe em nós sob a forma de padrão. No herpes labial, esse padrão já está disponível não apenas na consciência mas também fisicamente. Neste sentido, o contágio físico não desempenha qualquer papel aqui, somente o anímico é decisivo. Ambivalência, repugnância e medo de contágio, ao embaralhar o equilíbrio anímico, podem fazer com que os vírus mantidos sob controle no corpo percam o controle. Os vírus mais pérfidos não podem tornar-se perigosos sem ser ativados pelo padrão interno. A vida e a atividade de médicos famosos que tratavam de epidemias, tais como Nostradamus, o corroboram. Eles não tinham medo, ao contrário, sentiam-se internamente conciliados com o sintoma, e assim nem os agentes mais ameaçadores podiam lhes fazer mal algum.

Em se tratando de herpes, o perigo de cair em um círculo vicioso está especialmente próximo quando as valorações substituem as interpretações. Quem concebe o herpes não como expressão da repugnância que sente e sim como punição por pensamentos "sujos" continuará fazendo dessa área tabu e, com isso, a empurrará ainda mais profundamente para a sombra. A reação sincera do corpo será mais herpes labial.

Pelo contrário, a tarefa de aprendizado consiste em reconhecer, aceitar como próprios e expressar a sensualidade e os outros temas discrepantes. Externar verbalmente os pensamentos correspondentes em vez de fazê-lo sob a forma de bolhas de herpes protege os lábios. Caso contrário, o risco de se queimar (no caso, a boca) é alto. A seu favor está a atraente oportunidade de se tornar uma pessoa mais aberta e emancipada.

Em um sentido mais concreto, os lábios herpéticos sangram e formam crosta de forma muito parecida a lábios mordidos.

Trata-se de superar a repugnância para chegar à sensualidade e, além do lado repugnante do muco, reconhecê-lo e desfrutá-lo como doador de vida. A vida surgiu do escuro pântano primordial e todos os seres humanos rastejaram para fora do escuro útero, a menstruação com seus sucos escuros é o pré-requisito para a criação de vida nova e deve ser aceita como parte substancial da vida.

Os pensamentos ácidos poderiam conferir agudeza e tempero à própria vida, impulsos de falar mal ou espumar de raiva poderiam ser exprimidos sob a forma de crítica construtiva ou até mesmo ferina. Em um nicho social, o cabaré, havia até mesmo a possibilidade de levá-la diretamente aos lábios e fazê-la tanto ao homem como à mulher. O que se fazia ali é exatamente servir coquetéis verbais temperados que elegantemente ultrapassavam certas fronteiras e que podiam ser levemente suspeitos e, às vezes, até mesmo ofensivos. A piada seria uma outra forma de permitir que essa temática aflore, liberando-a de uma maneira ainda tolerável.

Perguntas

1. Qual tema embaralha meu equilíbrio anímico e abre caminho para o herpes?
2. O que me dá nojo? O que me repele? De que maneira dou asco aos outros? O que me inspira aversão? O que considero escória? Até que ponto a repugnância que sinto está ligada ao desejo?
3. Que relação tenho com o muco (e as mucosas)? Posso desfrutá-lo quando é o caso?
4. Com quais pensamentos sujos eu me escondo, deixando que meus lábios transbordantes os expressem? Que expressões eu jamais permitiria que me viessem aos lábios?
5. Será que eu me desfiguro para não ter de configurar os temas e parceiros em questão? Eu impeço beijos ou outro tipo de contato com lábios repelentes?
6. A idéia de expressar meus problemas me dá medo, e eu consigo isso justamente com meu sintoma? O que existe de indizivelmente indizível em minha vida?
7. Que dilema me dá trabalho? De qual ferro incandescente eu não ouso realmente me aproximar, embora pretenda fazê-lo?

Vista e visão

No primeiro volume, tratamos pormenorizadamente dos problemas mais freqüentes dos olhos e menos extensamente dos problemas dos ouvidos, sendo que a perda do olfato e do paladar não foi abordada. Isso corresponde com bastante exatidão à escala de valores ligada aos males que nos afetam, expressando uma valoração tipicamente cultural na qual vale a pena aprofundar-se. Por sua aparência externa, os olhos correspondem ao Sol e ao princípio masculino.[40] Na formulação de Goethe: "Se o olho não fosse solar, o Sol jamais poderia vê-lo." Já o órgão auditivo, ao contrário, impressiona externamente através do pavilhão auricular, que simbolicamente está próximo da Lua e do princípio feminino.

Os olhos são a única parte de nosso corpo onde o cérebro se torna visível, já que eles, de acordo com a história da evolução e juntamente com o nervo ocular e a retina, são parte do sistema nervoso central. Devido à sua própria natureza, visão e consciência estão naturalmente ligadas. A promoção dos olhos a órgão dos sentidos de primeira classe ocorreu juntamente com a primazia conquistada pelo cérebro. O pensamento impregna nossa visão, mas a visão também impregna o pensamento. Um corresponde ao outro em suas possibilidades e fontes de erro e se promoveram mutuamente. O pensamento, elegantemente, supriu várias deficiências da visão. Enquanto, por exemplo, podemos ouvir e cheirar em todas as direções, nós permanentemente vemos apenas metade do mundo. Apenas alguns deuses com muitos olhos e o pastor Argos podem admirar a totalidade.

A visão é orientada pela luz do Sol, cujos raios parecem tomar sempre o caminho reto e, portanto, mais curto. Correspondentemente, nós tentamos pensar e planejar linearmente e sem rodeios. Nós orientamos nosso ambiente artificial por linhas e ângulos retos enquanto a natureza, ao contrário, vive em curvas e esferas e desconhece as linhas e ângulos retos. Nosso pensamento não só está atrelado ao caminho mais curto, todas as nossas concepções e expectativas referentes ao desenvolvimento são projeções lineares no futuro. Mas como a realidade não decorre linearmente, alguma coisa nesses planos sempre falha. Há muitos fatores indicando que a violação de nosso meio ambiente natural tem muito a ver com a igualmente violenta imposição da linearidade. Esta, entretanto, tem a ver com um equívoco de raciocínio ligado à visão.

Expressões tais como luz do espírito, iluminação, claro entendimento, cabeça clara, a Idade das Trevas, etc., demonstram como a consciência, passando pela visão, está estreitamente ligada à luz. Nós falamos da luz do conhecimento como sendo algo totalmente óbvio, e não de seu som, gosto ou cheiro. O som, ao menos, deveria ter mais direito a essa honra pois segundo os mitos dos mais variados povos, no princípio houve um som, e toda a criação começou com ele. "No princípio era o verbo", ensina a Bíblia, e deduzimos dos Vedas que tudo surgiu a partir da sílaba primordial OM, enquanto na concepção dos aborígines da Austrália, Deus cantou o mundo. Até mesmo em nosso mundo desencantado a física ensina que o universo surgiu a partir de um *estrondo* primordial.

Não entendendo essa situação, nós favorecemos a visão em prejuízo da audição e colocamos nossa razão *cristalina* em primeiro lugar. A primeira coisa que nos sucede é ver a luz do mundo, embora saibamos que se escuta o batimento cardíaco materno muito antes que a luz do mundo seja visível e que em fases decisivas da vida o melhor é escutar a voz do coração.

A estrutura do olho revela uma outra propriedade de nossa visão e também, portanto, de nossa consciência, que não deixa de ser problemática. Nós não vemos igualmente bem e com a mesma nitidez em toda a superfície da retina. A capacidade de visão é mais fraca nas bordas, e a sensação das cores deficiente, melhorando à medida que se aproxima do ponto central. A visão tornou-se para nós um ato de concentração, pois nós fixamos o olhar em um ponto permitindo, assim, que o resto fique automaticamente fora de foco. De maneira correspondente, concentramos nossa consciência no que é mais importante, com o que as coisas menos importantes são muitas vezes esquecidas. Escolher tem um duplo caráter, consistindo de uma escolha para dentro e uma escolha para fora. Presume-se que a visão não foi sempre tão centrada. Ainda hoje, "outros mamíferos" tais como os cavalos enxergam igualmente bem em todo o campo de visão. Nosso olho tem ainda um ponto cego próximo ao ponto em que a visão é mais aguçada, o local onde o nervo ocular penetra na retina. A consciência, treinada para escolher e para adotar pontos de vista unívocos e a seguir racionalmente o caminho mais curto, tem igualmente outros tantos pontos cegos. Toda concentração e o conseqüente processo de escolha que se segue estão baseados na avaliação e pressupõem processos de pensamento.

A experiência da perspectiva ensina como é importante o papel desempenhado pela avaliação, tanto no processo da visão como no do pensamento. Distorcendo a realidade, nós percebemos como grande o que está próximo e como pequeno o que está longe. Neste ponto já se nota em nosso tipo de visão o egocentrismo que impregnou nosso pensamento ao longo da história. Somente aquilo que está pessoalmente próximo a nós recebe espaço em nosso pensamento e na ótica correspondente. A espinha que temos no nariz está mais próxima e, portanto, é mais importante que a epidemia de cólera na América Latina.

Existe, por outro lado, o efeito aparentemente contraditório da projeção, que está ligado ao olho de maneira igualmente substancial. Enquanto intencionalmente não vejamos a viga no próprio olho, reconhecemos nitidamente o cisco no olho dos outros. Nós nos comprometemos a ver tudo do lado de fora, embora o olho nos prove o contrário o tempo todo. Todas as imagens sempre se formam somente sobre a retina, que inequivocamente está dentro. As imagens que se formam *a posteriori* deixam isso muito claro: quando se olha para a claridade do Sol e em seguida se fecha os olhos, o que se vê com os olhos fechados é uma mancha escura, um negativo do Sol que certamente não existe do lado de fora.

Todas as noites os sonhos nos mostram que a retina não é nem mesmo necessária para ver. Todas as imagens, aquelas que nós aparentemente obtemos de fora para dentro e sobretudo as imagens oníricas propriamente ditas são na realidade imagens internas. Não existe nenhuma outra e, por princípio, não pode haver nenhuma outra. Apesar disso, consideramos nossos olhos como sendo aparelhos fotográficos, e deduzimos que aquilo que é fotografado do lado de fora está realmente lá fora. Nós mostramos no primeiro volume como essa suposição tão óbvia para nós é problemática. Na realidade, nós vemos tudo internamente e o explicamos como sendo o mundo exterior. Este, entretanto, é o mecanismo da **projeção**, com cuja ajuda empurramos para fora tudo aquilo que não podemos suportar em nós.

O olho, portanto, fornece a base tanto para a racionalização como para a projeção, favorecendo nossas valorações e promovendo a escolha e, com ela, a limitação do mundo. Como ele faz tudo isso a serviço do pensamento e sua visão de mundo linear, racional e avaliadora, a consciência se vinga com um artifício ousado: ela sugere que todas as percepções de nossos olhos são objetivas, ou seja, que aquilo que nós *imaginamos* lá fora corresponde à realidade.

Nossa visão de mundo e o predomínio do intelecto estão baseados nesse truque. Em última instância, isso se deve aos olhos e seus esforços de endireitar artificialmente o mundo redondo. Sua própria forma redonda mostra quanta negação de si mesmo é necessária para isso. Hoje nós sabemos que na realidade nada neste mundo ocorre linearmente. Aquilo que em pequena escala parece ser uma reta é na realidade uma curva, como pode ser comprovado a qualquer momento pela curvatura da Terra. Até mesmo os raios de luz não vêm do Sol em linha reta, e sim em grandes espirais. Nesse entretempo ficamos sabendo também que nossos olhos podem perceber somente uma parte ínfima do espectro de ondas eletromagnéticas e, portanto, de nossa "realidade". Nessa situação problemática, que ameaçava seu domínio ilimitado, o olho e o intelecto se associaram ainda mais estreitamente e o intelecto aparelhou o olho como não o fez com nenhum outro sentido. Com recursos técnicos, ele ajudou a ampliar as limitadas capacidades do olho, com microscópios para o mundo do muito pequeno e com lunetas e telescópios para o amplo espaço do infinito. Todos os truques e meios possíveis sugerem que nossa visão não vai tão mal como os novamente sinceros olhos individuais mostram. Os óculos deixam muito claro que a maioria dos intelectuais somente pode ver o mundo através de seus próprios óculos. A função das lentes de contato é impedir que a vertigem se torne evidente. O fato de que mais da metade da população das chamadas nações desenvolvidas mal pode enxergar sem a ajuda de meios artificiais poderia dar o que pensar. Nem mesmo os experimentos com lentes fixas permanentes podem modificar isso.

A todas essas experiências dolorosamente sinceras soma-se a física moderna que, com o princípio da incerteza de Heisenberg prova que nós, fundamentalmente, não estamos jamais em condições de perceber objetivamente porque o observador subjetivo sempre participa do processo de percepção. Devemos reconhecer o quanto nossa visão é relativa e quão facilmente ela pode ser induzida ao engano. A percepção é o modelo de toda medição científica mas, assim como esta, está sempre baseada em comparações e é, portanto, relativa. A figura abaixo ilustra o dilema:

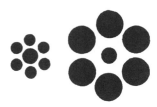

Os dois círculos internos têm o mesmo tamanho mas, cercado por círculos menores, o da esquerda parece maior, enquanto seu irmão gêmeo da direita, cercado por círculos maiores, dá a impressão de ser pequeno. Aquilo que impressiona como uma ilusão de ótica corresponde à experiência cotidiana, a ponto de se procurar o ambiente mais quadriculado possível para que o efeito seja especialmente grandioso.

Mas nossa visão não é somente relativa, ela é também enganosa. A cada filme que assistimos, vivenciamos como imagens fixas nos dão a ilusão de movimento, como nos filmes antigos as rodas das diligências repentinamente giram para trás, etc.

A imagem abaixo ilustra aquele que é talvez o aspecto mais problemático de nossa visão, a escolha e a avaliação:

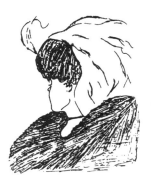

Figura de W. E. Hill

Naturalmente, a velha e a jovem estão sempre e ao mesmo tempo lá. Entretanto, através da escolha podemos perceber apenas uma delas em um primeiro momento, aquela com a qual temos mais afinidade. Até mesmo quando, finalmente, descobrimos as duas, é impossível vê-las ao mesmo tempo, embora saibamos que elas estão lá simultaneamente. Aquilo que pode parecer divertido em um quebra-cabeça visual adquire uma qualidade muito diferente quando nos damos conta como, ao longo de toda a nossa vida, percebemos através de um desses retículos que deixam passar apenas determinadas coisas que são agradáveis para nós, tapando o resto. Nós não dirigimos nosso olhar ao mundo a nosso bel-prazer; vemos algumas coisas nele, e deixamos de ver outras. Na expressão de Schopenhauer "O mundo como vontade e representação", essa experiência é posta em uso da mesma maneira que na opinião de Herman Weidelener, para quem olhar é também semear. Dessa maneira, abrem-se as portas para a especulação (do latim *speculare* = espiar), também ligada à visão, e a visão torna-se ainda mais su*spe*ita. Uma aula de visão nos é dada pela política, onde representantes de uma malha social podem reunir-se com os adeptos de um partido conservador ou liberal somente para separar-se sem que se chegue a nenhum resultado. Tanto opticamente como em pensamento, somente podemos concentrar-nos em um único ponto de vista em um determinado momento. Quando nos inclinamos a fazer desse ponto de vista o único a ser defendido, os problemas conhecidos estão sendo pré-programados.

Os olhos nos mostram como estamos presos à polaridade. Eles transformam a simultaneidade em uma seqüência de eventos e garantem a linearidade. Eles transformam a unidade em dualidade e, dessa maneira, desempenham um papel central na desesperada situação em que nos encontramos. O conhecimento da unidade por meio dos dois olhos físicos é, por princípio, impossível.

Sendo assim, não é de admirar, e sim típico, que tenhamos problemas nos olhos com tanta freqüência. O fato de que nós, de maneira generalizada, tenhamos a tendência de forçar demais a vista resulta das exigências de nosso mundo primariamente óptico. Pois os problemas somente surgem quando não queremos perceber conscientemente as coisas percebidas. Não olhar para isso, não querer percebê-lo, é somatizado nas formas e sintomas mais diversos. O fato de as culturas chamadas de "primitivas", menos unilateral e visualmente orientadas, superarem a juventude sem miopia e a velhice sem presbitia, mostra como apesar de sua freqüência, esses fenômenos têm a ver especificamente conosco.

Ouvido e audição

A orelha, que é a parte externa do ouvido, tem uma forma eminentemente feminina. Enquanto o olho tem acesso a um controle ativo, a lei que rege o ouvido o submete a uma maior passividade. Ele permanece aberto mesmo durante a noite, que é a metade feminina do dia, não se deixa dirigir ou controlar e, de maneira correspondente, tem menor capacidade de concentração. Naturalmente não existe, portanto, um ponto em que a audição é mais aguçada. Enquanto o olho, por princípio, pode fechar-se e está limitado a uma metade da realidade, aquela para a qual o rosto está voltado, o ouvido não pode ser desligado e por essa razão está sempre sendo informado de maneira abrangente. Ainda que se durma sobre um dos ouvidos, o outro continua desperto. Na escala de ondas eletromagnéticas, a faixa de freqüências percebida pelo ouvido ultrapassa em muito a do olho. Contrariamente às pálpebras, a ausência de mobilidade das orelhas acentua igualmente a qualidade passiva do sentido da audição, já que não se encontram no centro como os olhos mas, tipicamente, na periferia do rosto. Nós *emprestamos* nossos ouvidos a alguém ou *damos* uma ouvida no que ele tem a dizer, embora somente lancemos olhares ao nosso redor. O fato de que os animais sejam capazes de mover as orelhas e de que algumas poucas pessoas também tenham a possibilidade de executar ativamente com elas alguns movimentos rudimentares permite presumir que essa capacidade foi sendo perdida por desleixo. É somente em sentido figurado que nós ainda podemos ficar com as orelhas em pé. O ponto a que chegamos pode ser comprovado pelo fato de acharmos que orelhas móveis são cômicas, enquanto olhos imóveis nos parecem trágicos. A diferente valoração de ambos os sentidos mostra-se também no fato de nós confiarmos constantemente em nossa ótica, mas só muito raramente se é todo ouvidos, já que nós praticamente nos esquecemos de ouvir com atenção.

A cóclea, o órgão da audição propriamente dito, que está situado no interior do ouvido, é um sinal ainda mais importante que o pavilhão auricular. A imagem da espiral é um símbolo primordial que, ao contrário das linhas retas, está muito mais próxima da realidade. No âmbito do infinitamente pequeno, os físicos atômicos encontraram sua marca no local de formação de matéria nova, assim como o fizeram os astrofísicos nas gigantescas dimensões do universo, sob a forma de nebulosas em espiral, enquanto os biólogos moleculares seguiram seu rastro no material genético do DNA; já os psicoterapeutas a conhecem como aquele redemoinho com que o ciclo da vida tem início, na concepção, e com o qual se fecha ao final da vida, quando a alma volta a deixar o corpo. Conseqüentemente, a percepção do ouvido aproxima-se mais da realidade, sobretudo quando pensamos que tudo na criação foi constituído a partir do som. "Nada-Brahma, o mundo é som."[41] C. G. Carus disse: "O ouvido interno pode ser considerado o órgão mais importante e significativo do desenvolvimento psíquico." Schopenhauer e Kant referem-se à relação entre o ouvido e o tempo, que nós medimos de acordo com o curso das estrelas desde tempos imemoriais. Suas "órbitas" são na realidade espirais. Rudolf Steiner reconheceu que a vida é ritmo, e por também decorrer ritmicamente,[42] o tempo está intimamente ligado à nossa vida. Nós vemos com os olhos a superfície do mundo, os fenômenos. Com nossos ouvidos, entretanto, escutamos as profundezas, as raízes de nossa vida. Nesse sentido, os olhos "fenomenais" contrapõem-se aos ouvidos radicais (do latim *radix* = raiz). Isso não faz com que os ouvidos sejam fundamentalmente melhores que os olhos, somente mostra que nós os utilizamos de outra maneira, mais profunda.

A relação dos dois mais importantes órgãos dos sentidos fica evidente nos relacionamentos interpessoais. Nós vemos e ouvimos uns aos outros. Primeiro entramos em contato e por último, eventualmente, aprendemos a nos entender mutuamente. As reações à cegueira e à surdez demonstram como a audição nos toca profundamente. Devido à valoração dominante, consideramos a cegueira como sendo muito pior, mas a prática demonstra que ela é mais fácil de suportar. Com a audição, perdemos o vibrar juntamente com o mundo e, assim, a sensação de ser parte dele, o que resulta em perturbações psíquicas que chegam até à depressão. A surdez acarreta a ausência de sensações. Quando a mão está surda [em alemão = dormente] não pode sentir mais nada. O ditado alemão mostra que ouvir e sentir podem substituir um ao outro: "Aquele que não quer ouvir deve sentir."

Quando nos privam da audição, vivemos em um mundo sem som. É a sensação de ser expulso, de ser um estranho no pior sentido, o que animicamente é quase insuportável. Assim como no início da criação há um som, toda criatura ouve desde o princípio o batimento do coração materno. Todas as mães sentem como esse cordão umbilical acústico é importante ao estreitar o filho inquieto contra o peito de maneira intuitiva e espontânea. É esse som tão conhecido que, em última instância, acalma a criança. Qualquer família de patos mostra o fenômeno. A mãe grasna ininterruptamente e enquanto os patinhos a escutam, tudo está em ordem. Assim que os grasnidos enfraquecem, é hora de retornar.

No ensurdecimento, ou seja, quando se começa a ter dificuldade em ouvir, a indicação é parar, dirigir a escuta para fora e esperar que as respostas venham de lá. Não é mais o caso de escutar o exterior, mas a voz interna, à qual, unicamente, se está sendo remetido pelo sintoma. O ritmo interno quer ser encontrado. De acordo com a natureza, esta é uma tarefa da idade madura, razão pela qual o sintoma também afeta preferencialmente essa faixa etária. Quem, em idade avançada, continua voltado apenas para o exterior, pode contar com que o destino o corrigirá. Mas isso pode ocorrer através do fechamento do ouvido externo. A própria voz interna, assim como a voz de Deus, pode ser ouvida independentemente dos ouvidos físicos e, em casos extremos, terminam sendo a única conexão. Isso pode ser sentido como drama ou oportunidade. Neste ponto, dever-se-ia se pensar também nos compositores Beethoven e Smetana, que apesar da surdez externa compuseram música divina e também ouviram internamente.

Tinnitus ou ruído nos ouvidos

Aquilo que à primeira vista pode parecer um sintoma pequeno e inofensivo atormenta mais de seis milhões de pessoas só na Alemanha, tendo assim alcançado o grau de epidemia. *Tinnitus* vem do latim *tinnire*, que quer dizer, evidentemente, tinir. Freqüentemente ele é descrito como murmúrio, bramido, zunido, som de sinos, sussurro, sons sibilantes, batidas, assobios, tinidos e até mesmo uivos. Não todos, mas a grande maioria dos afetados sofre com o ruído interno, sentindo-se incomodados e até incapacitados.

A medicina acadêmica parte do princípio de que o ruído é a causa em mais da metade dos pacientes. Há uma relação com o excesso de *stress* em praticamente todos os pacientes. Em última instância, os ruídos nos ouvidos são ruídos internos levados para dentro, os afetados incomodam a si mesmos. Há muito falando em favor de que eles, perturbados pelo "ruído" externo, não se defendem e sim incorporam, internalizam a agressão.

Em vez de lidar com o *stress* de maneira construtiva e ir ao encontro das exigências no exterior, eles tendem a resolver tudo internamente, sozinhos. Não é de admirar que algo aconteça internamente. Os sons no interior (como todos os sintomas) devem ser entendidos como sinais que querem transmitir uma mensagem. O tipo de mensagem resulta do tipo de ruído, que geralmente contém algo de admonitório ou, pelo menos, que tenta chamar a atenção. O despertador soando quer acordar, a sirene assustar, o uivo de uma bóia, da mesma maneira que um alarma, avisa que uma tempestade se aproxima, quem bate à porta pede entrada e atenção, apitos avisam ou emitem sinais. Tais sons podem não ser agradáveis, mas são sempre significativos. O bramido de uma tormenta, o zunido de um enxame de abelhas ou o rugido de um urso não pressagiam nada de bom, naturalmente, mas são muito úteis quando alguém os escuta, leva os avisos a sério e se comporta de maneira condizente.

Os pacientes de *tinnitus* internalizaram a torrente de *stress* e agora ele soa neles a partir de dentro e avisa da proximidade mais próxima, já que sinais mais distanciados não são escutados. O ponto da história da vida em que os avisos provenientes do interior começaram mostra quando o copo recebeu a última gota. A partir de então o silêncio interno é impossível para os pacientes, que dessa maneira aprendem a conhecer sua profunda necessidade de tranqüilidade. O silêncio interno, no entanto, somente pode surgir quando o necessário for feito externamente. Nesse ponto eles se comparam à nossa sociedade moderna, que faz com que o silêncio seja cada vez mais impossível e confronta as pessoas com cada vez mais ruído (*stress*). Mas justamente assim ela desperta uma necessidade crescente de silêncio. A poluição sonora crescente corresponde aos ruídos no ouvido cada vez mais altos, sendo que aqui os ruídos devem ser compreendidos de forma muito mais abrangente e não somente medidos em decibéis. Ainda que os doentes de *tinnitus* sejam também produto de uma sociedade que praticamente não conhece mais o silêncio, eles estão sendo chamados por seu sintoma a posicionar-se frente ao ruído para assim aprender a contorná-lo. Antes de chegar a ponto de combater o ruído alopaticamente, a tarefa em mãos seria escutá-los para saber o que têm a dizer. Na maioria das vezes, trata-se da exigência de falar mais alto não só interna mas também externamente.

Por um lado, os pacientes estão bem adaptados às necessidades da sociedade, por outro eles estão muito mal adaptados às da vida com suas exigências sempre mutantes. Eles levaram para dentro o *stress*, que poderia vivificar e pôr para fora as energias vitais, e levantaram barricadas internas para que a vida externa continuasse funcionando bem. Com freqüência, essa situação se dá de forma simultânea com processos de arteriosclerose. O aspecto de endurecimento e falta de adaptação às vicissitudes da vida evidenciam-se acusticamente em vários ruídos auditivos: ao caráter despertador dos ruídos soma-se o tilintar, o ranger das estruturas endurecidas e solidificadas.

Enquanto os sons representam um vibrar harmônico de energia, os ruídos se caracterizam por suas vibrações desarmônicas. Entretanto, energia é liberada em cada som. Neste ponto é possível diferenciar dois grupos de afetados, o grande grupo dos *molestados* e o pequeno grupo de pessoas que sentem seu *tinnitus* como som e podem lidar com ele. Passar o paciente do primeiro para o segundo grupo já seria uma ajuda substancial, sendo o objetivo da maior parte das terapias.

A experiência mostra que uma aceitação relaxada dos ruídos transforma o barulho selvagem e tormentoso em sons aceitáveis que podem indicar o caminho. Trata-se de voltar a reconhecer e confrontar do lado de fora o *stress* internalizado. E pode ser que os sinos estejam anunciando uma tempestade no sentido mais verdadeiro da palavra, e que se esteja sendo chamado à ordem com apitos, bramidos e rugidos. Em meio ao caos externo, uma tarefa substancial do afetado é não só encontrar mas também defender e manter a posição frente ao assalto de ameaças proveniente do exterior. Soma-se a isso o fato de muitos pacientes de *tinnitus* terem também problemas de equilíbrio. O órgão do equilíbrio encontra-se na mesma cavidade do osso temporal que o ouvido interno e está ligado ao mesmo nervo, o *stato-acusticus*. Em última instância, é a partir daqui que todos os músculos são dirigidos, o que nos permite fazer frente à força da gravidade. Os problemas auditivos que também se apresentam com freqüência são explicados pelo perturbador ruído de fundo interno. Eles mostram como o tema ouvir, escutar e obedecer é difícil quando se leva tudo o que está fora para dentro de si mesmo e não se tem mais espaço para o que é interno.

Agora, a tarefa primária de aprendizado não é desligar-se da maneira mais efetiva possível do transmissor de perturbações interno, tal como muitas indicações de terapia do comportamento pretendem e sim, ao contrário, escutá-lo. Quando os ruídos provocam ira, eles estão indicando as próprias agressões; caso perturbem a capacidade de concentração, indicam problemas em ater-se ao que é essencial; mas eles, sobretudo, dizem sempre que a raiz está no próprio interior. O ruído externo não tem culpa, o responsável é a própria maneira de lidar com ele. Ele é internalizado e por essa razão o próprio mundo interior é descuidado e permite que o ruído transforme a ordem interna em um caos. A tarefa é obter paz do enervante exterior em voz alta para aprender a escutar para dentro. A intuição como caminho para a própria ordem e para a própria verdade voltará a ser vivificada. A experiência demonstra que na medida em que essa separação se dá juntamente com um voltar-se para o interior, a caricatura da voz interior, o *tinnitus*, pára de gritar. Quando o paciente aprende a ouvir com atenção de livre e espontânea vontade, não é mais necessário que lhe gritem. O ruído perturbador pode ser transformado no famoso "homenzinho no ouvido", que pode ser muito útil como conselheiro e admoestador. Os pacientes que levam a cabo essa comutação relatam como seus sons servem de instrumento indicador sutil e confiável, semelhante a um despertador embutido que os impede de mergulhar novamente na inconsciência. O despertador desperta e sinaliza o que neste momento se está sendo exigido. Caso os afetados ameacem perder seu equilíbrio interno, os sons tornam-se mais altos, eles voltam a internalizar as agressões, tornam-se mais agressivos, etc.

Como voz interna desprezada e mergulhada nas sombras, o *tinnitus* está em ordem e, assim como o príncipe-sapo dos contos de fadas, pode ser retransformado. A variação redimida dos sons internos é aquela música interna descrita pelos místicos, a música das esferas do universo interior. Várias tradições espirituais dão grande valor à escuta de tais sons, interpretando-a como sinal de progresso no caminho.

Perguntas

1. Como lido com o *stress*, ou seja, com as exigências e requerimentos de meu entorno, assim como com o excesso de exigências?
2. O que aconteceu quando os sons falaram comigo pela primeira vez?
3. O que é que eu não quero mais ouvir, a quem não quero mais escutar e obedecer?
4. Como anda o equilíbrio, a firmeza, a autonomia e a capacidade de me impor? Estou pisando terreno firme?
5. O que é que os sons internos têm a me dizer? E a minha voz interna? Que papel desempenham a intuição e o *insight* na minha vida?

Órgão do equilíbrio e estabilidade

Assim como a cóclea, no ouvido interno, correspondia à espiral do tempo, o labirinto com seus condutos serve para nossa orientação no espaço. Três condutos estão colocados em ângulo reto entre si e correspondem às três dimensões de nosso sistema de coordenadas espaciais. Seguindo seu próprio peso, as chamadas pedrinhas auditivas mostram ao organismo sua posição no espaço em relação à gravidade em um determinado momento. Tanto os condutos como a cóclea encontram-se no ouvido interno, ambos estão cheios com o mesmo líquido e estão conectados um com o outro. Ligados ao mesmo nervo cerebral, o 8º ou estato-acústico, os órgãos do sentido do espaço e do tempo estão tão estreitamente relacionados como os próprios espaço e tempo. Não é à toa que falamos de um espaço de tempo, e a física moderna descobriu no entretempo o espaço-tempo. A anatomia fornece o modelo desde tempos imemoriais. Com a ajuda dos órgãos do ouvido interno podemos manter o prumo, aprumar as coisas e equilibrar-nos.

A vertigem

Não há muito que interpretar na vertigem [*Schwindel:* vertigem em alemão, e também mentira, engano]: *Nomen est omen.* A vertigem se remete a um engano mais profundo. Ela pode ser entrevista no protótipo do sintoma, o enjôo que se sente em um navio ou quando se viaja. Embora seja muito freqüente durante viagens por mar, ela surge em viagens de carro ou ônibus, em parques de diversões e até mesmo em elevadores. As condições para seu aparecimento são, em princípio, sempre idênticas. Uma situação típica se dá mais ou menos da seguinte maneira: a pessoa está viajando de navio e senta-se no convés para comer. Os olhos vêem uma mesa posta diante de si, firmemente assentada no chão e imóvel. Em seguida, eles anunciam à Central: "Tudo em paz e em ordem." Ao mesmo tempo, entretanto, o órgão do equilíbrio, lá de dentro do ouvido interno, avisa: "Movimentos de balanço." Surge então uma espécie de situação *double-bind*,[43] a qual não tem solução para a Central. Ou predomina a calma ou o movimento, ambos ao mesmo tempo não são evidentemente possíveis. Nessa situação, o organismo incorpora o engano evidente para com isso mostrá-lo à consciência. Aqui fica especialmente explícito como a doença o torna honesto. O sintoma reproduz no próprio corpo do afetado aquilo que ele não pode reconhecer fora, ou seja, que o chão está oscilando sob seus pés.

No enjôo que ocorre durante as viagens essa informação é inofensiva, porque de fato é o chão concreto que se move. Em sintomas como a esclerose múltipla, o sintoma mostra igualmente que o chão sobre o qual se está oscila. Neste caso, entretanto, isso é entendido em sentido figurado, o que é mais ameaçador. No enjôo das viagens, o corpo ao mesmo tempo indica com o mal-estar que ele está a ponto de vomitar e que gostaria de sair dessa situação o mais rapidamente possível. Os doentes, no sentido mais verdadeiro da palavra, não se sentem em seu elemento. Ao contrário, eles estão entre elementos, vivem na ilusão de ainda estar pisando a confiável e tranqüila terra enquanto há muito estão balançando ao sabor das ondas do mar. Eles deveriam admitir essa situação inteiramente, isto é, com todos os sentidos, e entregar-se totalmente ao elemento aquático que os está levando, e rapidamente voltariam a se sentir bem. Caso eles, vomitando, não entregassem tanto de si concretamente, poderiam entregar-se à situação em sentido figurado.

O sintoma contém a solução em si mesmo e força o afetado a vomitar sobre a amurada. Lá seus olhos vêem os movimentos da água e do navio, e as informações voltam a coincidir totalmente com as do ouvido interno. A vertigem e o mal-estar podem passar. Caso, em um veleiro, se entregue o timão nas mãos da pessoa que sofre de vertigens, a honestidade volta a se estabelecer imediatamente: ele precisa concentrar-se na água e os olhos percebem seu engano. Esta é também a razão pela qual nadar jamais causa enjôo. E o motorista de um carro não é jamais ele mesmo afetado, mas sempre somente os passageiros. São sobretudo as crianças que tendem a enjoar. Ao contrário do motorista, elas em geral não ficam olhando para a rua, mantendo os olhos nas brincadeiras que estão fazendo no interior do carro. É justamente essa situação que permite o surgimento do duplo sentido. As mensagens dos órgãos dos sentidos afetados são incompatíveis. Com o mal-estar que sentem, as crianças naturalmente mostram também que não estão exatamente em seu elemento no carro. Uma solução simples seria movê-las, fazendo com que olhem para diante mostrando-lhes alguma coisa interessante. Um outro método, utilizado em todos os casos correspondentes, consiste em desligar temporariamente as mensagens enganosas simplesmente fechando os olhos. Então, os movimentos que estavam provocando o desagradável enjôo tornam-se agradáveis e fazem com que a pessoa adormeça. Ela está novamente em seu elemento, pois a vida começou exatamente assim na bolsa materna, razão pela qual muitos adultos gostam de ser embalados como crianças. O importante é fechar os olhos, abandonar o controle e entregar-se a essa situação primordial.

O mesmo princípio é válido para todos os tipos de vertigem, até mesmo para a muito mais freqüente **vertigem de circulação**, que surpreende as pessoas com pressão baixa quando elas se levantam rápido demais. Sua vertigem está no "rápido demais". Elas agem como se quisessem colocar-se em um novo dia ou em uma nova situação com impulso e energia. Quando isso não é sustentado também por uma postura interna, o corpo precisa revelar esse engano, encarnando-o. Os afetados voltam a sentar-se e têm uma nova chance na velocidade que lhes corresponde, mais lenta mas também mais honesta.

Mal de Ménière

Não se trata aqui tanto de um sintoma circunscrito e sim de um complexo de sintomas centrado em torno de ataques de vertigem com vômitos, suores e palidez. Somam-se a isso perda de audição e/ou zunidos nos ouvidos e, quanto aos olhos, um fenômeno chamado *nystagmus*. A origem da palavra é grega e quer dizer tremor ou movimentos dos olhos. Ele surge em vários males dos nervos tais como a esclerose múltipla (EM) e também, freqüentemente, em doenças do ouvido interno. Entre elas deve-se incluir também o Morbus Ménière, embora muito provavelmente trate-se de um problema de pressão no sistema de condutos do labirinto. O sintoma surge repentinamente, como um raio surgido do céu azul, e atinge o afetado sob a forma de ataques; os intervalos em que o afetado não sente nenhum mal-estar podem ter as durações mais variadas.

Tal como na EM, aqui a vertigem deve ser levada muito a sério. Por um lado, o corpo dá·a entender ao afetado que ele se encontra sobre um solo oscilante. Às vezes ele transmite a sensação de que o chão repentinamente lhe foi retirado de sob os pés. Por outro, ele não comunica movimentos que realmente têm lugar no ambiente. O chão sobre o qual está baseado tornou-se inseguro e ele agora também não pode mais estar seguro de seu ambiente. A independência e a autonomia se vêem permanentemente ameaçadas, a firmeza é colocada em questão.

Durante a busca terapêutica do entorno anímico-espiritual, descobre-se freqüentemente que os pacientes subiram a *alturas vertiginosas* com respeito à ética, à moral, à religião ou à ambição. A extravagância e o exagero de suas pretensões em si mesmas impedem que eles encontrem um solo vital para sustentar suas concepções de alto vôo. Eles precisam esforçar-se permanentemente e terminam por sobressair-se graças à férrea capacidade de perseverar, embora estejam sempre voltados para o reconhecimento externo. Quando este não acontece, chega-se às típicas situações de desencadeamento, que muitas vezes têm a ver com uma perda de conteúdo vital. Quando se perde esse apoio, toda a insegurança e o desamparo tornam-se evidentes — se não na consciência, então no chão oscilante. Os pacientes não estão mais seguros de sua vida. Em tais situações, e mais inseguros ainda devido à sintomática, não é raro que eles caiam em um círculo vicioso. Como movimentos externos desencadeiam suas oscilações internas, eles se comportam de maneira quase imóvel, afastam-se de tudo e se isolam do mundo. A dificuldade auditiva que se soma aos outros sintomas reforça ainda mais o isolamento. Esta imagem da imobilidade total em um pequeno mundo ameaçado por tempestades de movimento externo é uma reprodução deprimentemente fiel da situação. A base da vida é tão estreita, tão pequena, que eles não podem mais apoiar-se sobre a terra com ambas as pernas. Mas eles não se apóiam com segurança com uma das pernas, a de seus ideais, pois eles se colocam tão acima das coisas profanas deste mundo, tais como a sexualidade como expressão da polaridade, que é impossível evitar a vertigem. O fato de que o corpo precise encenar o drama mostra que os pacientes não estão conscientes de sua situação.

A causa médica para a dificuldade auditiva, que surge de golpe ou paulatinamente, deve ser procurada igualmente no ouvido interno, nas camadas profundas da audição, portanto. O organismo explicita que os afetados não podem mais nem escutar nem obedecer. Suspeita-se que aquele que não quer ouvir deve sentir. Pois quando os ouvidos se fecham, surgem de fato mal-estares extremamente desagradáveis, tal como a náusea, que mostram ao doente que ele não quer engolir algo que para ele é indigesto e do qual quer se livrar através do vômito. O tremor dos olhos e o olhar inquieto que acarreta são sinais evidentes de perigo (de cair?). A solução está no sintoma principal: o afetado sente vertigens de algo referente à base de sua vida. Esta é oscilante e pouco confiável, a qualquer momento o chão ameaça ser retirado repentinamente de sob seus pés.

A tarefa de aprendizado expressa nos sintomas é: entregar-se às oscilações até o ponto em que se torne claro que a vida consiste de altos e baixos e que é melhor apoiar-se sobre duas pernas que sobre uma só. O sintoma justamente força os afetados a buscar para si um apoio material, caso contrário eles desabarão. Eles compreenderão que teria mais sentido providenciar sustento e sobretudo conteúdo para as próprias vidas. A oscilação indica quanto para isso será necessário abdicar do controle exagerado. Em relação à dificuldade auditiva, trata-se de não mais ouvir o exterior, não mais obedecer às ordens externas, mas escutar para dentro, escutar a própria voz interna, escutando-a também no que se refere a um caminho próprio. O enjôo e o vômito estão prestes a expulsar tudo o que é estranho, que não é útil e que não pode ser elaborado como coisa própria, se necessário até mesmo de maneira agressiva. Trata-se muito mais de buscar uma base para a própria vida e render-se a ela. Os inquietos movimentos dos olhos indicam que há pressa e que não há tempo a perder.

A solução está indicada no fundo dos sintomas. Quando a base da vida é segura, o delírio dos sentidos pode abrir as asas e esquecer o tempo e o espaço. Os altos e baixos dos sentimentos podem ser sentidos no delírio de amor, e quando nos atiramos em uma aventura vertiginosa, o equilíbrio corporal permanece estável e confiável e a dança da vida transforma-se em prazer.

Perguntas

1. Onde não posso mais confiar na base de minha vida? Como ando de conteúdo e de sustento vital?
2. Por que não quero ouvir o que minha voz interna quer dizer?
3. O que não posso mais usar para meu caminho de vida e de que preciso me desfazer rapidamente?
4. Como anda minha orientação no tempo e no espaço, no sistema de coordenadas da vida? Em que poderia apoiar-me?
5. Onde está aquilo que é firme em minha vida, que é confiável? Há algo em meu mundo oscilante que me mantém firme?
6. Como posso abandonar-me à dança da vida, isto é, incorporar-me a ela?

Nariz e olfato

O nariz é o mais proeminente de nossos órgãos dos sentidos e é considerado o mais sincero. Em caso de dúvida, pode-se ler a verdade na ponta do nariz. Devido à sua posição exposta, ele tornou-se um âmbito significativo e prenhe de significados. Como o caminho sempre segue a direção do nariz, um nariz torto pode naturalmente levar a um caminho torto. Um nariz em forma de gancho indica um caráter "delator", outro com uma curva elegante representa a elegância correspondente, um nariz aristocrático representa o arrojo, um nariz grosseiro e sem forma representa a grosseria. O nariz escorrendo denota desleixo e a tristeza que o acompanha, o nariz desfigurado por verrugas lembra a bruxa e o perigo que representa enquanto o nariz arrebitado indica o indiscreto caráter infantil que, curioso e esperto, gosta de estar um passo adiante de seu entorno. Este "nariz ascendente" faz parte do esquema de criancinha que está profundamente gravado em nós e que determina mais nosso comportamento do que pode parecer correto ao intelecto racional. A voz popular pressupõe que um nariz longo e pontudo se meterá indiscretamente por toda parte, enquanto o bulbo redondo e luminosamente vermelho do palhaço é um símbolo de seu descaramento. Enquanto o mundo inteiro tenta maquiar o nariz para torná-lo discreto, tirando seu brilho com pó ou base para tornar mais decente e inofensiva a nitidez de seu contorno, os palhaços e os bobos o destacam especialmente, assim como gostam de trazer à luz as coisas mais suspeitas e fazer graça a respeito. O que está em jogo aqui é especialmente a referência sexual do nariz, que popularmente é comparado ao órgão sexual masculino. A sabedoria popular volta a demonstrar muita agudeza, pois de fato há nas mucosas das narinas zonas reflexas para os órgãos sexuais. Assim, cada fossa nasal torna-se uma espécie de zona de manipulação dos reflexos dessa delicada área. Essa é também a razão pela qual meter o dedo no nariz é considerado indecente e é um costume tão difícil de impedir. Isso evidentemente transmite grande desejo àqueles que o fazem. Somente quando o desejo sexual se desloca para a área genital, ao longo do desenvolvimento, é que a compulsão para escavar o nariz cede.

Em nossa escala de valores, o olfato e também o paladar estão ainda mais em segundo plano que a audição. Comparado com o cérebro, bastante mais jovem, o rinencéfalo é antiqüíssimo. Juntamente com o nariz, ele pertencia originalmente a um órgão dos sentidos relativamente autóctone. O nariz farejante era algo ainda totalmente animal, algo para o qual, hoje, torcemos o nariz. Nós orgulhosamente nos erguemos do chão, passamos a ter o nariz empinado e perdemos em grande parte nosso bom olfato, com o que as narinas continuam apontando para baixo, para o reino das mães e do mundo *material*. Somente quando esfregamos coisas no nariz ou as temos debaixo do nariz é que podemos percebê-las com certeza. Enquanto o olho está construído como uma câmara e o ouvido como um instrumento musical, o olfato está baseado em algo mais simples, no princípio de chave e fechadura do contato físico diferenciado. A mucosa olfativa, localizada no pavilhão nasal superior, está formada por cinco milhões de células olfativas providas de cílios sensíveis que são estimuladas através do contato. Elas funcionam como fechadura, a matéria olfativa como chave. Para poder perceber o aroma de uma rosa, algumas moléculas-chave do "perfume de rosa" precisam encontrar sua fechadura no nariz. Lá, então, elas nos revelam o aroma. Uma grande parte da percepção de sabores também segue esse caminho, já que nós também percebemos o aroma das comidas por meio da mucosa olfativa. A coriza nos dá uma comprovação prática, quando tudo se torna igual e não tem gosto de nada.

Enquanto a visão ocorre por meio de ondas eletromagnéticas, a audição requer as ondas sonoras materiais; já o olfato exige o contato físico direto entre o emissor e o receptor. Se compararmos a visão e a audição com diferentes idiomas alfabéticos, o olfato e o paladar corresponderiam às linguagens de figuras, mais antigas, que utilizam um símbolo próprio para cada conceito. O olfato é portanto uma forma de percepção ainda mais direta e primitiva, que penetra mais profundamente não só no âmbito físico mas também no anímico. A capacidade de cheirar corresponde ao grau de intensidade de nossa vivência anímica. Através dos olhos se dá o primeiro contato, aprendemos a nos conhecer por meio do som da voz, através do cheiro os corpos se tocam pela primeira vez. Em um grupo estranho os membros se cheiram com cuidado a princípio, até que tenham confiança uns nos outros, tal como nossos antepassados faziam há milhões de anos. Quando não queremos mais ver alguém, trata-se de um distanciamento relativamente superficial, mas a aversão é profunda quando não podemos mais cheirá-lo. Nas primeiras fases de nossa história o olfato atingia o âmbito intuitivo; ainda hoje muitas pessoas sentem o cheiro do perigo. Elas *têm faro* para situações complicadas. Nesse sentido, perdemos muito de nosso olfato em comparação com os animais. Os animais sentem não só o cheiro do perigo mas também o da comida e o do companheiro. Os chamados primitivos ainda hoje são capazes de sentir o cheiro da água no deserto. Nós modernos, no máximo sentimos o mau cheiro em sentido figurado. Apesar disso, o nariz ainda desempenha um papel muito mais importante do que muitas vezes admitimos na busca de companheiro e de alimento. É coisa sabida que o *gourmet* necessita principalmente de um nariz sutil. Já a enorme abrangência da indústria de perfumes pode esclarecer como o cheiro do companheiro é importante. Ela trabalha quase que exclusivamente com aromas de flores e especialmente de botões, porque estes nos levam mais seguramente para além do intelecto, até os âmbitos arcaicos do inconsciente. Emergem sensações primaveris e imagens do paraíso armazenadas no nível de padrões; não por acaso, o paraíso é representado como um jardim em muitas culturas.

    Nós gostamos de acreditar que o sexo oposto exala esses aromas. Só muito raramente ainda achamos o olor corporal típico das pessoas atraente. Ele é honesto demais para nós. É aqui que os perfumistas intervêm em nosso auxílio, quando o cheiro natural degenera-se em odor desagradável ou até mesmo em fedor. Não podemos mais cheirar-nos, e assim torna-se forçoso o desenvolvimento em direção a materiais aromáticos cada vez mais artificiais. No entretempo, eles não são mais utilizados somente pelas mulheres, que geralmente têm narizes mais eficientes, mas também pelos homens. Cada um tem seu perfume e o considera sua marca pessoal. Apesar disso, é óbvio que se tratam de artigos fabricados em massa que, com nomes sonoros e preços altos, tentam unicamente vender-nos individualidade e exclusividade. Para que não notemos quão pouco originais nós mesmos somos, eles nos são apresentados propagandisticamente por pessoas muito especiais. Com o que, um delicioso perfume pode naturalmente valorizar ainda mais uma pessoa, pois se não serve para encobrir a própria transpiração, serve para fortalecer o aroma próprio.

    Temos nossas próprias glândulas odoríferas na área coberta por pêlos das axilas e do púbis. Há várias razões para que já não demos mais valor a esta *marca* de perfume, que marca nosso próprio cheiro. Boa parte deve-se provavelmente ao fato de que nós realmente deixamos de ter um cheiro agradável. Costuma-se dizer na Índia que um corpo está puro e inocente quando tem o aroma da fruta recém-colhida. O agradável aroma dos bebês lembra ainda esse estado quase paradisíaco. No que a isso se refere, perdemos nossa inocência paradisíaca, ainda que evitemos comer alho. Os indianos descreviam os primeiros cabelos brancos como as faces pálidas que fedem na boca. Nosso tipo de vida e sobretudo nossa alimentação exerceram má influência sobre nossa transpiração. Nós, em conseqüência, reagimos em nossa própria maneira de funcionar. Encobrimos aquilo que fede em nós com os mais variados *sprays* líquidos. A purificação a partir de dentro e do fundo é ainda mais extenuante. Quem a arrisca, talvez sob a forma de uma cura através do jejum,[44] experimentará o sortimento de detritos com os respectivos olores que são extraídos das profundezas de seu corpo.

Por outro lado, em nosso ambiente industrial somos confrontados com uma tal torrente de olores fortes e não naturais que a sensibilidade e a capacidade de diferenciação se viram consideravelmente reduzidas. Finalmente, nossa individualidade não tem mais um gosto especial porque nós, de fato, nos tornamos seres humanos massificados. Em vez de usar a nota perfumada individual, nos atemos a alguns modelos proeminentes e assumimos sua marca de perfume. Entretanto, não conseguiremos de todo uniformizar-nos odoriferamente, o componente próprio é tão forte que até mesmo os perfumes industriais têm um aroma diferente em cada pele.

As borboletas encontram seus parceiros exclusivamente através de partículas odoríferas, e em nossa busca de companheiro o aroma desempenha um papel relevante. As pesquisas demonstram que os aromas atuam de maneira mais erótica que as impressões óticas. A atração irresistível dos apaixonados, o contágio do amor pode encontrar aqui uma explicação adicional. Irradiação é também, substancialmente, exalação. Poderíamos obter muito mais do olfato se o levássemos a sério e não tratássemos somente de combatê-lo e subjugá-lo. Quando cheiramos mal, estamos mal e *fedemos* diferente. Quando não suportamos sentir o cheiro de alguém, essa pessoa não é boa para nós. Caso nosso suor cheire mal, nosso corpo está se livrando de algo que não pode assimilar, ele se desintoxica através da pele. Os médicos antigos davam grande valor a seu órgão olfativo no estabelecimento de diagnósticos. Eles não cheiravam apenas secreções isoladas, fazendo-o intensamente com toda a pessoa. Dessa maneira, o nariz lhes podia indicar a pista correta e, muitas vezes, o caminho correto.

O fato de que nós, hoje, confiemos principalmente no sentido da visão, ligado às superfícies, mostra o quanto nos tornamos superficiais. O olfato também ocorre exclusivamente em nós, mas ele preenche melhor a exigência de percepção real. O método chave-fechadura é mais primitivo e menos sujeito a erros que o complicado sistema eletromagnético visual. Por essa razão, "conhecer alguém pelo cheiro" diz muito mais, em última instância, que achar alguém bonito. É uma atração exercida em um nível mais profundo. Neste caso algo se ajusta entre duas pessoas como a chave e a fechadura.

Visto a partir de fora, o abandono de nossa capacidade olfativa pode parecer não ser nenhum problema, hoje em dia podemos prescindir dela perfeitamente. Há alguns milhares de anos, entretanto, ela era crucial para a sobrevivência de nossos antepassados. Por outro lado, o poder inconsciente que o nariz continua exercendo sobre nós e nossas decisões mostra como estamos profundamente enraizados em nosso passado. O sintoma da **hiperosmia**, uma percepção olfativa exacerbada, que pode aparecer como aura na epilepsia, em histéricos e durante a gravidez, mostra um retorno a épocas arcaicas, quando um olfato sutil ainda tinha algo a dizer.

Caso nós, modernos, voltássemos a viver de acordo com nosso nariz e a valorizar o olfato, algumas coisas seriam mais simples e mais fáceis. Criaríamos para nós mesmos um mundo diferente do nosso "mundo óptico". A alienação do nariz reflete um mundo em que vastas áreas cheiram mal, e que portanto cheira mal para nós. *Ter faro para algo* significa ter uma sensação segura em relação a esta situação; seria desejável, para nós e para nosso mundo, que reaprendêssemos a confiar mais no nariz.

Nós, então, certamente constataríamos também que o ar que inspiramos constantemente não é somente um insulto ao nosso órgão olfativo, mas também ao nosso sistema respiratório, pois afinal o nariz não deixa de ser o começo das vias respiratórias. Em relação a isso, sua função é a de primeira estação purificadora do ar, já que apanha as grandes partículas de sujeira em sua rede de pequenos pêlos. Além disso, ele preaquece o ar antes que atinja as vias respiratórias mais profundas, para o que dispõe de um longo sistema de tubulações.

Inflamação dos seios da face ou sinusite

Não é por acaso, nem desde o princípio, que nossa cabeça fica bem no alto. Na marcha primitiva, sobre quatro patas, ela estava à mesma altura do peito e das costas. Ao mesmo tempo em que a sua ascensão concedeu aos olhos um campo de visão mais amplo, ela afastou o nariz da Mãe Terra, colocando-o em uma situação difícil. Criou-se a possibilidade de um estancamento crônico em suas profundezas e, com isso, a oportunidade para a inflamação dos seios da face, ou sinusite.

Por natureza, as saídas dessas cavidades estão dispostas de maneira a que a secreção possa fluir sempre para baixo, com a condição de que a pessoa caminhe sobre quatro patas. Eretos, as saídas passam a ocupar a posição mais alta e as secreções não podem mais ser expelidas seguindo a gravidade natural. Eventualmente, precisamos então aprender a fungar mais, para expulsar as secreções elevando a pressão. Quando isso não acontece na hora certa e suficientemente, a conseqüência é uma sinusite.

A situação anímica de fundo, não admitida, que esse drama corporal torna necessária, resulta de nossa linguagem psicossomática. É preciso estar cheio até o nariz e não encontrar nenhuma maneira de expressar essa situação desagradável para que o nariz entre em ação. Caso, além disso, surja a angústia diante do conflito que se instaura e não se realize a elaboração do tema em questão, este mergulha no corpo. As cavidades nasais e seus seios faciais se enchem e encarnam o estancamento com o qual os afetados sofrem. O conflito inerente à situação reprimida torna-se explícito na inflamação. Muitos pacientes acostumam-se, especialmente com a forma latente. O sintoma mostra que *se está cheio* até o *nariz* e seu seio facial, e que sempre se está ao menos um pouco constipado. Enquanto eles mesmos muitas vezes ignorem o mal, quando falam ouve-se a voz anasalada dizer que não respiram ar suficiente.

As amplas cavidades na área do crânio são necessárias para dar à cabeça sua forma sem empregar demasiado material ósseo. Elas, conseqüentemente, economizam peso e servem além disso como câmaras de ressonância e timbrísticas. Em um nível mais elevado, elas correspondem às cavidades do intestino* e representam as câmaras de consciência do mundo inferior, tal como a escuridão e o inconsciente. Exercendo função semelhante à das cavidades inferiores do intestino grosso, é difícil compreender para que servem os seios faciais superiores. O inconsciente escapa à compreensão da consciência. Eles correspondem ao inferno no nível superior, assim como o terceiro olho no alto da cavidade frontal está próximo do céu. No estado bloqueado pela sinusite, perde-se a leveza no âmbito da cabeça e a fala adquire um caráter nasal que lembra o francês. A perturbação anímica torna-se explícita na medida em que falta ressonância à fala. Quem tem o nariz cheio e não vibra mais em consonância, perde um componente substancial do intercâmbio interpessoal.

Os respectivos seios faciais diferenciam a imagem ainda mais. Uma inflamação crônica das cavidades frontais dá a imagem de uma pessoa *tapada*, acentuando a obstrução do pensamento. O doloroso bloqueio das cavidades maxilares mostra como é doloroso para o afetado morder agressivamente. Em todos os casos, a capacidade olfativa é limitada. Possivelmente, cheirava tão mal para o afetado que ele anulou toda percepção olfativa. Com isso, ele tem naturalmente de agüentar a perda do "bom faro" também em outros campos. Quem está tão centralmente bloqueado bloqueia também sua intuição e sua capacidade de compreensão. Muitas culturas localizam na área da cavidade frontal o Terceiro Olho ou sexto chakra, Ajna, que está ligado à inteligência, em um sentido profundo.

A tarefa de aprendizado consiste em tornar-se consciente do bloqueio. Maxilares doloridos indicam a dolorosa agressão ao corpo em um duplo sentido: o maxilar simboliza a capacidade de morder, e a dor fala a língua cortante e ferina de Marte. O próprio sintoma já sugere as medidas a serem tomadas, pois força a pessoa a fungar com freqüência para que possa obter alívio por um momento. Trata-se na verdade de bufar de raiva para voltar a ter a consciência livre, após os correspondentes golpes libertadores. Estando tapado, é melhor deter-se e reorientar-se. A tarefa é descer novamente ao inferno e descobrir o que ainda está preso no inconsciente, para então emergir novamente à luz do conhecimento. O ânimo tem diante de si, ou seja, é pressionado a uma luta pela consciência de si mesmo. Exige-se tanto coragem para o con*fronto* como persistência em uma tal situação crônica.

Terapias eficazes colocam os componentes correspondentes em jogo, ao menos simbolicamente. A luz e o Sol desempenham um papel substancial na luta pelo conhecimento. A camomila, cujos vapores dão alívio, traz em si a marca do Sol. Um jejum prolongado, finalmente, é a melhor terapia para as cavidades do organismo entupidas cronicamente. Por meio de seu efeito purificador, ele ilumina a escuridão do inconsciente e permite que as massas bloqueadas fluam concretamente e em sentido figurado.

Observado mais atentamente, o que pode parecer um pequeno problema periférico na história de nosso desenvolvimento evidencia-se como sintoma típico. O resfriado agudo, que também faz com que o nariz se encha, é o sintoma mais difundido mundialmente e, por esta razão, o mais importante que temos diante de nós. Não é por acaso que ele esteja relacionado com o nariz. Esse órgão venerando foi negligenciado pelo desenvolvimento vertiginoso e, por essa razão, nos mostra o seu e também o nosso estado doente mais freqüente: constipado, ou seja, insultado.

Perguntas

1. Há em minha vida um conflito que incha de maneira crônica?
2. Há um falso compromisso, que eu talvez cumpra externamente mas que não mantenho internamente?
3. Em que âmbitos tendo a ter reações ofendidas?
4. De que coisas em minha vida eu não posso nem quero mais sentir o cheiro?
5. Consigo ar suficiente, tenho espaço suficiente?
6. Tenho intercâmbio suficiente com meu ambiente? Encontro ressonância suficiente nas pessoas com quem convivo?
7. Onde eu me bloqueio, bloqueio minha intuição, meu sexto sentido?
8. Onde eu deveria morder, onde conseguir mais ar para mim?

Pólipos

Os pólipos, que é também uma gíria em alemão para designar a polícia, fazem parte do sistema linfático de defesa. Eles são chamados também de amígdalas, e estão localizados na cavidade comum ao nariz e à garganta. Quando se está envolvido em uma luta de defesa que não se torna animicamente consciente, os órgãos linfáticos entram em ação e, de maneira substitutiva, partem para a guerra. Nos tecidos trava-se a batalha entre os agentes agressores e as células de defesa, às quais os linfócitos também pertencem. Estes, por sua vez, são um subgrupo das células brancas do sangue, a mais importante tropa policial do corpo.

Os pólipos, juntamente com a campainha palatina, estão entre os lugares mais combatidos no âmbito da defesa do organismo, inchando de maneira correspondente quando a batalha se desencadeia. Quando o resultado do conflito agudo é uma "dor de garganta" prolongada, a inflamação se torna crônica e, como todo falso compromisso, consome muita energia. Nesta situação, vemos nitidamente como as crianças são frágeis e bloqueadas. O nariz entupido leva à respiração crônica pela boca. A boca permanentemente aberta e as pálpebras levemente caídas de esgotamento refletem uma situação de falta de energia e dão muitas vezes à criança uma expressão facial atontada, sinal do bloqueio em diversos níveis.

O tema em questão tem a ver com a capacidade de defesa e a disposição para a luta e com a comunicação conduzida por um canal equivocado, já que o ar é inspirado por um caminho imprevisto e pouco apropriado, a boca. Trata-se de levar essa temática para a consciência e aliviar o corpo. Como, ao falar de amígdalas, estamos falando em grande parte de problemas infantis, exige-se que os pais forneçam uma base capaz de suportar também os conflitos. Enquanto o desentendimento circula pelas amígdalas ao engolir, o tema gira ao redor de estar farto e ser exigido em demasia. A criança age com obstinação. Em relação à comunicação que tomou um caminho equivocado, deve-se pensar em desvios e em "cortar caminho", quando isso for vantajoso, e também em pretextos.

Muitas vezes, nesta situação, a agressão em questão é delegada ao cirurgião que, com o bisturi, conduz a luta de maneira sangrenta e simplesmente extirpa o campo de batalha. Os resultados são variados. Uma parte das crianças consegue, depois da operação, levar o desentendimento de volta para a consciência, já que não há mais lugar para ele no lugar costumeiro do corpo. De maneira correspondente, elas começam a ir melhor e não é raro que os pais expliquem que por meio da operação a criança deu um salto em seu desenvolvimento. Outra parte das crianças não consegue dar esse passo, e a luta de defesa continua sendo corporal. Ela então muitas vezes desloca-se para um outro âmbito das defesas próprias do organismo para aí continuar a inchar, enquanto a criança continua adoecendo e sinaliza a seu entorno que não pode desenvolver-se corretamente. A agressão é um tema tão grave que não se pode tratá-la de maneira abreviada. É típico que durante a infância as inflamações ocorram especialmente nos órgãos de defesa do sistema linfático, os vários gânglios e o apêndice. A batalha de defesa que a criança não consegue travar conscientemente toma forma no corpo. Com seu nariz bloqueado e a boca eternamente aberta, ela é uma imagem da obstinação, bloqueando as vias de comunicação com as amígdalas inchadas e tentando permanecer muda. É sua maneira desajeitada de defender-se de abusos e exigências exageradas.

Reconhecemos nossa postura em relação ao tema da agressão pelo fato de que quase nenhum de nossos jovens alcançam a adolescência com todos os seus órgãos linfáticos de defesa. Muitas vezes, os três mais importantes têm de ser retirados, tal como preferimos dizer com candura. Não há nenhum país neste mundo, além dos Estados Unidos, onde tantos "apêndices" são operados como entre nós [ou seja, na Alemanha]. Poder-se-ia presumir que nós os caçamos. Isso, entretanto, volta a evidenciar o quanto somos na realidade agressivos.

Perguntas para pais e filhos

1. Há um conflito que arde continua e inconscientemente?
2. Em que disputa estou imobilizado, onde não posso mais progredir e que somente consome minha energia?
3. Há na família planos de confiança capazes de suportar conflitos, onde se pode lutar?
4. Em que âmbitos chega-se à exigência excessiva e à conseqüente resignação?
5. Que estruturas impedem o desenvolvimento na família?

Desvio de septo nasal

Este sintoma está baseado em uma formação nasal assimétrica. Assim como a coluna vertebral, o septo nasal pode inclinar-se para um lado, que nesse caso é mais ou menos estreitado. O significado desse sintoma torna-se verdadeiramente claro quando dirigimos nosso olhar para o Oriente. No sistema da yoga indiana o prana, a energia vital que flui com o ar, desempenha um papel central. No pranayama, um exercício respiratório especial, dá-se grande importância a que o fluxo respiratório seja distribuído igualmente entre as duas narinas. Uma pessoa que somente recebe ar por um dos lados tem de fato um intercâmbio parcial e deficiente com o mundo. Neste ponto deve-se observar ainda se está sendo estreitado o pólo feminino, representado pela narina esquerda, ou o masculino, representado pela direita.

Lidar com este sintoma proporciona uma experiência válida também para outras áreas. Quando se tenta a violência, forçando para que a mesma quantidade de ar que flui pela abertura larga passe pela outra, mais estreita, o problema somente se agrava. A melhor coisa é adaptar-se à situação e, com suavidade, somente deixar passar pelo conduto estreito a quantidade de ar que pode ser inspirada com facilidade. Dessa forma, também, indica-se ao plano anímico que o pólo reduzido seja descarregado, em vez de ser posto sob pressão. É então que ele se abre realmente. Quando, desta maneira, instaura-se a distensão em referência aos dois pólos, de forma que cada lado é aceito em sua situação totalmente diferente, é possível finalmente atingir também de verdade o equilíbrio do meio.

O sintoma mostra uma unilateralidade em relação à vida, quase sempre inata, pois a respiração é o símbolo de nossa vida na polaridade. Em qualquer caso, o fluxo da comunicação também se torna unilateral. É preciso aceitar essa unilateralidade antes que se possa ter esperanças de um retorno ao meio. A operação pode ajudar neste caso, sempre que acompanhada da necessária intervenção da consciência. Caso se trate somente de uma correção funcional, que não está recheada de vida, o organismo terá ainda várias outras possibilidades de apresentar um desequilíbrio subsistente como tarefa de aprendizado.

Perguntas

1. Qual de meus lados é apertado, o lado esquerdo, feminino, ou o direito, masculino?
2. Como anda o fluxo de minha energia vital? Como poderia propiciar seu livre fluxo?
3. Como lido com a polaridade?
4. O que poderia aprumar minha vida e levar-me ao meio?

Rinofima ou nariz bulboso ou nariz de bêbado

Este sintoma desfigurador já está descrito com toda a nitidez e alcance por seu nome. Rino quer dizer nariz, e fima significa, em grego, tumor ou excrescência. Na África, um "rino" é um rinoceronte. As expressões nariz bulboso ou nariz de tubérculo tampouco deixam nada a desejar quanto à clareza. Freqüentemente o sintoma é agravado ainda mais por um segundo sintoma, a chamada **Rosácea**. A rosácea são manchas de coloração avermelhada que surgem no rosto e que mais tarde escamam e formam abscessos e pústulas. Assim como o rinofima, ela surge freqüentemente sobre a base de uma constituição chamada de seborréica, ou seja, uma tendência a problemas nas glândulas sebáceas. Às vezes o rinofima é descrito como uma subforma de rosácea, a chamada rosácea hipertrófica, já que ambos surgem a partir de excrescências das células sebáceas e do tecido conjuntivo.

Trata-se de excrescências no meio da cara, no nariz, que nascem a partir das glândulas da pele. Estas são responsáveis pela secreção daquela camada de oleosidade que recobre nossa pele. Na rosácea e no rinofima, as glândulas exageram em sua função de forma desmedida, e os afetados nadam, por assim dizer, na gordura. Neste quadro de superprodução, as glândulas sebáceas tendem a se entupir, e a partir disso surgem inflamações.

Evidentemente, o sintoma quer atrair a atenção de todos para o rosto e, em especial, para o nariz. O fato da graxa do corpo ser secretada em quantidades exageradas leva à suspeita de que uma deficiente capacidade deslizante da alma esteja sendo compensada. Os temas pelos quais ela não "escorrega" tão bem estão mais do que somente aludidos. Popularmente, o nariz denota o falo de maneira simbólica. Essa relação é comprovada mais seriamente pelas zonas reflexas dos órgãos sexuais nos pavilhões nasais. Esfregar o nariz em público não é bem visto, e enfiar o dedo no nariz é tabu. Que outras razões haveria para tal além das simbólicas? Além disso, soma-se ao rinofima o flamejante rubor, que pode simbolizar tanto a vergonha como a ira, tanto a excitação sexual como a agressividade. As pústulas e os muitos pequenos "vulcões" inflamados lembram a acne da puberdade, que igualmente medra no solo de uma constituição seborréica. Há muito falando em favor de que aqui se trata de uma última tentativa desesperada de passar pela puberdade e tornar-se adulto. Entretanto, aqui é a sexualidade genital, em vez da sexualidade púbere, que simbolicamente força sua entrada na consciência. O pico de ocorrência da doença está na quinta década de vida, e os homens são afetados de maneira quase exclusiva. O nariz, com suas excrescências, pode manifestar sua excessiva relação com a sexualidade fálica, e não anunciar o resgate de uma reivindicação ao crescimento antes que definitivamente seja tarde demais. Justamente na medida em que a energia fálica do afetado não é um tema formidável para ele, o nariz que a substitui simbolicamente torna-se um nariz formidável e mostra a importância assumida pela temática que está sendo aludida.

Essa temática pode expressar-se de maneira variada na vida do afetado, mas sempre se remete à falta de consciência. Por um lado, o rinofima pode reproduzir a situação vital concreta desde um ponto de vista sexual, por outro pode indicar fantasias não-vividas ou, em terceiro lugar, pode ainda aludir àquilo que ocorre no inconsciente sem ser notado. Ainda que sejam vivenciadas, as *excrescências* e a *depravação* no âmbito sexual não são conscientes. Os pequenos vulcões evidenciam a pressão sob a qual o afetado se encontra. Os componentes agressivos e venusianos caminham de mãos dadas. O nariz bulboso lembra um *libertino*. Pode-se assumir uma posição superficial em relação a tal padrão e usar o *bulbo vermelho* de maneira provocativa, como um *clown*, pode-se também sentir vergonha ou então reprimir toda a referência de conteúdo e não querer saber nada a respeito dos próprios sonhos e fantasias desmesuradas. O surto de crescimento que, em sentido figurado, foi muito curto, é somatizado em seu devido lugar. Todo o líquido fértil que foi dissipado concretamente ou em fantasias é agora segregado substitutivamente pelas glândulas sebáceas em quantidades absolutamente desagradáveis. O aspecto de fertilidade é igualmente anunciado pelo notável crescimento do tecido do septo nasal. Bate-se com o nariz no próprio problema, por assim dizer, e todo o mundo pode vê-lo.

O sintoma está freqüentemente associado a uma problemática de alcoolismo que coloca em jogo o **nariz avermelhado de bêbado**. O **álcool** é a droga de evasão clássica de nossa sociedade. Justamente onde a propaganda sugere o contrário, é evidente que são especialmente as pessoas que não podem suportar o homem que têm em si em nenhum sentido, porque são muito moles, que tendem à bebida. Enquanto os bebês têm o direito de ficar agarrados à mamadeira, nos adultos o que isso mostra é a dependência e a tendência à regressão, à fuga. Os outros sintomas do alcoolismo também acentuam essa tendência: a pessoa cambaleia como uma criança que ainda não aprendeu a andar com segurança, e balbucia, como se ainda não dominasse a fala. O fato de que o álcool seja um forte narcótico evidencia ainda que alguém não quer admitir para si mesmo, e sim encobrir e anestesiar a dor causada pelo fracasso. Essa imagem parece contradizer totalmente aquela mais corriqueira do alcoólico brutal, durão e excessivamente masculino. Entretanto, essas demonstrações superficiais de masculinidade violenta, bem como de potência ostensiva, não passam de tentativas ofensivas de compensação da própria insegurança e fraqueza.

O típico círculo vicioso pode então desenvolver-se rapidamente: o álcool é a droga da impotência em todos os níveis, afoga-se a preocupação com a própria incapacidade. Por outro lado, poucas coisas causam a impotência com tanta rapidez como a ingestão regular de álcool. Não se trata portanto de homens fortes, mas de homens *com o rabo entre as pernas*. Tampouco deveríamos deixar-nos enganar por tentativas de beber para criar coragem, achando que a covardia é a mãe da cautela, ainda que o todo resulte em uma imponência estéril. Seu pai é o desejo de se atordoar para não ter de ver a situação em que se está realmente, ou justamente em que não se está. O vermelho luminoso do nariz mostra a todos o que de fato está acontecendo, está na cara, no sentido mais verdadeiro da palavra. Por um lado, pode tratar-se de uma advertência, para *não meter o nariz em toda parte* e sobretudo para não metê-lo *muito fundo no copo*, mas por outro pode ser também a exigência de tornar-se dono do próprio nariz e enfrentar os temas que o destino escreveu com tinta luminosa, mais propriamente com sangue, no próprio rosto.

Em se tratando do rinofima e do nariz de bêbado, a tarefa de aprendizado gira em torno do reconhecimento da sexualidade impulsiva e sua liberação definitiva. Trata-se de "reconhecer" a mulher, o que somente é possível embebendo-se em todos os níveis do amor sexual. A energia fálica desloca-se para o ponto central e é dominada. Trata-se de potência, e não da variante demonstrada aos gritos, que não passa de uma máscara para a fraqueza; trata-se de força e de poder em níveis mais profundos.

Perguntas

1. Onde em minha vida as coisas não deslizam tal como eu gostaria?
2. (Como) Terminei minha puberdade? Quão madura é minha sexualidade?
3. O que falta para que eu seja um adulto?
4. Como poderia e posso confiar em minha masculinidade? Por que eu a exagerei? Ou a copiei?
5. O que quer e deve crescer ainda em minha vida? Quão frutífero foi até agora?
6. O que a fuga representa para mim? Onde e quando deixei de reger minha vida de acordo com meu próprio nariz?

Fratura do vômer

O vômer é o osso do nariz, e costuma-se dizer que um nariz quebrado não é assim tão grave. Pode-se viver com isso, não é preciso nem mesmo engessá-lo e fica-se somente um pouquinho desfigurado. A fratura do vômer mostra que se foi um pouco longe demais e se deu um tiro na proa. Esse tiro de advertência na proa da nave do corpo pretende deter a pessoa, impedir que prossiga cegamente no caminho que está sendo trilhado. O nariz, sendo a parte mais proeminente do corpo — tanto acima como embaixo — tem uma relação simbólica direta com aquele membro inferior que, em determinadas situações, torna-se igualmente proeminente. Ele representa a força, a energia tipicamente masculina, que arremete para a frente. Essa energia é nitidamente amortecida pela fratura. Quando se golpeia o nariz de alguém, essa pessoa é degradada nesse ponto sensível. A fratura do vômer, então, adquire algum significado no campo da anatomia simbólica. Quando se segura o nariz, o movimento para a frente é freado. Quando se dá de nariz contra algo, recebe-se o mesmo sinal do destino de forma ainda mais direta. A sabedoria popular também vai nessa direção, prevenindo contra enfiar o nariz em toda parte. Os curiosos quebram o nariz com facilidade.

Os rapazes jovens, principalmente, vêem nesse simbolismo a chance de exibir-se em público, mostrando como se atrevem a penetrar em âmbitos perigosos e como arriscam tudo. Quem quer tornar-se boxeador assume o nariz quebrado como uma obviedade, tendo até orgulho disso, assim como os estudantes de uma fraternidade freqüentemente se orgulham de suas roupas.

O sintoma ilustra concretamente que, em determinados âmbitos, uma certa contenção seria mais aconselhável e menos dolorosa. A tarefa de aprendizado não pretende levar a pessoa a ter experiências-limite em relação à própria coragem e à energia fálica, e sim mostrar que a pessoa está se exercitando em um terreno pouco apropriado e está indo longe demais em âmbitos que mais provavelmente são questionáveis. Está bem arriscar alguma coisa de vez em quando e levar algum golpe, mas seria preciso experimentar se não seria melhor exercer os esforços correspondentes em sentido figurado.

O fato de que a continuidade do próprio osso do nariz é interrompida comprova igualmente que o caminho de vida que está sendo trilhado — sempre seguindo o próprio nariz — precisa de uma correção de curso.

Perguntas

1. Aonde eu fui longe demais?
2. Onde e em relação a que precisei de um amortecedor, e como consegui um?
3. Até que ponto me meti em coisas que não servem para mim?
4. Onde a direção da minha vida necessita correção?
5. Como poderia abordar novos âmbitos de maneira que fizesse mais sentido?

Paladar

O paladar, ao lado da sensibilidade superficial da pele, é nosso sentido mais direto. As papilas gustativas, localizadas na língua, gengivas, epiglote e na mucosa da garganta, precisam do contato direto dos receptores químicos com a comida para que a percepção se efetue. Existem unicamente quatro qualidades de percepção: doce, azedo, salgado e amargo. O grande espectro de sabores resulta do aroma, que é percebido pela mucosa olfativa do nariz. A perda do paladar não é perigosa como sintoma, e por essa razão se atribui a ela pouco valor como doença.

O grande número de fumantes já são sinal suficiente de que não andamos bem no que se refere aos nossos nervos do paladar. Enquanto a propaganda apregoa o fino sabor de cada tipo de tabaco, é exatamente o contrário que é verdadeiro. Nada prejudica tanto nosso paladar como o fumo. De cem fumantes, somente um ainda está em condições de reconhecer sua marca por seu sabor característico. A falta de paladar dos outros já é grande demais. Esta é também a razão pela qual os fumantes raramente gostam de frutas. Eles não estão mais em condições de perceber suas delicadas nuanças de sabor e preferem uma alimentação mais rude, com condimentos mais fortes. Quando consideramos o aumento do uso de condimentos e aromatizantes ao longo dos últimos 200 anos, o resultado é uma sobreexcitação que, por outro lado, corresponde à perda de nossa capacidade de percepção do gosto. Como toda época de restauração, toda cura através do jejum implica também em um novo começo, e mostra como somente uma pequena quantidade de material gustativo é necessária quando se tem a capacidade de percepção intacta. O excesso de condimentos a que estamos acostumados corresponde ao nosso estado normal de sobreexcitação e à tentativa convulsiva de dar à vida um pouco mais de tempero por esse meio. Por outro lado, os aromatizantes artificiais correspondem a uma necessidade genuína, pois até mesmo o paladar mais embotado deve perceber como tudo se tornou insípido. Baseados em nossa cultura de adubo artificial e estufa, fizemos com que a Mãe Natureza se movesse e agora ela sempre nos fornece tudo aquilo que queremos em qualquer momento. Mas ela nos dá somente o corpo de suas plantas, conservando a alma.[45] Externamente, os morangos e tomates são maiores e mais bonitos do que nunca, somente o sabor diminuiu de maneira assombrosa. Nós nos acostumamos e compensamos a perda de qualidade com mais quantidade ou com sabor artificial. Nossos nervos do paladar adaptaram-se a isso. Agora são necessárias "coisas fortes" e grandes concentrações para agradar minimamente. Nosso sentido do paladar mostra que temos cada vez menos de cada vez mais.

Isso é confirmado também por nosso entorno. O que fizemos de nós e de nosso mundo não é absolutamente compatível com o bom gosto e corresponde na verdade a uma perda de gosto. Herman Weidelener remete a catástrofe do Ocidente ao fato de que separamos o idioma do gosto, embora ambos estejam unidos inseparavelmente na língua. A boca dos ocidentais deveria estar na testa, já que é quase sempre seu cérebro e quase nunca seu gosto que fala. Ainda assim, receitamos para nosso idioma a mesma cura de grosseria que recomendamos para nossas papilas gustativas. Visto desse modo, um aperfeiçoamento da sensação do idioma e do paladar seria uma terapia para nossa cultura da língua e do gosto.

4

O Sistema Nervoso

O cérebro é o cerne do nosso sistema nervoso central. Ainda que seus sintomas afetem todo o organismo, eles devem ser tratados em contexto com a central, que está localizada na cabeça. O sistema nervoso é o sistema básico de informação e de comunicação do corpo. Ele regulamenta as relações entre os mais variados níveis de emissão de ordens da central e a recepção das ordens na periferia. Juntamente com o sistema hormonal, ele é responsável por todas as transmissões de informação.[46] Entretanto, as fronteiras entre as redes de comunicação do corpo não são rígidas. Elas se interpenetram, formando um sistema multidimensional. Dessa maneira, por exemplo, o sistema nervoso utiliza, em seus pontos de ligação, substâncias semelhantes a hormônios, tais como a adrenalina, a acetilcolina, a dopamina, etc., para transportar a informação através dessas pontes, chamadas de sinapses. Pode-se imaginar as sinapses como se fossem tomadas nas quais estão ligados diversos circuitos elétricos. O sistema nervoso trabalha sobretudo com eletricidade, enquanto o sistema hormonal pode ser comparado a um sistema de mensageiros que transporta a informação sob a forma de substâncias químicas. Nesse sentido, os nervos são os mais recentes e representam a variante que traz em si o futuro.

Diferencia-se um sistema nervoso voluntário ou sensomotor de um involuntário, ou autônomo. A parte que pode ser controlada pela vontade engloba, por exemplo, o padrão de movimentos deliberados da musculatura do esqueleto. A parte involuntária é responsável pelos nervos dos órgãos internos, que não dependem da vontade. Esse sistema nervoso das vísceras, chamado de vegetativo, contém por seu lado dois pólos antagônicos: o simpático, que poderia ser chamado também de pólo masculino arquetípico, já que é responsável pelos modos de comportamento dirigidos para o exterior tais como a luta, a fuga, o trabalho e a concentração, e seu oponente, o parassimpático ou vago, que é responsável por um leque de atividades, dos processos regenerativos da digestão à sexualidade, e que portanto pode ser considerado como representante do pólo feminino arquetípico. Os dois pólos do sistema nervoso vegetativo dispõem de diferentes substâncias químicas transportadoras que são responsáveis pela transmissão de informações entre fibras nervosas individuais. As substâncias transportadoras chamadas de adrenérgicas, tais como a adrenalina e a noradrenalina, pertencem ao sistema nervoso dos órgãos internos masculino ou simpático; no âmbito do cérebro, temos a dopamina. No sistema feminino ou parassimpático predominam as substâncias colinérgicas, sobretudo a acetilcolina.

Caso se faça uma divisão polar geral, o sistema nervoso voluntário corresponderia ao pólo masculino ou Yang, enquanto ao sistema nervoso vegetativo ou involuntário seria atribuído ao pólo feminino ou Yin. O simpático é então a parte masculina desse âmbito que é em si feminino, sendo o parassimpático o feminino do feminino.

Ao lado da subdivisão de acordo com o conteúdo, utiliza-se também uma subdivisão chamada de topográfica, de acordo com a localização espacial. Esta diferencia o sistema nervoso central, composto pelo cérebro e a medula espinhal, do sistema nervoso periférico, que consiste das sensíveis vias nervosas voluntárias e involuntárias que atravessam todo o corpo. O sistema periférico transmite ao central todas as informações que recebe do corpo e do entorno e realiza todas as reações que delas resultam. O sistema central, portanto, é responsável por tudo, mas em todos os casos conta com a colaboração dos nervos periféricos. Sem esse trabalho da periferia, a central estaria, por um lado, desconectada do fluxo de informações, e por outro, seria incapaz de expressar suas ordens.

1. Do nervosismo ao colapso nervoso

Como a comunicação é a tarefa central do sistema nervoso, os problemas nervosos sempre ocultam problemas de comunicação atrás de si. Quem se sente com os *nervos em frangalhos*, fracassou em sua comunicação. A voz popular fala de um *nó nos nervos*. Os próprios afetados, entretanto, buscam refúgio na projeção e concluem que são proprietários de uma roupagem nervosa muito sensível e que os outros acabam com seus nervos. A expressão "você me dá nos nervos" o expressa. Assim como acontece com todas as outras funções do corpo, somente tomamos consciência dos nervos quando eles causam problemas. Quem mostra os nervos deixa claro que não está bem, agindo de maneira nervosa e sentindo o entorno e suas exigências como enervantes. Quem, ao contrário, tem nervos como arames, pode se dar ao luxo de viver de acordo com o tempo, ou seja, manter-se em contato com os temas do presente. Para ele, as exigências são um estímulo nervoso bem-vindo e em vez de serem molestas, propiciam uma sensação de vitalidade. Uma tal "pessoa sem nervos" é alguém que não tem necessidade de mostrar os nervos porque está seguro de seu funcionamento até mesmo em situações de perigo. Ele tem realmente *nervos de aço*. É preciso separar aqui aquelas pessoas que não mostram os nervos porque estes, amortecidos e insensíveis, já não percebem o que realmente acontece à sua volta. A força nervosa típica reside em sua autoconfiança, e não em poupar os nervos ou tranqüilizá-los constantemente. Eles estão relaxados e calmos, até que são exigidos. Então, a tensão propicia uma ocasião para comunicar-se com o interior e também com o exterior. A pessoa nervosa é muito diferente. Em uma situação normal ela já está nitidamente tensa, e ao ser exigida chega rapidamente ao limite de seus nervos.

Os biólogos sabem que o nervosismo ocorre igualmente no reino animal, e não somente em cavalos de corrida, independentemente das exigências naturais de sua vida. Quando uma determinada espécie atinge a superpopulação e, com isso, tem seu espaço vital limitado, os animais individuais desenvolvem nítidos sinais de nervosismo, a comunicação entra em colapso e ocorrem surtos de agressão sem qualquer motivo. A falta de espaço produz a angústia (do latim *angustus* = estreito) que faz com que os fusíveis queimem. De maneira análoga, não é de admirar que cada vez mais pessoas sofram de males nervosos e angústia, especialmente nos aglomerados das grandes cidades.

Fundamentalmente, o tema da comunicação está por trás dos problemas nervosos, unicamente que nos males nervosos ele mergulhou menos profundamente na corporalidade que nos casos neurológicos. Uma pessoa nervosa não tem confiança em poder convencer o entorno de si mesma e de seu valor. Ela está insegura e busca constantemente sinais que a reassegurem. Isso se torna especialmente claro quando se está diante de uma prova especialmente desgastante para os nervos, quando parece que os nervos vão arrebentar de tão tensos antes mesmo que tudo tenha começado. Tais situações são sentidas como mortais pelas pessoas de *nervos delicados*. A agitação nervosa atinge o auge pouco antes do resultado decisivo, e os afetados agem de maneira totalmente *enervante*. Antes da prova dos nervos, o menor ruído ou um atraso mínimo, qualquer coisa lhes dá nos nervos. Justamente neste momento, em que tudo depende do bom funcionamento de seus circuitos, estes parecem não estar à altura da tarefa e dão a sensação de que vão saltar para fora da pele. Isso pode explicitar a desproteção que se sente e mostra como se está próximo de usar os nervos como desculpa.

No comportamento tipicamente nervoso, impregnado de inconstância e inquietação, mostra-se o desejo de estar em comunicação com tudo ao mesmo tempo. Na maioria das vezes, então, a hierarquia que existe nas estruturas de comunicação entra em colapso e coisas relativamente pouco importantes passam para o primeiro plano enquanto outras coisas mais substanciais caem vítima da perseguição frenética. A pessoa nervosa corre atrás dos acontecimentos e não é raro que se sinta atropelada e superada por eles. Ela, com seu ego e sua necessidade de que tudo gire a seu redor, encontra-se no meio desse círculo vicioso. Nessa situação de insegurança e com os nervos totalmente hipertensos, os afetados *rodam* e sofrem um colapso nervoso.

E então tudo, de fato, gira em torno deles. Eles atingiram seu objetivo, ainda que somente no nível médico, à base de extorsão física. A terapia simples e efetiva tenta mantê-los afastados de todas as coisas às quais eles atribuem demasiada importância para que obtenham paz no exterior e, sobretudo, no íntimo.

O diagnóstico de colapso nervoso corresponde a um colapso do trânsito no horário de pico. Os antecedentes, a evolução e o resultado são comparáveis. Quando todos os automóveis querem ir a toda parte, rapidamente e ao mesmo tempo, desobedecendo por essa razão às regras do trânsito, logo ninguém vai mais a parte alguma. É provável que todos os motoristas, individualmente, tenham razões de peso. Mas quando o cruzamento foi bloqueado, o trânsito não anda mais. Instaura-se a calma, ainda que sobre um nível altíssimo de *stress*. A tentativa de auto-ajuda do corpo transcorre de maneira semelhante, já que ele igualmente trata de conseguir paz quando atinge o ápice da tormenta nervosa. Esta calma forçada tranqüiliza as estruturas sobrecarregadas, contribuindo assim, substancialmente, para o conseqüente desembaraço do emaranhado que se havia instaurado. Nem as ruas nem as vias nervosas foram seriamente danificadas com esse colapso. Em ambos os níveis, o colapso do trânsito assemelha-se à queima dos fusíveis em um curto-circuito elétrico. Mas isso impede também danos mais profundos no âmbito nervoso.

Neste sentido, o colapso nervoso é a própria terapia. Ele põe fim a um estado forçado, colapsando as comunicações com o entorno e isolando o paciente. Ao chegar ao estágio de emergir para o mundo exterior, ele sinaliza de maneira expressiva que isso não pode continuar assim em sua vida. Ele não pode manter tal quantidade de contatos externos e obrigações. Aqui, a tarefa torna-se muito nítida: trata-se de abandonar a luta no exterior, encontrar-se de novo consigo mesmo e estabelecer contato com o próprio centro. Só então tem sentido retomar lentamente o contato com o exterior.

O estado precedente de desequilíbrio nervoso devido à angústia de estar perdendo algo e não estar participando de algo em algum lugar mostra, àqueles que querem dançar em todos os casamentos, seus limites, mas também oportunidades. A tarefa de aprendizado é, aqui, estabelecer contatos não somente com o exterior mas também, e sobretudo, com o íntimo. Se o afetado está permanentemente à procura daquilo que é mais importante no exterior em um determinado momento, sua tarefa é contatar aquilo que é mais importante no interior, com o próprio coração, portanto. Os sintomas – da taquicardia à síncope – que surgem nesse contexto, apontam nessa direção. Mais contato com o comando central da consciência também poderia ser necessário, tal como o comprovam os bons resultados obtidos pelas excursões guiadas. Dessa maneira, os pacientes têm acesso à paz e à calma que reina no centro de cada ser humano. Eles constatam que a busca de contato refletida no nervosismo é uma caricatura da busca de união interna com o próprio centro. A frenética busca de reconhecimento é substituída pela amabilidade interna, e a partir daí desenvolve-se uma sensação de centralidade e comunicação genuína. Esta, entretanto, não tem somente uma proximidade idiomática com a comunhão, a ligação de meio com meio, ou seja, de coração com coração.

Perguntas

1. Meu padrão de comunicações tem reservas ou eu estou à beira de um colapso nervoso devido à sobrecarga contínua?
2. Eu mantenho contato com os temas candentes de minha vida? Ou uso justamente os "nervos fracos" para esquivar-me deles?
3. Em que circunstâncias sinto meus nervos? O que me dá nos nervos? A quem eu permito passear por eles?

4. Tenho espaço suficiente para me abrir ou sinto-me apertado?
5. Como andam minha autoconfiança e a segurança em mim mesmo? Eu disponho delas ou tenho de demonstrá-las o tempo todo?
6. Eu encontro / suporto tranqüilidade dentro de mim? Eu a preservo suficientemente?
7. Os objetivos que tenho diante dos olhos são meus mesmo, e são realizáveis? Ou minha vida se dirige a um colapso devido à sobrecarga?

2. Comoção cerebral

Tanto no que se refere ao surgimento como também em relação à interpretação, este sintoma tem uma certa semelhança com a fratura do vômer. O afetado foi longe demais e recebeu um golpe na proa. Como o nome indica, o cérebro é abalado, sobretudo o daquelas pessoas a quem *nada mais pode abalar*. A cabeça registra a comoção que os afetados não admitem no âmbito anímico-espiritual. O trauma está dado de antemão, quase sempre uma queda. Ainda nos ocuparemos de seu simbolismo profundo quando tratarmos das fraturas de braço e de perna. Expressões tais como "quanto mais alto, maior a queda" mostram que se trata freqüentemente de corrigir um rumo errado, no qual o afetado "leva na cabeça". Eles quiseram subir alto demais e são retidos rudemente.

Os sintomas individuais da **comoção cerebral (Commotio)** falam uma linguagem clara. A dor de cabeça é testemunha de tentativas agressivas de ir de cabeça contra a parede. A tontura subseqüente fala sem rodeios que se pressupôs algo, que se partiu de pressupostos equivocados ou que houve uma supervalorização de si mesmo. Enjôos e vômitos mostram que o corpo deve voltar a se livrar o mais rapidamente possível da problemática que quer pôr para fora. Na linguagem do estômago e do intestino, isso quer dizer que não é possível assimilar a última experiência que se vivenciou. Uma perda de consciência, ainda que curta, é parte da comoção cerebral e dá a entender que alguém, por um curto espaço de tempo, abandona a responsabilidade pela própria vida. A chamada amnésia retrógrada indica quão pouco o afetado se lembra da marcha dos acontecimentos que levaram ao acidente. Torna-se evidente aí ainda uma ampla negação da responsabilidade pelas próprias ações. A pessoa se furta à responsabilidade, expressando assim, que é melhor que outro assuma o volante. Trata-se de uma tática facilmente detectável que transcorre aqui de forma inconsciente.

No degrau seguinte da escalada, a **contusão cerebral (Contusio)**, os sintomas são ainda mais fortes, e outros novos, bastante graves, somam-se a eles. O cérebro, envolvido por um líquido aquoso que amortece os golpes da melhor maneira possível, é abalado tão fortemente que os amortecedores falham e sangramentos e compressão de tecidos surgem no local do golpe ou choque, e também do lado oposto. A perda de consciência é profunda e pode chegar ao coma. Edemas com a subida da pressão cefálica, ataques epilépticos e perturbações da regulação da respiração e da temperatura são algumas das complicações possíveis. Somam-se a isso diversas deficiências tais como agnosia, a incapacidade de reconhecer, apraxia, a perda da habilidade, e afasia, a perda da linguagem, perturbações da memória e do sentido de orientação bem como deficiências psíquicas, de perturbações da motivação à perda de sensações, da tendência a falar sozinho até às alucinações. Esses sintomas, por um lado, arrancam o afetado da vida cotidiana, e por outro forçam à luz da consciência conteúdos até então reprimidos. Suas mensagens falam por si mesmas. Tendências reprimidas e não vivenciadas aproveitam o momento favorável, o colapso das defesas por meio do violento abalo, para chamar a atenção sobre si.

Evidentemente, os afetados se depararam com um limite definitivo, que eles não podem ultrapassar assim sem mais nem menos. Ao contrário, eles terminaram sendo contundidos ao tentá-lo, precisando aprender novamente desde o começo e progressivamente, como crianças, a ocupar-se dos afazeres cotidianos e a assumir a responsabilidade sobre si mesmos. O sintoma os atirou de volta ao nível da infância, mostrando com isso a tendência de regressão dos afetados. Mas ele também oferece a oportunidade de um novo começo. A audácia, que muitas vezes levou aos acidentes, vem muito a propósito no âmbito anímico-espiritual.

A tarefa de aprendizagem é viver em sentido figurado tudo aquilo pelo qual o corpo passou. Dessa maneira, outros traumas físicos semelhantes tornam-se supérfluos. No caso de uma queda, trata-se de desmontar do alto corcel e deixar-se comover em sentido figurado, viver a coragem demonstrada fisicamente no âmbito anímico-espiritual e, aqui, ousar ainda mais. É válido admitir a própria impotência e perda de consciência e por uma vez abdicar da responsabilidade para voltar a assumi-la pouco a pouco conscientemente. Na nova orientação que se apresenta está a oportunidade de um novo começo.

Perguntas

1. Onde eu bloqueio comoções anímico-espirituais?
2. De que caminho o acidente me tirou?
3. Onde eu demonstro a coragem externa e a prontidão para o risco que me faltam internamente?
4. Onde eu me enganei, ou seja, onde me contundi? Onde minha corrente de vida precisa de uma nova orientação, um novo começo?
5. A respeito de que eu deveria baixar a bola e pisar terreno que eu possa ver?
6. Onde eu deveria abdicar da responsabilidade exterior para assumi-la interiormente?

3. Meningite

Na meningite inflamam-se as membranas que envolvem protetoramente o cérebro. Ela constitui portanto uma guerra, no nível mais elevado, contra as forças femininas de preservação. Não é raro que o sucesso termine afetando o cérebro e se transforme em uma **meningo-encefalite**. Tanto a meninge mole (*pia mater*) como a meninge dura (*dura mater*) são atingidas. Várias bactérias, bem como vírus, podem participar da encenação do conflito que se estabelece ao redor da central de comando. Agentes infiltrados empreendem uma violenta batalha contra o sistema de defesa do corpo que, como em toda inflamação, é travada sem levar as perdas em conta e com as armas mais pérfidas. Neste caso, trata-se certamente de uma guerra para salvar a própria cabeça, no sentido mais verdadeiro da palavra. Os sintomas, amplamente subjetivos e não-específicos, indicam que se trata de um quadro menos individual. Trata-se da vida e da sobrevivência em si mesmas.

São principalmente os recém-nascidos e as crianças pequenas que são afetados pela doença primária, dando a impressão de que ainda estão lutando para sua entrada definitiva nesta vida. A cabeça, superdimensionada nessa idade tão tenra, torna-se, pela segunda vez após o nascimento, o cenário de uma luta que põe em perigo a própria vida. Assim como um posicionamento transversal antes do nascimento indica que essa criança está atravessada e não participa com tanta facilidade do jogo da vida, aqui também ganha expressão uma certa resistência. A cabeça da criança, já em si superdimensionada, incha ainda mais, já que a pressão encefálica aumenta devido ao maior influxo de água. A macia moleira fica abaulada. A longo prazo, há a ameaça de uma hidrocefalia, trágico símbolo da ultra-enfatização do pólo masculino superior. Presumir um problema de ego ou de cabeça em um estágio tão precoce, tal como encarnado por um "cabeça-dura", parece que é ir longe demais. Mas no campo das experiências com a terapia da reencarnação, incluídos o nascimento rotineiro e as fases pré-natais, tais resistências tão precoces e desentendimentos agressivos quanto à entrada na vida que se apresenta são absolutamente cotidianas. Simbolicamente, a criança oferece mais resistência em relação à nova vida que em relação à obscura mãe primordial, de cujo útero ela acaba de liberar-se. Ela transfere para o palco do corpo a luta contra as forças da mãe primordial que a querem reter. Hécate na mitologia grega, Kali na indiana, essa deusa sangüinária se vale de recursos típicos em seu trabalho. O influxo de líquido provocado pela inflamação pressiona o tenro cérebro contra a dura parede do crânio. Caso o osso ainda possa ceder, há a ameaça de hidrocefalia, e caso seja tarde demais para isso, os tecidos do cérebro são atingidos, com conseqüências que vão de lesões cerebrais à debilidade mental.

Ao contrário de outras inflamações que ocorrem em espaços corporais que têm a capacidade de se expandir, o acúmulo de água que ocorre em qualquer processo inflamatório desempenha aqui um papel tão destacado porque, com a idade, o duro crânio estabelece fronteiras rígidas que não cedem com a pressão. O embate entre o volume crescente de água, que exerce pressão sobre o cérebro e ao mesmo tempo o comprime, e a resistência oferecida pelos ossos do crânio, é vivenciado pelo paciente como dor de cabeça.

Em adultos, o sintoma surge principalmente como doença secundária. Quando, por exemplo, uma tuberculose se estende pelas meninges, a luta fundamental sofre uma escalada ao nível mais alto e transforma-se em luta pela sobrevivência. Nos últimos anos passou-se a falar da meningo-encefalite como uma perigosa complicação em casos de *zeckenbissen**, tendo feito com que muitas pessoas perdessem o gosto pela natureza. Os minúsculos parasitas sugadores de sangue, inofensivos há até algumas décadas, poderiam ser vistos como a pérfida resposta da natureza às violações que sofre. A Mãe Natureza faz com que sintamos seu poder, já que dispõe de bilhões dessas pequenas tropas na terra, na água e no ar e pode, aparentemente, desprovê-las de seu caráter inofensivo a seu bel-prazer, transformando-os em inimigos do ser humano.

Os sintomas da meningite giram ao redor da cabeça e suas dores, sendo afetadas também as membranas da medula, surgindo freqüentemente males semelhantes aos da gripe. No que se refere aos sintomas gerais surge, por um lado, irritabilidade, e por outro, falta de motivação que chega à apatia e à sonolência. A irritabilidade explicita a agressiva situação básica em que o corpo se encontra, freqüentemente ilustrada pelo chamado opistótono, o erguimento do paciente enquanto está deitado. O paciente é sacudido, como se uma grande força quisesse despertá-lo para que lute pela vida. A mandíbula travada mostra a incapacidade de se defender e revidar. O mecanismo de agressão representado pela mandíbula está paralisado no mais alto nível de tensão. A hipersensibilidade, chamada de hiperestesia, deixa entrever como a pele, em seu papel de fronteira externa, está irritada. Enquanto a batalha é travada ao redor do escudo protetor do cérebro, no mais alto nível da cabeça, a camada protetora do corpo está no mínimo em estado alerta máximo.

Por outro lado, sintomas como a apatia mostram quão pouco os pacientes estão dispostos a conduzir conscientemente a luta por sua própria vida. Ao contrário, a sonolência demonstra, no mais profundo sentido, como eles passam a própria vida dormindo. O sono, como irmão caçula da morte, parece levar a melhor em relação aos esforços de libertação da mãe primordial. A cabeça, capital do corpo, precisa deitar-se, e o cérebro, seu comando central, ameaça voltar a mergulhar nas águas do mar primordial. A total falta de apetite indica que o afetado perdeu ou nunca teve apetite pela vida, e talvez também quão pouco saborosa é a atual situação de sua vida. Os delírios dispensam interpretações, expressando de maneira muito direta a temática inconsciente que até então ficara para trás. A qualidade das torturantes dores de cabeça vão do latejar e das pontadas até a sensação de que a cabeça vai rachar. Elas quase sempre são de uma intensidade tal que os pacientes acham que não vão poder agüentá-las e temem perecer devido a elas. Parece que a cabeça vai explodir.

Tal ameaça surge quando o proprietário adiou por um tempo demasiado longo ou nunca esteve disposto a conquistar seu espaço vital, mostrando como este ficou estreito. Isso é válido também para os recém-nascidos, que têm de deci-

---

* Trad., ao pé da letra, "picada de carrapato".

dir entre a vida neste mundo ou o retorno à Grande Mãe. O espetáculo infernal no comando central superior reflete a situação não admitida da consciência. A expressão "eu poderia arrebentar de..." a explicita. Muitos pacientes têm realmente a sensação de que seus crânios vão rachar a qualquer momento, de que a cabeça tem de se abrir para cima de maneira a livrar-se da insuportável pressão. De fato, aqui já estão refletidas as alternativas do paciente: eles podem escapar para cima e abandonar o corpo ou vencer a escura e esmagadora torrente e livrar-se de seu cerco. O decorrer da sintomática mostra as *derrotas* que se estão preparando na guerra pela auto-afirmação. Os pacientes não têm condições de manter a cabeça alta e devem deitar-se ou, de alguma maneira, prostrar o corpo. No chamado opistótono, a hiperextensão da coluna vertebral, eles certamente encarnam uma última rebelião. Curvar ainda que minimamente a cabeça ou o joelho lhes é doloroso. Eles então permanecem deitados com a cabeça enterrada no pescoço, o queixo esticado para cima, atormentados, mas ainda assim arrogantes. A postura revela pouca humildade e a inflamação, quão pouco eles por outro lado estão preparados para lutar conscientemente. Seu olhar dirige-se para cima, para o teatro da guerra ou, por cima dele, para o céu, para aquele âmbito em direção ao qual eles ameaçam escapar. Há uma boa chance para sua vida a partir do momento em que eles decidem lutar por ela. Somente então a luta física pode esmorecer.

O sintoma está associado a febres altas, que mostram como neste conflito se está jogando tudo e teve lugar uma mobilização geral. A capacidade de defesa do organismo mais que duplica a cada grau de febre, enquanto a apatia anímica aumenta. Os pensamentos começam a se torcer, chegando a delírios febris, e não é raro que os pacientes vivenciem sua luta infernal como se estivessem no cinema, ilustrada por imagens internas de uma força simbólica impressionante. Protegidos por este velar da consciência, eles podem observar com distanciamento interno aquilo que lhes seria insuportável em seu estado de consciência normal.

Sintomas como a pressão cerebral aumentada mostram as tensões a que a central está sendo submetida e como sua comunicação apresenta-se abafada. Nem os adultos nem os pequenos pacientes podem impor-se e dar atenção a suas vontades. Segundo o padrão, toda inflamação leva a inchaços devido ao influxo de água dos tecidos, só que aqui não há saída para o fluxo de água. Nos adultos desenvolvem-se as chamadas papilas congestionadas, uma inchação no ponto de saída do nervo óptico na retina do olho, o que em casos extremos leva à cegueira pelo estrangulamento do nervo óptico. Nos bebês, a moleira, uma região na parte anterior do crânio que ainda não está recoberta por ossos, torna-se abobadada. As ameaçadoras complicações são o edema cerebral no primeiro caso, e a hidrocefalia no segundo. No bramir da guerra, tanto relativo à alma (água) ficou pelo caminho que ameaça sufocar as estruturas centrais de comunicação. De forma semelhante a como as meninges previstas como proteção transformam-se em ameaça, o líquido encefálico também se converte em um perigo. Condicionado pela inflamação, ele aumenta cada vez mais e literalmente esprime o cérebro.

Quando a guerra se alastra da meninge protetora para a própria matéria encefálica, sob a forma de **inflamação cerebral** ou **encefalite**, representa quase sempre uma luta de vida ou morte. O objetivo final desta guerra é a coroa da criação, o cérebro. As baixas mais ou menos elevadas apontam para a direção ameaçadora. A turvação mental, que chega à perda da consciência, já confronta o afetado com a sensação de ser ou não ser. Nesse estágio, a ligação com o corpo torna-se mais frouxa e há fases em que a consciência pode liberar-se do corpo. Essa guerra pode destruir a base de comunicações e deixar baixas atrás de si.

No que se refere às meninges, trata-se da proteção da base da vida, enquanto com o fluxo crescente de liquor e o cérebro que recua temos a luta das polaridades. De um lado a matéria-prima de nosso intelecto, do outro a feminina água (da inflamação). Em todas as fases da vida, trata-se aqui de encontrar o único remédio com o qual a vida é compatível. O sintoma mostra em primeiro lugar como o muro protetor ao redor do centro da vida é inseguro e disputado e, em segundo lugar, que se atingiu um ponto de desequilíbrio entre as energias feminino-aquáticas e as masculino-fogosas. A guerra candente pelo domínio do corpo brame, por um lado, entre agentes causadores e defesa, e por outro entre as energias regressivas da escura mãe e as luminosas energias mentais, cujo ímpeto as levam para diante e para cima.

Nos adultos, o aumento do influxo de líquido é freqüentemente uma compensação para uma situação anímico-espiritual inversa, um intelecto seco e dominante. Neste sentido, a tarefa de liberação estaria em um "pensamento sensível" que ligasse a energia feminino-aquática do sentimento com a seca espiritualidade do intelecto pensante. Em recém-nascidos, a interpretação natural é a que vê o aumento de líquido como sendo a representação da luta primordial entre o escuro reino das mães e as ambiciosas energias espirituais. De acordo com nossa natureza, polarizada para a sobrevivência, apoiamos o ardente e febril lado masculino que anseia por uma solução e desejamos aos recém-nascidos que empreendam uma luta encarniçada contra as forças escuras e vençam.

Destaca-se nos sintomas uma dupla tarefa de aprendizado para os adultos. As mortais dores de cabeça, em que parece que a cabeça vai arrebentar, expressam a incompatibilidade das soluções. Por um lado, as energias femininas querem saltar para a vida com o aumento do fluxo de líquido encefálico. Por outro lado, o agressivo-masculino impõe-se ainda mais. Trata-se de travar a guerra na instância mais alta, de explodir onde é necessário, de responder pelo próprio caminho, de assumir aquilo que nos oprime. Trata-se naturalmente da água feminina, que oprime o afetado de maneira muito concreta. A hiperextensão das costas expressa a exigência de aprumar-se, de desenvolver o orgulho e a consciência de si mesmo e olhar para a frente. No que a isso se refere, poucas coisas são tão apropriadas como os impulsos dos próprios pensamentos e seu livre fluxo criativo, tal como se dá de forma não redimida nas fantasias dos delírios febris. A mistura de pensamentos, imagens, emoções e sensações reivindica seu direito à vida consciente.

"A guerra é o pai de todas as coisas", segundo a formulação de Heráclito. Ele evidentemente tinha em mente o deus da guerra, Marte, e seu princípio primordial. Exige-se do paciente com meningite ou encefalite que faça valer em sua vida esse conhecimento imemorial. Marte representa todas as formas de energia e pode ser liberado, por exemplo, por meio da coragem e de uma postura dinâmica. Aqui seria o caso de ter a coragem para assumir os primeiros passos que se dá na vida e de defender com ferro e fogo os ideais que daí surgem. Abordar inflamadamente os temas centrais da vida em vez de permitir uma guerra infernal na central. Melhor esquentar o inferno do entorno que fazer da cabeça palco para uma candente guerra infernal. E é melhor abrir-se para os temas candentes, excitar-se internamente e até mesmo deixar-se provocar que abrir-se para agentes causadores perigosos, deixar seu órgão central ser provocado por eles e transformá-lo em campo de batalha. Em qualquer caso, a luta é em torno de estruturas centrais e o objetivo é o todo.

Todas as coisas, entretanto, precisam de uma mãe, que podemos reconhecer facilmente na grande deusa que doa toda a vida e que um dia a reclamará de volta. Sem dúvida, é preciso levar em conta seu poder feminino em nossas vidas, caso contrário ela aumentará seus fluxos ou encontrará outros meios de obter respeito e reconhecimento para si. Mãe e pai devem estar juntos, e no caso da meningo-encefalite trata-se muito especialmente de unir essas polaridades fundamentais na própria vida: pode ser uma luta candente e totalmente intelectual pelo próprio mundo feminino dos sentimentos ou o desenvolvimento daquele pensamento sensível que se encontra no meio, entre a mãe e o pai, e que faz justiça a ambos. Finalmente, e não somente com os recém-nascidos, mas também com os adultos, trata-se ainda de um novo nascimento, e este é sempre uma separação entre as energias femininas conservadoras e as progressivas energias masculinas. E aqui mostra-se então também a solução que deve levar à vitória das energias luminosas sobre a escuridão. O ventre materno deve ser finalmente abandonado, não negando suas reivindicações, mas atendendo-as em um nível mais elevado.

Perguntas[47]

1. Que passos na vida tenho por diante? Onde tenho de deixar para trás o feminino primordial para descobri-lo em novos níveis?
2. Que conflito de vida ou morte eu recusei?
3. Que tema relacionado aos sentimentos me coloca sob pressão e ameaça explodir o centro de meus pensamentos?
4. Até que ponto estou preparado para ir conscientemente atrás do *todo* e lutar por ele? Posso ver nele também o feminino-sentimental?
5. Em que estou fundamentado? Sofro de teimosia ou de peso na cabeça?
6. Até que ponto posso empinar minha espinha, erguer a cabeça e seguir meu caminho?
7. Ainda tenho entusiasmo suficiente para, com toda a energia, assumir a realização de meu sonho de vida?

4. Sintomas neurológicos

Ao contrário dos sintomas de males nervosos, a origem aqui está em modificações concretas dos nervos. Diferentemente da contusão cerebral ou da meningite, eles são de natureza crônica. Neste ponto, deve-se concluir que as perturbações são mais profundas e já vêm durando mais tempo. Além dos grandes sintomas, a esclerose múltipla e a epilepsia, é possível diferenciar dois subgrupos: as perturbações da chamada via piramidal, responsável pela coordenação dos movimentos subordinados à vontade, e as perturbações das vias extrapiramidais. Sendo uma estrutura abrangente, a via piramidal é responsável também pela inibição dos reflexos musculares e pela redução de seu estado de tensão. Dessa maneira ela, desde cima, mantém sob controle a vida própria dos músculos. Caso haja uma interrupção da via piramidal, essa inibição desaparece e surgem paralisias espásticas. A maior parte das fibras nervosas da via piramidal cruza para o lado oposto na altura da base do crânio. Por essa razão, perturbações circulatórias ou coágulos que ocorrem em seu âmbito, como em um derrame, por exemplo, causam problemas no lado oposto.

O chamado sistema extrapiramidal é responsável pela regulação da tensão dos músculos, por movimentos involuntários e coordenados, pela regulação do equilíbrio e da postura corporal. Em casos de perturbações, pode-se destacar dois subgrupos:
a) As síndromes rígido-hipocinéticas, que levam à diminuição dos movimentos e à rigidez, como por exemplo o mal de Parkinson;
b) As síndromes hipercinéticas, com seus padrões característicos de movimentos incontroláveis. Pode-se mencionar aqui a coréia e dois sintomas raros: a atetose, com contorções semelhantes às de um verme, e o balismo, com seus movimentos giratórios.

Mal de Parkinson

A doença de Parkinson é o sintoma neurológico mais freqüente da idade avançada. Afetadas são as vias extrapiramidais, que trabalham independentemente da vontade. Segundo foi comprovado pela medicina, trata-se da deficiência de uma substância transmissora entre as conexões nervosas adrenergênicas, o neurotransmissor chamado de dopamina, no centro do cérebro. Trata-se portanto de uma deficiência no pólo masculino do sistema nervoso central. A conseqüência é uma sobrecarga do pólo oposto, do chamado sistema colinérgico, que é atribuído ao pólo feminino.

Os sintomas resultantes traçam um quadro nítido em que logo chamam a atenção a máscara inexpressiva do rosto e a rigidez geral. Todos os movimentos tornam-se mais lentos, e estão ausentes os movimentos secundários tais como o balanço dos braços quando se caminha. A fala é baixa, entrecortada e monótona. O típico tremor, que se manifesta especialmente quando o paciente está imóvel, contrasta com a pobreza de movimentos. Assim que o paciente executa um movimento em direção a um objetivo o tremor diminui ou cessa completamente. O caminhar se dá, de maneira característica, por meio de passos curtos e arrastados, o tronco parece querer adiantar-se à parte inferior do corpo, o que forma uma tendência de precipitar-se para diante e para o lado. A tendência das pernas de falhar inteiramente de maneira abrupta reforça o perigo e, como os outros sintomas, não pode ser influenciado voluntariamente. Toda a postura do paciente é inclinada, como a de alguém curvado, se não abatido, pelo destino. Até mesmo a caligrafia assume essa forma, as linhas caindo para a direita e para baixo, as letras dentro das linhas tornando-se cada vez menores, de tal maneira que a medicina fala de micrografia. Somam-se a isso sintomas vegetativos tais como salivação, surtos de suor e, ligado a isso, a típica "cara engordurada". Observam-se ainda perturbações da pele e um arrefecimento da atividade sexual. No âmbito anímico, há uma oscilação entre a boa disposição e fases melancólicas.

O sintoma praticamente só surge na idade avançada e especialmente em homens que viveram suas vidas de maneira muito ativa e sob grandes exigências, de preferência entre intelectuais. A medicina diferencia várias formas, em que a história da gênese da variante mais freqüente, o chamado parkinsonismo primário, também chamado de *Paralysis agitans*, não tem explicação. O nome "paralisia agitada" deixa bem claro qual é o dilema do afetado: através da paralisia, seu compromisso nervoso perde o significado. Há ainda os grupos menores da síndrome de Parkinson secundária, que surgem a partir de uma esclerose cerebral, de uma intoxicação, após uma encefalite ou provocada de maneira medicamentosa através de neurolépticos.[48] Uma variante mais rara é a doença dos boxeadores, evidentemente provocada pelas numerosas "comoções cerebrais", tal como a que atingiu o ex-campeão mundial dos pesos pesados Muhammed Ali.

Seguindo o lema "a doença mostra sombras", pode-se concluir que os afetados não vêem a rigidez em sua expressão e em seus movimentos por muito tempo, até que o corpo faz com que não possam deixar de ser vistos. Eles vivem como se estivessem paralisados de susto, sem admiti-lo para si mesmos. Eles não movem um só músculo da face. A medicina fala de "amimia", a ausência total da expressão natural do rosto. O paciente evidentemente aprendeu a não permitir que se note qualquer reação sensível. Seu rosto congelou-se em uma máscara que, em muitos aspectos, lembra uma máscara mortuária. Quando a isso se soma a rigidez da parte superior do corpo, nitidamente aproximando-se do típico *rigor*, temos a impressão de estar diante de um morto em vida, de um zumbi. Pelo menos, a redução de todos os movimentos que acompanham a vida natural deixa claro um desenvolvimento em direção ao *rigor mortis*.

Rigidez cadavérica em vida — no caso do estadista chinês Mao Tsé-Tung, essa imagem de horror tornou-se uma realidade macabra, sendo transformado no fim da vida em um monumento político vivo pelos que o cercavam. Condenado à total imobilidade pelo mal de Parkinson, ele ao final não podia nem mesmo falar. Mas mesmo como estátua viva ele continuava determinando a vida da China, presente como modelo em todas as partes e em todas as bocas, ainda que sua boca há muito expressasse somente a mudez naquela posição ligeiramente aberta que é típica nos pacientes do mal de Parkinson.

Além da voz que vai pouco a pouco falhando, outras funções do corpo deixam claro que se trata de um declínio, que as forças estão sumindo. Pode-se mencionar aqui a tendência de precipitar-se para a frente, que se reflete também na escrita. Juntamente com a paralisia que tem por objetivo a morte, expressa-se ainda no sintoma um medo profundo, que domina o paciente assim que ele se congela na imobilidade. Eles não tremem de uma maneira sensível, como folhas ao vento, são movimentos violentos. Esse tremor grosseiro, como foi dito, somente diminui quando eles empreendem alguma atividade. Totalmente rígido e inexpressivo na cabeça e no corpo, os movimentos trêmulos mostram como a inatividade é angustiante e problematicamente sem sentido. Aqui está a raiz *para* o nome "paralisia trêmula". Realmente paralisado e imóvel, é o medo que ainda busca o movimento. É notável tratar-se em sua maioria de pessoas que se impõe a exigência de mover algo no mundo. O sintoma mostra a elas quão pouco elas se põem em movimento em sua realidade interna, em comparação com suas exigências, e sobretudo quão pouco movimentada é sua vida anímica, cuja rigidez e paralisia estão agora encarnadas. Além do medo, manifesta-se no tremor uma certa comoção, em que os pacientes podem ser também totalmente tomados pelo medo. Nesse contexto, é interessante lembrar que o estudioso de psicossomática Georg Groddeck observou um aumento da incidência de epilepsia durante os anos da Primeira Guerra Mundial.

Coloca-se a questão: por que essa pessoa é sacudida, ou por que ela se sacode? Nós, por exemplo, nos sacudimos involuntariamente quando saímos da água fria, para livrar-nos do frio e da umidade. Treme-se de medo e dessa maneira, por exemplo, tenta-se sacudir para longe de si a morte próxima ou outros perseguidores. Às vezes treme-se de horror, após ter-se vivenciado algo correspondente. Os afetados querem, evidente e inconscientemente, sacudir de si e livrar-se de algo que eles transformam em angústia e medo. A princípio eles tremem, no final eles se vêem paralisados. Estudando a história da vida dos pacientes de Parkinson, tem-se a impressão de que eles querem livrar-se é da experiência de sua própria realidade. Seus corpos inertes e seu entorno igualmente inerte parecem-lhes absolutamente importunos. Impõe-se novamente a imagem do "Presidente Mao", que uma e outra vez viu naufragar seus grandes e ousados pensamentos nas inertes massas da China.

A paralisia como o oposto de ser sacudido é somente aparente. Ela faz com que o afetado se torne consciente de quão imóveis e inflexíveis eles são no fundo de suas almas, apesar de todas as coisas impressionantes que eles sempre se esforçaram por colocar em movimento. O corpo os força ao conhecimento de que são incapazes de adaptar-se às transformações mais necessárias para a vida. Quando atinge a respiração, a paralisia torna-se a causa da morte. A respiração paralisada encarna a comunicação paralisada em um duplo sentido já que, depois da pele, os pulmões são nosso segundo órgão de comunicação. Eles são responsáveis pela admissão de energia. Tenhamos em vista o oxigênio responsável pelos processos de oxidação necessários para a vida ou, segundo a concepção oriental, o prana, a energia vital: em ambos os casos a provisão de energia paralisa-se com a paralisia da respiração. O sintoma deixa claro que não há mais nenhuma energia vital entrando no corpo. A linguagem está estreitamente ligada aos pulmões como órgãos de comunicação, já que ela se baseia na modulação do fluxo de ar expirado. Os problemas de linguagem que vão aumentando com a evolução da doença refletem igualmente a perturbação da comunicação. A voz não somente se torna mais fraca, mas também entrecortada. Quando as palavras não estão mais ligadas, desconectam-se de seu conteúdo e a *comun*icação já não estabelece mais nenhum tipo de comunidade.

O outro órgão de comunicação, a pele, é igualmente afetado, basta pensar na chamada seborréia e, em conseqüência, no rosto "engordurado". O suor de medo que cobre permanentemente o rosto dos pacientes pode expressar o continuado medo da morte. Por outro lado, poderia representar também o esforço que eles, com *o suor de seus rostos*, fizeram para conseguir alguma coisa neste mundo. Finalmente, este rosto tem ainda algo de ungido e poderia indicar uma relação com o sagrado. *Christos* quer dizer o ungido, e antigamente os reis eram ungidos em sinal de respeito. Aqui também mostram-se pretensões que mergulharam nas sombras. Os afetados dão uma impressão *brilhante*, muito embora no plano corporal. O brilho mergulhou nas sombras e obtém consideração para si no corpo.

Na história da vida de afetados encontra-se freqüentemente um alto nível de exigência por realizações logradas com o suor do próprio rosto, mas junto a isso o medo de fracassar, de não conseguir nada substancial. Muitas vezes, de brilhantes feitos memoráveis resta somente o suado esforço. Na maioria das vezes o objetivo próprio mais profundo (anímico) e ao mesmo tempo mais elevado (social) não é alcançável, e mesmo quando obtém o brilho e a glória, no mais íntimo de seus seres os afetados permanecem insatisfeitos. O resultado de seus grandes esforços no exterior está escrito em suas caras, e aqui também está a chave de sua situação. Eles não mostram seu verdadeiro rosto, mas uma máscara "bem lubrificada".

De fato, justamente as pessoas que alcançam posições cobiçadas, tal como almejam e muitas vezes logram os pacientes de Parkinson, raramente estão em condições de mostrar seu verdadeiro rosto. O médico, por exemplo, deve estar sempre saudável e em boa forma, já que justamente faz parte de seu ideal estar sempre movendo-se como um raio em prol da humanidade sofredora. As próprias necessidades podem não ser suficientes para isso, ou seja, as imagens profissionais da sociedade podem ser utilizadas para não mostrar o próprio rosto e para não cumprir com a tarefa interna. Esta temática está igualmente disseminada entre advogados, políticos, etc., e outros que estão expostos ao público.

Juntamente com a tendência à transpiração, as chamadas perturbações tróficas, ou seja, de alimentação da pele, também desempenham um papel. As deficiências que surgem revelam o quanto a superfície de contato concreta com o ambiente está perturbada. A pele, como órgão que por um lado estabelece relações amáveis com o ambiente e por outro separa dele, está sendo mal abastecida e, com isso, em sentido figurado, negligenciada.

As particularidades do andar corroboram as interpretações apresentadas até agora: como foi dito, os afetados, em comparação com suas exigências, somente avançam com passos minúsculos. Eles, além disso, têm a tendência de cair para diante, pois avançam mais rapidamente com a parte superior do que conseguem seguir a realidade abaixo. O corpo demonstra a cada passo a discrepância entre o querer e o poder.

Ainda que se trate de pessoas ativas, bem-sucedidas segundo critérios externos, pessoas que fizeram tudo para demonstrar a si mesmas e ao seu ambiente o quanto tiveram de se esforçar, permanece a suspeita de que eles não conseguiram resgatar suas elevadas exigências de progresso no plano anímico-espiritual. O andar, a postura curvada e aflita são outros testemunhos, assim como a escrita, comprovando como palavra a palavra bem como passo a passo se desce a ladeira. A voz cada vez mais fraca mostra que as forças de expressão também estão diminuindo. Em sua monotonia, ela sublinha a estereotipia da expressão, e em seu caráter escandido, sua falta de compromisso. Como barômetro do estado de espírito, ela, no fundo, deixa entrever algo da resignação crescente.

A imagem de desgaste e esgotamento confere com as descobertas seguras feitas até agora pela medicina. É como se a dopamina, aquela substância transportadora adrenergênica, se esgotasse devido à hiperatividade. No âmbito da *substantia nigra*, uma área negra no cérebro, constata-se uma nítida degeneração com descoramento. A conseqüência é uma preponderância relativa do pólo feminino da atividade cerebral. O masculino, após ter sido exagerado por um longo tempo, se esgota. Os afetados são forçados ao pólo oposto, não lhes resta outra coisa a fazer além de descansar graças à paralisia e à rigidez, ainda que elas provoquem medo e tremores. O paciente somente se sente realmente bem em atividade, quando o tremor também diminui de forma imediata. Muitas das tendências forçadas pelo sintoma têm por objetivo a regeneração, inclusive o aumento do fluxo de saliva, que indica fome e atividade digestiva. Ainda que o afetado fique com água na boca à menor oportunidade, é preciso antes digerir a vida passada, cheia de hiperatividade. Neste contexto, a experiência do neuropsicólogo norte-americano Oliver Sachs é interessante: "O paciente de Parkinson capaz de mover-se pode cantar e dançar, e quando o faz, fica totalmente livre dos impedimentos causados por sua doença..."[49] As capacidades do pólo feminino, portanto, são em grande medida poupadas e permanecem abertas ao paciente.

A decrescente potência sexual é testemunho da falta da possibilidade de admitir o outro sexo e, com isso, a polaridade. A conseqüência natural é a esterilidade no âmbito concreto como expressão da deficiência correspondente no sentido figurado. É justamente neste sentido que o paciente queria demonstrar fertilidade, muitas vezes com esforços exagerados. Seu corpo lhe mostra que essa etapa se acabou.

Nos casos de Parkinson evidencia-se um problema de coordenação e de comunicação, o que é típico em um mal nervoso. A ligação entre o interno e o externo se vê tão afetada como a ligação entre o que está acima e o que está abaixo. O andar problemático trai as dificuldades de coordenação entre os planos superior e inferior, entre a realidade anímico-espiritual e a realidade física. A ligação entre o mundo dos pensamentos e a realidade é substancialmente mais problemática do que os afetados admitem para si mesmos. A fala e a escrita, possibilidades clássicas de comunicação, mostram tendências ao colapso igualmente típicas.

A discrepância entre a exigência interna e o êxito externo não é tão nítida em nenhum outro paciente de Parkinson como em Mao Tsé-Tung. Após a vitória militar sobre os nacionalistas, ele deu início à sua primeira grande campanha para reestruturar a China desde os fundamentos, o "Grande salto adiante". Ela transformou-se em um inominável fiasco que arruinou milhões de pessoas em vez de, como tinha prometido, fazer homens novos e felizes. As idéias e concepções revolucionárias não tinham qualquer conexão com a realidade camponesa da vida rural chinesa, retirando os fundamentos de sua existência. O curso da história chinesa, decididamente determinada por Mao a partir desse momento, corresponde ao curso do paciente de Parkinson Mao, ainda que naquela época a doença ainda não tivesse se manifestado. O precipitar-se para diante da parte superior do corpo é uma caricatura de sua vida. A cabeça cheia de sonhos de alto vôo precipita-se para a frente e perde o contato com a realidade material simbolizada pelo corpo. As idéias de Mao marcaram o mundo espiritual da China, mas o indolente corpo do povo não as acompanhou, e assim a campanha "Grande salto adiante" resultou em um fracasso sem precedentes. Planejada com a melhor das intenções, a gigantesca ação já mal podia ser influenciada pela vontade. Ela se encaminhava diretamente à catástrofe, assim como o andar dos pacientes de Parkinson levam à queda, contra sua vontade. Os chineses sofrem até hoje as conseqüências da última grande campanha de Mao, a Revolução Cultural. Novamente, a teoria revolucionária só podia ser imposta à realidade concreta com a mais extrema violência. Ela não exerceu qualquer efeito nos corações e cabeças das pessoas, que eram seu objetivo, porque estava ainda mais distanciada da vida real que o primeiro "Grande salto". E assim a Revolução Cultural também redundou em um terrível e estrondoso fracasso.

Mao exerceu uma influência tão profunda sobre a China, ou seja, correspondia a esse gigantesco país tão perfeitamente como espelho, que até bem depois de sua morte devido ao mal de Parkinson a China apresenta a marca desse sintoma. O rígido e imóvel aparelho de poder, que Mao nunca quis e que mesmo assim simbolizava de maneira tão expressiva e até mesmo corporal, faz fracassar até hoje qualquer tentativa de renovação espiritual. Com isso ele bloqueia o próprio desejo de Mao, a revolução permanente que mantém a sociedade em constante movimento. O patologista austríaco Hans Bankl escreve sobre a atual República Popular da China: "Um total de 9 milhões de mulheres velhas estão encarregadas oficialmente de vigiar seus concidadãos. Dessa maneira, tudo é impedido e aterrorizado: as pessoas, as famílias e a sociedade são rígidas, sua postura é forçosamente curvada, elas tremem. A linguagem tornou-se incompreensível, a comunicação com o ambiente sucumbiu. É uma trágica ironia da história que os sucessores de Mao tenham contagiado todo o povo com os sintomas de seu mal de Parkinson."[50]

Assim como acontece com outros sintomas, a síndrome de Parkinson, de maneira terrível, também permite que aflore o verdadeiro rosto, ou seja, o padrão que está por trás dos sintomas e que francamente se transforma em caricatura. A rígida máscara oleosa em lugar da vivacidade espiritual demonstrada para o exterior é um símbolo disso.

A tarefa consiste na realização libertadora do padrão expresso nos sintomas. Nesse sentido, trata-se de dar pequenos passos, não erguer muito a voz e prestar atenção aos detalhes que são exigidos. Antes da quantidade, deve-se estar atento para a qualidade, as sutilezas são de central importância, afinal trata-se sobretudo de uma perturbação dos movimentos sutis. A postura curvada e a tendência de cair sobre o próprio nariz desviam a atenção da frente para o chão. Trata-se de manter os olhos cuidadosamente na realidade física e sempre retornar a ela, ou seja, ao chão dos fatos. A escrita que vai se tornando cada vez menor desvia a atenção para o fato de que todo ímpeto inicial arrefece no curso da ação. A micrografia coloca diretamente a exigência de expressar as coisas de maneira menor e mais realista. O que no início do caminho começou tão grande termina bastante modesto. É preciso aceitar internamente esse conhecimento, expresso em cada linha escrita.

A enorme rigidez no corpo poderia ser vivenciada de forma anímica na busca correspondentemente estrita do essencial. As resistências que surgem no âmbito físico devem ser incluídas no alto vôo dos pensamentos. De acordo com seu diagnóstico de tremores e paralisia, os pacientes devem aprender o movimento e o repouso. Em vez de rigidez e paralisia, o repouso deveria introduzir-se em seus constantes esforços para diante, e se mostraria movimento anímico em vez de movimentos trêmulos no corpo. Além do medo, vibra também no tremor o deixar-se tocar, comover, que falta no âmbito anímico. O medo e a falta de espaço expressos no rosto oleoso e no tremor podem ser realizados com mais consistência no âmbito das idéias. O elemento de amplidão de altos vôos deveria ser apanhado do chão e as fronteiras da própria realidade anímica deveriam ser ultrapassadas. A pretensão de fama e honra, derrotada no rosto oleoso do paciente, seria justiçada por meio de brilhantes passos no caminho do desenvolvimento interno. *Christos*, o ungido, é propriamente um título honorífico que o Jesus histórico conquistou ao longo de seu caminho. Ele representa um desenvolvimento que, além do corpo, inclui também a alma e o espírito, que une o superior com o inferior e o interior com o exterior. Ele foi destinado àqueles seres cuja vida tornou-se sinônimo da unidade do homem e do mundo. Isso, entretanto, é a pretensão e a tarefa secretas dos pacientes de Parkinson.

Perguntas

1. Que sentimentos oculto por trás de minha cara de pôquer?
2. Que susto penetrou em meus membros? O que me faz perder a fala?
3. O medo da morte me deixa mortalmente rígido?
4. Que medo, que ambição me remove por dentro e impede a paz interior?

5. Que objetivo elevado me deixa tão inquieto e insatisfeito?
6. Como é que minha comunicação é tão descompromissada a ponto de impedir a verdadeira comunhão ao invés de criá-la?
7. De que maneira gasto minhas energias e qual objetivo me resta?
8. Onde eu exagero o pólo ativo masculino? O que devo ao passivo feminino? Como anda a criança que há em mim?
9. O que sobrou de não digerido em minha vida?
10. Onde eu fui mais pela quantidade no exterior que pela qualidade no interior?
11. Como é minha relação com a parte de cima, como ela é com a parte de baixo, com meu próprio submundo, como é a relação entre o mundo interno e o externo?

Coréia ou Dança de São Guido

Este sintoma, substancialmente mais raro em comparação com o mal de Parkinson, pertence às síndromes extrapiramidais com excesso de movimentação. Tal qual uma espada de Dâmocles, ele paira como um destino sobre o afetado desde o nascimento, manifestando-se entretanto entre o 30º e o 50º ano de vida. Herdada de maneira autossomática-dominante,[51] qualquer criança que tenha um dos pais afetado será surpreendida pelo mesmo destino. Durante um estado de dormência geral da musculatura, surgem repentinamente movimentos bruscos e na maioria das vezes assimétricos, sobretudo nos membros e nos músculos da face. Daí o nome (do grego *choreia* = dança). Soma-se a isso uma perda progressiva das capacidades conscientes, chegando até a demência. Labilidade emocional e perturbações espirituais são freqüentes. É provável que bioquimicamente, assim como no mal de Parkinson, a razão básica seja uma perturbação no intercâmbio de neurotransmissores, aquelas substâncias que transmitem mensagens entre as terminações nervosas.

O sintoma adquire sua especificidade devido à implacabilidade de seu surgimento na segunda metade da vida e o longo tempo (de deliberação) que concede a suas vítimas. É como se ele quisesse ensinar-lhes a aceitar a inevitabilidade do destino e a aproveitar o tempo concedido. O futuro ameaçador aumenta a pressão para que se desfrute o momento e se viva no aqui e agora. Não é raro que esse sintoma leve por caminhos frutíferos justamente devido à sua terrível implacabilidade. Afinal, os afetados não têm nenhuma possibilidade de evitar o "Seja feita a Sua vontade" do pai-nosso. Eles nasceram com essa tarefa e ficam sabendo disso o mais tardar quando o pai ou a mãe adoece. Isso leva muitas vezes a um questionamento precoce quanto ao sentido da vida e a ocupar-se com a temática da *religio*. A possibilidade de encontrar felicidade no mundo material é colocada em questão desde o princípio. A ligação do homem com sua origem e a relação com a unidade além do mundo dos opostos podem surgir precocemente no campo de visão. As duas perguntas centrais, "De onde venho?" e "Para onde vou?" impõem-se mais cedo do que é usual e, com elas, a tarefa de aprendizado é evidentemente, e sobretudo, o tema "destino", colocado no berço do afetado.

Quando a ameaça fatal não é aceita, resta somente a fuga desesperada diante da própria determinação. Isso pode levar a uma incrível sede de viver e à tentativa de vivenciar o máximo possível o mais rapidamente possível. Mas até mesmo com isso se aprende, no sentido da tarefa, como será demonstrado. Nesse caso, a própria juventude significa tudo e os afetados tornam-se uma franca caricatura desta sociedade, que sente de maneira similar. O zangar-se com o duro destino também está próximo, e sobretudo a projeção da culpa nos pais. A acusação de que teria sido melhor eles não terem posto nenhuma criança no mundo é uma das mais brandas e corresponde ao mesmo tempo à recomendação da medicina.

A projeção da culpa é a variante não resgatada da ocupação com a problemática da herança familiar. Nesse caso, a tarefa "transmitida" e da qual a pessoa se encarrega involuntariamente torna-se evidente. Tanto a genética como experiências da psicoterapia mostram o quanto somos os filhos de nossos pais. Ainda podemos recusar a herança legal, mas a herança genética e a anímica permanecem conosco em todos os casos.[52] Aqui emerge a pesada herança dos pais e a maldição hereditária dos antigos, entrando no jogo até mesmo o karma familiar dos hindus. Nós, modernos, gostaríamos tanto de ser novos e independentes neste mundo. É preciso então que um sintoma como a coréia infunda um terror desmesurado, comprovando dura e claramente que o contrário é verdadeiro. Antigamente também havia substitutos, já que os afetados eram considerados amaldiçoados ou possuídos. O médico George S. Huntington, de Nova York, teria decidido pesquisar o sintoma quando uma mãe e sua filha, sofrendo um ataque em público, foram xingadas por alguns transeuntes como se fossem diabos.

O desejo compreensível de, com tal destino, colocar toda a energia na juventude e apagar o tempo que começa na metade da vida corresponde não somente à valoração das fases da vida feita por nossa cultura, mas é também a expressão não redimida de um padrão vital comum às religiões e a muitas culturas: a saída para o mundo e, a partir do meio da vida, a volta, o retorno para o próprio meio.

Nesse sentido pode-se interpretar também a demência que começa com o surgimento dos sintomas e aumenta constantemente. O cérebro, em seu papel de comando central, vai lentamente abdicando de suas funções até abandonar o poder. Os pacientes desistem de toda e qualquer responsabilidade e mergulham cada vez mais na apatia até que o contato com o mundo se rompe totalmente. Através da sintomática corporal não-redimida, que corresponde a uma fuga total da responsabilidade, aparece seu lado redimido, ou seja, a tarefa de mudar de orientação e dirigir-se para dentro após a metade da vida. Pode-se reconhecer nessa retirada do interesse pelo ambiente o princípio budista da indiferença, Upekkha, tão valorizada no Oriente para o caminho do desenvolvimento. Tendo em conta a inevitabilidade do destino que recai sobre os pacientes, seria sem dúvida benéfico ater-se a essas possibilidade redimidas desde antes do surgimento da sintomática.

O sintoma mais espetacular, os movimentos involuntários semelhantes a uma dança, equivalem a descargas espontâneas de energia represada. Os afetados sofrem de uma drástica falta de tensão até que um surto de movimentos compensa de maneira exagerada o que não foi feito. Eles, no sentido mais verdadeiro da palavra, *executam* uma dança. Impõe-se a pergunta "O que deu em você?" A voz popular explica todos os casos de pacientes que vivem um surto como uma espécie de possessão. De qualquer maneira, uma grande porção de energia mergulhou nas sombras, abre um caminho espetacular no surto e, com isso, coloca o paciente automaticamente no ponto central. Ao mesmo tempo, descarrega-se a energia de uma dança explosiva. Em última instância, uma dança é uma transposição de energia e a correspondente ação manifesta em forma ritual. Os movimentos característicos de mãos e pés, especialmente, lembram posturas simbólicas tais como os mudras do sistema da yoga. No contexto da predeterminação dos acontecimentos, amplamente difundida também entre os ocidentais, surge a suspeita de que aqui foram trazidas para a vida tarefas que precisam ser vividas. Evidentemente, os afetados têm unicamente a opção de com quanta consciência eles irão ao encontro do tema proposto. Possivelmente, em um caso isolado, não se trata apenas de relíquias de seqüências de dança ritual que podem ser executadas sem a consciência do eu e sem expectativas, pois é exatamente isso o que os pacientes fazem. Evidentemente exige-se que eles coloquem sua energia à disposição para essas danças rituais. Como, entretanto, eles não têm nem consciência nem compreensão da profundidade desse acontecimento, os padrões não alcançam mais seu grau de efetividade original e repetem-se a intervalos sem obter um alívio realmente duradouro. A impossibilidade de impedi-los mostra o quanto eles são importantes apesar disso.

Em lugar de impedir e conter essas explosões de movimento, o objetivo autenticamente terapêutico deve ser animar os pacientes a ir de livre e espontânea vontade até os extremos da tensão e do relaxamento, entregar-se de corpo e alma a danças extáticas e a possibilidades profundas de regeneração, a contorcer-se e a consolar-se para dançar todas as contorções e consolações de sua alma, a fazer caretas para a vida e a deixar-se ir, enfim, a ceder ao torvelinho e ao ímpeto do próprio mundo interno. Há um modelo ritual entre os índios norte-americanos, o costume de dançar acordado o próprio sonho.

A história do cantor de canções de protesto norte-americano Woodie Guthrie e seu filho Arlo mostra como a rebelião inflamada e a devoção estão próximas em tal destino. Woodie cantava sua canção mais famosa, "This land is your land",[53] para sublevar os famintos camponeses californianos. Sua vida foi um único protesto contra a América estabelecida de seu tempo. Antes ainda de morrer de Chorea Huntington, seu filho Arlo assumiu a tradição do pai e tornou-se uma figura de culto na luta da juventude americana contra a guerra do Vietnã, pela autodeterminação e pela liberação das drogas que expandem a consciência. Mais tarde Arlo Guthrie, de cantor de protesto engajado, transformou-se em engajado pesquisador do caminho para a auto-realização.

Perguntas

1. Onde eu deixo a energia fluir? Onde eu tendo ao estancamento e à descarga explosiva?
2. Em que ponto tendo a executar uma dança que não tem nenhuma relação com a situação?
3. Em que medida encontro o meio-termo entre o repouso e a atividade?
4. Que papel desempenha a questão do sentido em minha vida?
5. Estou preparado para assumir a responsabilidade pelo meu destino?
6. Qual é minha relação com as fases da vida, juventude e velhice?
7. Que "carga hereditária" devo liberar do ponto de vista anímico?
8. Quão consciente é minha relação com os rituais? Em que medida minha vida é um ritual?

Derrame

Ocorre no derrame uma interrupção de vias nervosas centrais no cérebro que leva a uma paralisia lateral que, por sua vez, afeta um lado inteiro do corpo. Tem importância decisiva se o lado esquerdo arquetipicamente feminino ou o lado direito masculino é afetado e se o paciente é uma mulher ou um homem. Isso gera quatro situações básicas diferentes.

A base para o acontecimento da doença é fornecida sobretudo pela alta pressão sangüínea, com suas conseqüências. A situação anímica a ela ligada está representada por extenso nos problemas do coração.[54] Em uma formulação exagerada, trata-se de pessoas que assumem agradecidas todas as lutas para não ter de enfrentar aquela que é a luta decisiva de suas vidas. Um golpe somente pode causar danos quando encontra algo duro, rígido, que se quebra. Na maioria dos casos de derrame, trata-se de um processo de endurecimento das artérias. Eles baseiam-se no entupimento de vasos sangüíneos por um coágulo ou no estreitamento dos vasos em um processo arterioesclerótico, o que provoca uma deficiência no suprimento do tecido do cérebro, ou ainda no rompimento de vasos com a conseqüente hemorragia. Tipicamente, o derrame atinge a pessoa na cama ou no banheiro, quando a pressão acumulada pelo esforço diminui subitamente. Quase todas as funções podem ser afetadas. Caso, por exemplo, o centro da respiração seja afetado, *encontra-se a morte*. Ela freqüentemente se anuncia através da chamada respiração Cheyne-Stokes. A pausas angustiantemente longas seguem-se inspirações especialmente profundas. A direção da respiração propriamente dita já está falhando e mecanismos de emergência assumem o comando no último momento a cada vez.

No derrame típico, as vias de condução centrais são afetadas antes de cruzar para o lado oposto. Quando, por exemplo, chega-se a um bloqueio no hemisfério esquerdo do cérebro, o derrame afeta o lado direito do corpo. Neste caso, é sempre o pólo masculino que é simbolicamente afetado. A ele deve-se atribuir o lado direito do corpo, com o qual se leva a espada do poder, e ainda o hemisfério esquerdo do cérebro. O símbolo do Tai-Chi nos dá uma imagem dessa divisão:

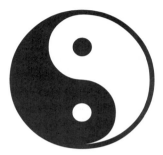

A metade direita do corpo corresponde ao campo Yang masculino e traz em seu centro o ponto negro do princípio contrário, o Yin feminino, expresso no corpo pelo hemisfério direito feminino. Ao contrário, o lado Yin feminino (negro), que se encontra do lado oposto, tem em seu centro o ponto Yang branco, masculino. Ele corresponderia ao hemisfério esquerdo do cérebro no meio do lado esquerdo do corpo, feminino. Quando, portanto, a deficiência causada pelo derrame ocorre no hemisfério direito (feminino) do cérebro, é afetado o lado esquerdo (feminino) do corpo.

O lado afetado é inteiramente retirado da pessoa afetada, ela não o sente mais e não mais o reconhece como pertencendo a si. Um paciente afetado por um derrame durante a noite sentiu-se incomodado pela perna de sua esposa na cama e tentou expulsá-la de sua metade da cama. Foi somente após várias tentativas inúteis que ele percebeu tratar-se de sua própria perna, com a qual ele perdera toda relação.

Nesse sintoma repete-se ao mesmo tempo o drama da criação, em que Deus retirou um lado[55] do primeiro ser humano, Adão, para a partir dele dar forma a Eva, tendo necessariamente só uma metade à disposição. Desde então, os seres humanos estão partidos pela metade e têm a tarefa de reencontrar sua outra "metade melhor". Uma pessoa em cujo corpo o ato da criação volta a acontecer é naturalmente afetada em sua totalidade. Se lhe for retirado o lado esquerdo, feminino, ou o direito, masculino, ela em qualquer caso estará condenada ao desamparo e à impotência. O sintoma e o trato diário com ele mostram que ela, tornada unilateral, tem agora ambos os lados por tarefa. Ela, no sentido mais verdadeiro da palavra, está *prostrada* na cama e afasta-se do lado afetado, dirigindo automaticamente seu olhar para o outro lado e, com isso, para o foco da doença em seu cérebro. Durante as medidas de reabilitação, quando o paciente penosamente volta a colocar em funcionamento o corpo em que reside, ele é remetido de maneira reforçada para o lado saudável, devendo entretanto dirigir toda sua atenção para o lado doente.

Aquele que foi afetado por um derrame tem a tarefa de procurar sua outra metade, que escorregou no próprio corpo, estando, por isso mesmo, representada de maneira ainda mais expressiva. Suspeitamos que ele não a trabalhou nem no âmbito da parceria nem em sua alma. Tal negligência com uma metade pode ser encarnada na decadência e, finalmente, na eliminação desse lado. O destino mostra ao afetado sua parcialidade, e também que ele arrasta sua outra metade pela vida somente como um apêndice ou até mesmo como lastro. A situação torna-se muito consciente no sintoma, já que o lado *ausente* precisa ser rebocado com a ajuda do lado saudável. Eles agora percebem que não progridem na vida sendo tão unilaterais e não podem mais controlá-la sem sua segunda mão. O canto da boca pendurado do lado pendurado do corpo deixa entrever o estado de ânimo e como os dois lados do rosto são importantes para expressar-se adequadamente.

O que é freqüentemente descrito como um golpe ou um raio em céu claro nos confronta, na realidade, com temas que foram sendo adiados. As "nuvens de tempestade" das quais o raio partiu juntaram-se há muito tempo; há muito os sinais da tormenta podiam ser lidos no céu densamente nublado em conseqüência da unilateralidade. Entretanto, o afetado não raro está tão alienado da problemática de seu lado negligenciado que esta o encontra subjetivamente despreparado apesar disso. Às vezes, o lado afetado de seu corpo e de sua alma participou tão pouco da vida que eles jamais enfrentaram realmente sua decadência. Com o típico afastamento do lado paralisado eles expressam que não querem saber nada dele. Seus olhos estão dirigidos para o lado oposto e olham para o foco do acontecimento no cérebro e, com isso, para a raiz do problema.

Quando o derrame atingiu o antigo chefe de estado sul-africano e deixou fora de combate seu lado esquerdo, feminino, ele em nenhum momento considerou isso razão suficiente para abandonar o governo. Como representante do regime do *apartheid*, ele era uma figura-símbolo na repressão do pólo feminino (negro). Quando este também foi eliminado de sua vida pessoal, ele evidentemente não tinha perdido muita coisa. Para seus colegas de partido, no entanto, a figura que agora podia ser reconhecida como unilateral também externamente na chefia de seu Estado tinha se tornado verdadeira demais. Um novo homem precisava ser colocado lá para dar prosseguimento à política unilateral. Talvez para escapar ao destino de seus antecessores ou para proteger o país de reveses e derrames políticos, ele precavidamente passou o timão da nave do Estado para a tendência moderada.

Não é somente na política que o derrame pode se transformar em um novo começo; todas as medidas terapêuticas têm o mesmo objetivo. Como crianças pequenas, os pacientes precisam voltar a aprender a lidar com o lado afetado. O ponto mais importante da ginástica terapêutica é *dirigir-se* ao lado deficiente. A cabeça é voltada uma e outra vez na direção desdenhada, desprezada. Assim, em idade avançada, eles aprendem que têm dois lados e que dois seres habitam seu peito.

O derrame, portanto, pode ser reconhecido como a execução forçada da tarefa formulada por C. G. Jung de integrar o próprio lado de sombra. Segundo Jung, a parte feminina, a *anima*, está ausente da consciência de todo homem, e sua parte masculina, o *animus*, falta a toda mulher. À medida que a vida avança, esses componentes polares opostos forçam cada vez mais para realizar-se. No derrame, o lado que já estava paralisado antes se retira, independentizando-se ao mesmo tempo do império do corpo e opondo-se a todas as ordens. Ele tampouco anuncia o que quer que seja à central comum. Ele está em greve e se finge de morto. Aqueles contra quem se faz a greve têm agora de arrastar-se e fazer fisicamente o que sempre se negaram a fazer animicamente: como nunca antes, eles agora têm de preocupar-se com sua outra metade.

Com pequenos exercícios eles aprendem, passo a passo, a andar novamente. Freqüentemente utiliza-se para isso um andador, explicitamente recomendado para auxiliar o andar na infância. No que se refere à mão, o revés é ainda mais abrangente. O pegar, com o qual a criança já nasce, precisa ser treinado novamente pelo lado afetado. Simbolicamente, torna-se evidente aqui que os pacientes devem tomar novamente o controle de sua vida e realmente aprender a compreendê-la. Nas situações agudas, eles são incapazes de tomá-la com as duas mãos. Familiares são mantidos junto ao leito do doente para uma e outra vez, por meio de afagos, chamar a atenção do paciente para o lado afetado. Enquanto eles gostariam de tê-los a seu lado saudável, o médico lhes pede que justamente fiquem no lado oposto da cama. Dessa forma, os pacientes são forçados a dirigir-se à porção de si que eles mesmos foram desligando. As contorções verdadeiramente serpentinas que eles executam nesse dilema mostra o quanto essa exigência lhes é difícil. Não é raro que eles ainda agora tentem desembaraçar-se dessa posição desagradável somente para não ter de dirigir-se à metade desprezada da vida. Os derrames ocorrem quase sempre no último terço da vida, quando a tarefa de integração do lado oposto adquire um significado central. Para curar-se, o que falta deve ser integrado. Essa tarefa adquire primazia e impõe-se ao ser humano que ultrapassou a metade da vida, sobretudo quando o que falta é metade de sua vida.

Perguntas

1. O que é que meu problema de pressão sangüínea ou vascular quer me dizer?
2. Que lado me seria retirado, o esquerdo feminino ou o direito masculino?
3. Em que sentido eu ignorei, negligenciei ou mesmo desprezei o lado fraco de minha vida?
4. Eu o deleguei a um parceiro e o deixo viver?
5. Em que ponto da vida eu estava quando fui atingido pelo derrame? Em que direção me empurra esta mudança inesperada?
6. Que papel desempenhava até agora meu pólo oposto que entrou em greve, meu lado sombra? Que papel lhe será adequado no futuro?

7. Como esta outra metade pode voltar a *mover-se* para participar?
8. O que falta ainda em minha vida para torná-la completa? O que me permitiria estar são e íntegro?

Esclerose múltipla

Mais de 50 mil pessoas estão afetadas na Alemanha por esse quadro de sintomas; no mundo, mais de dois milhões. Eles são em maior número nos países setentrionais que nos meridionais e as mulheres são nitidamente "preferidas". A irrupção ocorre na maior parte das vezes entre o 20º e o 40º ano de vida com o que, considerando em retrospectiva, os rastros do quadro podem muitas vezes ser traçados até a infância. Já o nome esclerose múltipla nos dá indicações significativas. Esclerose, traduzido do latim, significa endurecimento. Esta expressão da medicina se refere ao sistema nervoso, mas define igualmente bem o padrão psíquico básico do afetado. Este caracteriza-se por uma extraordinária dureza contra si mesmo e contra o mundo, o que freqüentemente se expressa em falta de consideração em relação às próprias necessidades e em fundamentos e concepções morais duros e, em parte, precipitados. Não é raro que os endurecimentos do sistema nervoso central encarnem o endurecimento de temas centrais para a vida. Às conexões entre os nervos danificadas e especialmente às conexões dos nervos para os músculos, corresponde a falta de compromisso e a pouca disposição do paciente para a mediação entre suas próprias necessidades vitais e as exigências do mundo exterior. A medicina não está segura do fundamento físico da esclerose múltipla. A única certeza é a degeneração da capa de mielina que recobre os nervos, o que a longo prazo leva à perda da capacidade de condução nervosa.

A enfermidade tem tantas faces e sintomas que a princípio é freqüentemente mal diagnosticada. Estabelecido o diagnóstico, a medicina acadêmica[56] se cala a respeito, devido à implacabilidade e intratabilidade da doença. Esse procedimento, duvidoso em si mesmo, é especialmente absurdo com pacientes de esclerose múltipla já que, devido a seu padrão anímico, eles se vêem em uma situação desesperada sem diagnóstico. Como eles exigem funcionar mais do que bem e fazer tudo com perfeição, e além disso tendem a assumir eles mesmos toda a culpa, suas múltiplas deficiências os colocam em situações desesperadoras. Isso chega ao ponto de eles aceitarem o diagnóstico com verdadeiro alívio quando finalmente o recebem, já que este os libera definitivamente do ódio da simulação e da pressão sobre si mesmos e finalmente lhes dá um pretexto para relaxar ao menos um pouquinho o próprio perfeccionismo. Eles agora já não precisam mais poder tudo.

A tendência de ranger os dentes e culpar-se a si mesmo, aliada a uma certa teimosia, são também um perigo para as interpretações que se apresentam. Indica-se aqui uma vez mais que nunca se trata de avaliação, ainda que o idioma faça com que pareça ser assim, mas sempre de interpretação. Quando se interpreta a vida do paciente com todos os seus fenômenos, ela não se torna melhor ou pior; ela se transforma em significado.

Apesar de sua variedade, os sintomas circunscrevem *um* padrão básico. A sensibilidade dolorida da coluna vertebral, muito freqüente, decorre dos processos inflamatórios crônicos que se desenvolvem nas profundezas desse âmbito. Muitos afetados queixam-se de dores nos pés, o que denota como para eles é difícil o caminho, que na maioria das vezes não é o deles mesmos. As dores nos pés e nas pernas mostram como lhes é doloroso agüentar o caminho que está sendo percorrido. Elas forçam à condescendência, a assumir a própria dolorosa fraqueza. O fato de que se continue afirmando que a doença transcorre sem dores deve soar macabro aos ouvidos daqueles que dela sofrem.

As perturbações da sensibilidade expressam que os afetados não mais sentem e, com isso, não mais percebem em muitos campos do corpo e da alma. Eles não percebem nem mesmo quando o médico lhes toca o corpo com uma agulha. Eles não percebem mais nem mesmo coisas que os roçam e que ameaçam feri-los; eles se desligaram. Pode-se de fato falar de um desligamento do mundo exterior e de seus efeitos. Tal *desligamento* explicita-se também em outros sintomas tais como o enfraquecimento dos reflexos, que pode chegar à perda total dos reflexos. Os reflexos são as respostas mais simples que o sistema nervoso dá aos estímulos. As pessoas sem reflexos perderam as mais antigas possibilidades de reação ao ambiente que herdaram, ou seja, que lhes foram dadas. Eles não reagem no sentido mais verdadeiro da palavra. Por mais que sejam estimulados, eles permanecem mudos e — no sentido mais profundo — não respondem mais à vida e suas exigências. A isso corresponde a apatia, que muitas vezes surge em fases. A palavra "apatia" vai um passo além em seu significado literal, já que quer dizer "não sofrer" (do grego *a* = não e *pathos* = sofrimento). Com isso ela caracteriza, além da frouxidão típica, a recusa de participar da vida e de compadecer-se. É verdade que os pacientes tentam fazer tudo corretamente para todos, mas sem engajamento interno. Como é que eles podem participar da vida de outros quando eles não simpatizam com a própria vida, como demonstram as perturbações da sensibilidade. Sensações de surdez são freqüentemente os primeiros sintomas e podem começar tão paulatinamente que às vezes os afetados somente tomam consciência de sua situação mais tarde.

Aliada a isso está a perda de energia que surge em quase todos os casos. Os pacientes pouco a pouco se dão conta de que tudo lhes custa muito esforço e que as atividades cotidianas mal podem ser levadas a cabo. A vida, no mais verdadeiro sentido da palavra, custa demasiado esforço. Finalmente eles, muitas vezes, não podem mais erguer as pernas. Em sentido figurado, a fraqueza que se impõe impede o progresso e a ascensão na vida, apesar da freqüente ambição. Com as pernas que não mais sustentam, o corpo sinaliza que a base da vida perdeu sua capacidade de suporte. A paralisia corporal externa é uma reprodução da interna. A princípio os pacientes ainda tentam muitas vezes arrastar-se pela vida, agarrando-se a cada parada e a cada palha. Mesmo quando já estão há muito capengas, eles negam-se enquanto podem a valer-se da ajuda de uma terceira perna, que volta a ampliar a base da vida. Assim como a bengala, até mesmo a cadeira de rodas, cercada de uma aura de horror, pode trazer enorme alívio quando os pacientes acedem a aceitar auxílio.

A deficiência de força, que chega a surtos de paralisia nos dedos e nas mãos, mostra que falta força para tomar nas mãos a própria vida. Não pode haver coincidência maior em ambos os planos. A situação interna, sentida como paralisada, corresponde aos surtos de paralisia.

O cansaço paralisante que surge em muitos casos se adapta igualmente a esse quadro. Vários pacientes chegam a dormir até dezesseis horas e o sono consome mais da metade de suas vidas. Não é raro que eles descrevam seu estado após o despertar tardio como "entorpecido". O entorpecimento em relação à própria vida e suas necessidades é característico. A recusa sentida demonstra que já se desistiu do curso da vida e já não se deve mais esperar a busca de um objetivo com as próprias forças. É verdade que popularmente costuma-se dizer que cansaço não é doença, mas essa forma que consome toda a vida vai muito além do cansaço resultante do desgaste de energia. Evidentemente há aqui a participação de uma certa quantidade de defesa contra uma vida fraca que foi forçada para o corpo. Os pacientes afirmam freqüentemente que prefeririam dormir ao longo de todas as suas misérias. Por outro lado, o dispêndio de energia é também muitas vezes enorme. Para os pacientes, tudo é tão fatigante que até mesmo coisas insignificantes os deixam extremamente cansados. A faca de cozinha pode ser pesada demais quando o próprio braço já é sentido como um lastro. Tais pesos plúmbeos denotam a carga que oprime os afetados também em sentido figurado. Suspeita-se que em algum lugar há um furo por onde a energia escorre. É provável que a medicina tenha encontrado esse buraco: pesquisas sobre o sistema imunológico vêem na esclerose múltipla uma doença de auto-agressão. Todas as energias disponíveis são utilizadas na luta contra si mesmo, de modo que sobra pouco para a vida externa.

Outros sintomas afetam a bexiga, aquele órgão com o qual nos aliviamos mas com que podemos também pressionar. Também nesse caso, a fraqueza está em primeiro plano em muitos pacientes de esclerose múltipla. Eles não podem mais reter a urina, e a bexiga a deixa escapar à menor oportunidade. O sintoma força um retorno à situação da primeira infância, com sua incapacidade de controlar as funções fisiológicas e a própria vida. Os pacientes de EM deixam fluir embaixo, onde ninguém mais pode notá-las, as lágrimas não choradas acima — que eles, em sua ausência de reação e bloqueio das sensações não podem admitir. Esse choro transposto pode também voltar a transformar-se em verdadeiro choro quando a doença se desenvolve completamente e as medidas de defesa, com o sofrimento, tendem a desmoronar. Não é raro então que o paciente se torne extremamente choroso, o que é muito doloroso para ninguém mais que o próprio afetado. Qualquer insignificância, uma cena de filme tocante ou algo parecido, libera o fluxo anímico estancado por tanto tempo e provoca um banho de lágrimas. Ou então as lágrimas escorrem constantemente, mostrando aos pacientes como eles deveriam ter chorado (animicamente). Uma vida seca de sentimentos não corresponde evidentemente à sua determinação, e os olhos sempre úmidos mostram como eles, no mais íntimo, se sentem tocados. Isso é válido em geral para a insensibilidade e a dureza voltadas para fora. Onde o dique se rompe, surgem explosões de sentimento que mostram uma pessoa totalmente diferente.

Nas inflamações da bexiga encarna-se o conflito relativo a soltar, aliviar-se. Este conflito se torna uma necessidade *ardente*. O sintoma o força a fazê-lo constantemente, sem que possa dar muito de si e de sua alma. Ele demonstra não somente como o alívio é necessário mas também como ele é difícil e como é sentido de maneira dolorosa.

A retenção da urina, que ocorre igualmente e que é praticamente o contrário da fraqueza da bexiga, encarna a extrema reserva em relação às coisas anímicas. O fato de que a incontinência *chorosa* da urina possa alternar-se com sua total retenção mostra como todo o fenômeno é independente da corporalidade pura. A retenção do próprio fluxo anímico é um sintoma característico da situação anímica básica.

Os problemas de linguagem que ocorrem ilustram o mesmo drama. As perturbações para encontrar palavras mostram que aos pacientes *faltam palavras*. Eles estão *sem fala*. Sua auto-expressão fica sensivelmente perturbada quando se torna problemático construir uma frase em determinado contexto. A dificuldade em construir uma frase inteira que seja completa em seu sentido para preservar o contexto é outra característica que deixa clara a perturbação do contexto geral. A coordenação de partes relacionadas umas com as outras está perturbada. A vida vivida é incompatível com o próprio ser. Os problemas de coordenação são também decisivos em outros âmbitos. Eles incapacitam os pacientes antes ainda das paralisias, levando ao típico andar inseguro que lembra o de um bêbado. Os afetados titubeiam pela vida e somente podem dispor de seus músculos de forma muito limitada. Essa indeterminação é geral. O quadro de sintomas evolui em altos e baixos tão imprevisíveis que os pacientes somente podem confiar no momento.

O ponto fraco dos afetados no plano corporal é a conexão entre nervo e músculo. De acordo com a medicina acadêmica, a EM trata-se sobretudo de uma inflamação degenerativa nervoso-muscular, um conflito crônico, portanto, no ponto de conexão entre a condução de informação e os órgãos de movimento que a executam. A transmissão de informações é colocada em questão. No caso da dificuldade em encontrar palavras, os pacientes não mais transmitem suas informações ao marido ou à esposa, perdendo assim uma possibilidade substancial de exercer influência sobre o meio ambiente. Na medida em que não podem mais influenciá-lo com palavras, eles perdem também a capacidade de governá-lo. A perda do controle verbal é uma ameaça terrível para pessoas cujo controle interno se estende sobre tudo. Caso a influência seja exercida através da escrita, a iminente paralisia do braço pode gerar grande angústia. A explicação para o extraordinário grau de organização, tanto dos enfermos individuais de EM como de toda a comunidade que compartilha esse destino, está nessa tendência de controlar e exercer influência. Eles até mesmo chegam a ajudar outros doentes em seus esforços fundamentais. Especialmente os pacientes que superaram seus próprios problemas encontram aqui um campo para seu padrão interno. Desde que não seja utilizado para desviar-se das próprias tarefas e sim, ao contrário, para reconhecê-las no espelho de outros doentes, há aqui uma solução *magnífica*.

Os problemas de memória apontam na mesma direção. Os pacientes não reparam mais em nada, não retêm nada e, assim, deixam de participar das conversas. Eles não são mais *respon*sáveis, eles não são nem mesmo capazes de responder concretamente, seja às exigências do interlocutor ou às da vida. É óbvio que quem não pode *respon*der tampouco pode arcar com nenhum tipo de *respon*sabilidade. Os pacientes ativos e orgulhosos raramente querem perceber aquilo que o quadro de sintomas deixa tão claro, e eles freqüentemente se negam a aceitar a invalidez, já que ela justamente os exime da obrigação de ser responsáveis por si mesmos.

A perda da capacidade de concentração mostra a incapacidade de permanecer em uma coisa. Os pacientes de EM têm fundamentalmente a tendência de ater-se com rigor a pontos de vista, mesmo quando raramente estão em posição de defendê-los contra outros e até mesmo de impô-los. Eles têm a exigência de uma firmeza e uma fidelidade aos princípios que chega à rigidez e à obstinação. O declínio da capacidade de concentração, assim como a incontinência da bexiga, é uma tentativa de auto-ajuda do corpo. Sem concentração torna-se impossível para o afetado persistir trilhando os caminhos aos quais está acostumado. Ao contrário, eles são atirados fora da pista o tempo todo, esquecem o assunto e precisam orientar-se novamente.

Eles certamente também perdem a realidade de vista de maneira muito concreta, já que o sentido da visão também se deteriora com freqüência. Nas raras visões luminosas, tais como relâmpagos claros, pode-se ver a tentativa do organismo de acender uma luz para o paciente em relação à sua percepção. Eles evidentemente vêem coisas que não existem. Muitas vezes véus recobrem os olhos e ocorrem surtos periódicos de cegueira. Quando exatamente meio campo de visão desaparece, a interpretação é simples: só se vê ainda uma metade (a própria) da realidade. Imagens duplas, que surgem com freqüência, denotam uma duplicidade de interpretação e de sentido bastante perigosa. Expressões como "fundo duplo" ou "dupla moral" dão a entender a qualidade que aqui participa. Faz parte também desse contexto o fato de que as concepções morais e éticas são muitas vezes tão estritas que o que é simplesmente não pode ser. As imagens duplas também podem apontar para isso. A realidade – sem que se perceba – é medida com duas medidas.

A dupla ótica dá a entender que se tenta viver simultaneamente em dois mundos incompatíveis. O mundo das próprias necessidades e o das exigências do meio ambiente são incompatíveis, razão pela qual a maioria dos pacientes decide, inconscientemente, atenuar de maneira drástica os próprios sentimentos e percepções ou simplesmente não mais perceber. Entretanto, as imagens duplas mostram que as idéias próprias continuam existindo na sombra e a partir daí entram em concorrência com o mundo externo. Os pacientes de EM são, por assim dizer, crianças de dois mundos (em luta um com o outro). Eles não podem levantar-se inteiramente em nenhum desses mundos e sentam-se entre os assentos. Duas percepções que não se coadunam fazem muitas vezes com que uma delas se torne vertiginosa. O mecanismo é o mesmo do enjôo quando se viaja de navio. Simplesmente, uma vertigem se faz presente.

As freqüentes perturbações do equilíbrio encaixam-se aqui. Elas mostram quão pouco os pacientes estão em harmonia, animicamente falando. Eles se movem sobre um solo oscilante. Muitas vezes, a experiência é descrita como se o subsolo (o solo da vida?) afundasse, é preciso lutar para mover-se para a frente como quem caminha sobre areia movediça ou como um equilibrista na corda bamba. A sensação de que o chão desaparece sob os pés do afetado como se ele estivesse bêbado mostra quão pouco firme e confiável é o contato com a própria base e o enraizamento no solo anímico. O medo de precipitar-se de pontes estreitas mostra a ameaça da vida e a proximidade do abismo ao caminhar pela crista. De fato, o risco de precipitação torna-se mais próximo com o progresso do quadro de sintomas. A sombra não vivida ameaça atrair o paciente para sua área de influência. Isso torna-se especialmente perigoso quando a essa oscilação somam-se fraqueza e perturbações na sensibilidade das pernas, que com freqüência parecem extremamente pesadas ou como se estivessem dormentes.

A estrutura de personalidade resultante, por um lado, está impregnada do desejo de controlar e planejar tudo com antecedência e, por outro, da falta de uma reação adequada frente aos desafios. Assim que algo vai contra suas concepções fixas e freqüentemente rígidas, surgem resistência e angústia nos pacientes. O considerável medo do fracasso e a falta de autoconfiança, no entanto, impedem que eles dêem expressão à sua indignação. Para quem está de fora, essa mistura dá facilmente a impressão de teimosia.

Para o afetado, a repressão de todos os impulsos vitais próprios, reações e respostas à vida é praticamente inconsciente. Quando ela se torna rudimentarmente consciente, ocorrem também às vezes ultracompensações e uma sede de viver especialmente demonstrativa. A rigidez e as concepções fixas contrastam com a tendência de fazer justiça a tudo. Com isso, os pacientes negligenciam suas próprias necessidades, o que os torna internamente irados. Em boa medida incapazes de impor-se e externar agressões, eles as dirigem para dentro, contra si mesmos. A explicação médica da EM como uma enfermidade de auto-agressão explica para onde vai a energia. Frases típicas durante a terapia são: "Eu não vivi", "Meu casamento foi um único auto-sacrifício", "Eu passei a vida pedindo desculpas", "Eu nunca me permiti uma fraqueza" ou "Eu me afastei tanto de mim mesmo".

A problemática sexual desempenha um papel muito substancial, especialmente disseminada entre os homens e que vai da impotência à ejaculação precoce e à incapacidade de atingir o orgasmo. Devido ao posicionamento de vida dos pacientes, voltado para o exterior, é especialmente difícil que eles não façam comparações em suas valorações. Todo comportamento dirigido para o orgulho e a concorrência, que é fundamentalmente impeditivo no âmbito sexual, passa por terapias drásticas e a tendência geral do quadro de sintomas de impor a fraqueza é ainda mais incentivada.

Por um lado os sintomas tornam a pessoa sincera e, por outro, explicitam a tarefa de aprendizado e apontam o caminho. O endurecimento e a fixação exigem a consecução firme e conseqüente das próprias necessidades vitais e encontrar força em si mesmo. Uma forte autoconfiança precisa tornar-se a base da vida anímica e substituir o endurecimento dos nervos físicos. Só vale a pena ambicionar ter nervos de aço em sentido figurado. Pacientes de EM, com o medo que têm de ver a si mesmos — para não falar em realizar-se — tendem a fazer-se pequenos, desamparados e apáticos.

A liberação da fraqueza, em última instância, está na entrega, em assumir o ceder e o deixar acontecer impostos pelo corpo. A desistência da luta torna-se tarefa. A necessidade raramente externada que os pacientes de EM têm de planejar, dirigir e controlar tudo de acordo com suas concepções é submetida a terapia pelo destino. É somente quando se logra uma liberação das exigências do meio ambiente que se deve voltar a transformar o egoísmo conquistado e primariamente saudável e submeter-se a uma vontade superior. "Seja feita a Sua vontade, não a minha!" Mas antes que tais elevados ideais religiosos tenham uma chance, é necessário parar internamente sobre as próprias pernas. A necessidade de afirmar a si mesmo é dirigida por uma existência-sombra e é vivida quase exclusivamente nos sintomas da doença. É possível exercer poder com o diagnóstico de EM, o que raramente é visto e é freqüentemente combatido. A tarefa não pode estar em mais entrega às exigências do ambiente, mas em primeiro lugar em uma entrega às próprias necessidades e, em última instância, a Deus, ou seja, à unidade no sentido do "Seja feita a Sua vontade!" A entrega ao ambiente somente poderia atuar de forma redentora quando a obediência cadavérica e o seguir contrariado oriundos da fraqueza tornarem-se participação levada internamente, tal como acontece com freqüência quando os pacientes intervêm em favor de seus colegas de sofrimento. A exagerada necessidade de sono e o cansaço paralisante acentuam a noite e, com ela, o lado feminino do dia, alojando-a no coração dos pacientes. Os próprios sentimentos, sonhos e fantasias e seu espaço vital tornam-se tarefa de vida.

Dores na coluna dirigem a atenção para a luta pela própria linha e pela temática da retidão, que vibra também em outros sintomas. A tendência à tontura contém, além disso, a exigência de girar junto com o mundo, colocar em questão a certeza e o mundo aparentes dos próprios princípios e concepções morais e colocar novamente em movimento a rigidez de pontos de vista daí decorrentes. Os caminhos já percorridos e as concepções encalhadas que se tem por diante e que, portanto, estão no caminho, devem ser sacudidos e tornar-se vacilantes.

As imagens duplas indicam, entre outras coisas, que há ainda uma outra realidade ao lado da usual e que a vida tem de fato um chão duplo. Aquela autoconfiança que tanta falta faz aos pacientes de EM somente pode crescer a partir da confiança nesse segundo plano, o plano divino que contém todos os planos humanos.

A bexiga incontinente quer incitar a que se deixe fluir as lágrimas, aliviando a pressão da represa anímica em todas as oportunidades. A irritação da bexiga dirige a atenção para o conflito a respeito do tema "aliviar", "soltar". A retenção da urina, uma completa reserva e renúncia ao intercâmbio com o mundo, em seu sentido redimido sugere que se reflita sobre si mesmo, utilizando para si as energias anímicas: em vez de reserva e retirada, reflexão e consideração por si mesmo.

As perturbações da sensibilidade também apontam nessa direção: com a sensação do próprio corpo e a capacidade de sentir o mundo externo, é evidente que o mundo exterior com todas as suas exigências deve ter sido arrancado da consciência do afetado. O que resta como tarefa é aprender a tocar e sentir o mundo interno, que se tornou curto demais. A indicação apontando para o íntimo pode ser lida também nos surtos de paralisia. Quando as pernas não agüentam mais, evidentemente não se deve mais sair para o mundo, toda a correria pelos outros, ou seja, pelo reconhecimento através dos outros, terminou. *Andar* para dentro é a única possibilidade que permanece aberta. Quando as mãos ficam sem força, de maneira correspondente deixa de ser seu objetivo agarrar o mundo exterior para nele estampar seu próprio selo. A tarefa de tomar nas mãos a própria vida interna, ao contrário, continua sendo possível e adquire primazia.

A auto-reflexão que vai mais longe leva a imagens arquetípicas tais como as conhecem os mitos e a religião. Portanto, a tarefa mais abrangente, que pelo menos surge no horizonte em todos os quadros de sintomas, é a reflexão última e final sobre a pátria anímico-espiritual primordial do ser humano. Em sintomas que ameaçam terminar com essa vida ou limitá-la drasticamente, essa tarefa torna-se especialmente importante. Esse tema é acentuado ainda mais em um quadro de sintomas tal como a esclerose múltipla que, mais além dos sintomas, tão enfaticamente procura forçar uma retomada de relações consigo mesmo e com o próprio mundo interior. Com isso, o afetado aproxima-se do tema da *religio*, a religação com a origem no sentido religioso. E as grandes questões da existência humana saem do mundo das sombras para a luz da consciência:

"De onde venho?" — "Para onde vou?" — "Quem sou eu?"

Perguntas

1. Por que sou tão duro comigo mesmo e julgo tão duramente os outros e mesmo assim tento fazer tudo certo para eles?
2. Onde eu tento controlar meu meio ambiente ou a mim mesmo sem estar em condições de fazê-lo?
3. Que alternativas há neste mundo para meus inamovíveis pontos de vista sobre a vida, sua moral e sua ética?
4. Como poderia aliviar a minha vida? Onde poderia ter mais paciência comigo mesmo? Como encontrar minhas fraquezas, posicionar-me em relação a elas?
5. O que me impede de participar da vida? O que leva a que eu me desligue? Que possibilidades tenho de incorrer em *stress*, exigências exageradas e consumição?
6. O que paralisa minha coragem anímica? Que resistência me deixa cansado?

7. Por que eu me ensurdeço? Onde eu me finjo de surdo? Para que estou cego?
8. Em que medida dirijo minha energia principal contra mim mesmo?
9. Onde posso perceber em minha vida o fluxo anímico que vaza de minha bexiga? Onde as lágrimas estão atrasadas, onde elas são supérfluas?
10. Até que ponto sou capaz de responder à vida e assumir responsabilidades? Por que alimento expectativas em lugar de escutar a mim mesmo? Como passo da determinação pelos outros para a responsabilidade própria?
11. De que maneira as correntes de minha alma se relacionam em um padrão? Qual é sua ordem natural? O que está em primeiro lugar? Como podem ser coordenadas as ordens externa e interna?
12. O que me impede de encontrar abertamente o incalculável e o mutável de minha vida?
13. Como posso incluir-me no grande todo e encontrar o sentido de minha vida sem prejudicar minha identidade anímica?

Epilepsia

A epilepsia nos confronta com o mais assustador caso de ataque que conhecemos. A palavra "ataque" quer dizer que algo ataca uma pessoa, algo estranho que evidentemente vem de fora. Em muitas culturas, como por exemplo na hindu, a doença é considerada a manifestação do sagrado que, procedente de um outro plano, sobrevém ao afetado. A partir disso, os indianos concluem que seres espirituais estranhos apossaram-se do afetado. Eles vêem o ataque como uma luta entre dois espíritos por aquele corpo. A medicina antiga usava também a denominação "*morbus sacer*", mal sagrado.

Fenômenos de possessão também são conhecidos entre nós, sendo que nem mesmo a psiquiatria, que na verdade deveria sabê-lo, se atreve a tocar no assunto. Possessão e, principalmente, a existência de seres espirituais adaptam-se tão pouco à imagem que temos do mundo que um silêncio mortal recai sobre tais fenômenos. Entretanto, sabe-se perfeitamente que ignorar os problemas não exerce qualquer influência sobre sua existência. Os casos de epilepsia em que é preciso presumir uma possessão, de modo algum tão raros, são de qualquer maneira um problema psiquiátrico que deveria ser tratado como uma doença espiritual, cujas condições de ponto de partida são fundamentalmente diferentes.

O grande ataque epiléptico clássico é chamado pela medicina de *Grand Mal*, em francês. Ao contrário deste, há também os ataques chamados de *Petit Mal*, em que o componente convulsivo está ausente e unicamente a consciência é perdida por um curto período de tempo. Em ambas as designações há a concepção de que algo ruim se impõe em um ataque, seja golpeando do exterior, seja irrompendo do interior.

Naturalmente, os fenômenos corporais que se produzem podem ser interpretados segundo os mesmos critérios que outros sintomas, sendo que no entanto volta-se sempre a tropeçar na fronteira da doença psíquica. O que é decisivo em todos os tipos de epilepsia, inclusive as ausências, é a perda de consciência. Os pacientes vão embora, estão realmente ausentes. Sua consciência abandona o corpo, levando-os ao mesmo tempo desta realidade para uma outra, na qual eles não conseguem se orientar e da qual em geral não podem trazer nenhuma lembrança. Seu sofrimento também se diferencia dos problemas puramente físicos, já que eles não presenciam os momentos decisivos de seu estado.

Quando se considera o ataque do ponto de vista físico, ele se assemelha a um terremoto. Após uma curta aura[57] que surge de vez em quando e que anuncia aos pacientes o acontecimento iminente, eles caem simultaneamente ao chão e na inconsciência. A pressão sangüínea cai igualmente, e a princípio a respiração praticamente se paralisa. Às vezes o paciente emite um forte grito no início. Finalmente, o corpo é sacudido por violentas convulsões, com freqüência há espuma na boca e pode-se chegar a morder a língua e à emissão de fezes e urina. Procura-se proteger o paciente de suas próprias mordidas enfiando-lhe uma cunha de borracha entre os dentes para que ele não se dilacere a boca e os lábios. As pupilas ficam dilatadas e não reagem, imóveis como as de um morto. Para quem observa de fora, é como se de fato os pacientes estivessem dando os últimos estertores. Após alguns minutos de luta, caracterizada pelas convulsões, sua energia se esgota, as convulsões arrefecem e chega-se a um sono profundo, chamado de terminal, do qual os pacientes despertam abatidos, extremamente cansados e freqüentemente com dor de cabeça.

Os pequenos ataques epilépticos apresentam uma série de estados crepusculares, com atordoamento semelhante a quando se sonha, e delírios. Pode-se chegar a alucinações, desorientação, estados de excitação física e até mesmo atos falhos tais como explosões de violência. Além disso, há uma abundância de estados psiquiátricos que vão da disposição depressiva com irritação e tendências suicidas até fenômenos extravagantes tais como ataques de mania de caminhar ou a chamada epilepsia de suor.

Antes de interpretar os sintomas individualmente, eu gostaria de falar de um fenômeno do macrocosmos que, em seu simbolismo, corresponde a muitos aspectos do Grande Mal: o terremoto. Aqui também energias poderosas se descarregam em movimentos semelhantes a solavancos. A terra treme até que as grandes tensões tenham passado e então, após pequenos tremores posteriores, chega-se à calma. O transcurso e as perturbações são tão semelhantes que se poderia dizer que a terra sofreu um ataque epiléptico. Até mesmo o nome poderia ser transposto, pois um terremoto é um grande mal do ponto de vista das pessoas afetadas. É preciso duvidar se ele também o é do ponto de vista da Terra, quando se observa o pano de fundo da atividade sísmica. Os terremotos ocorrem nas chamadas zonas de tensão da superfície da Terra, sendo provocados por duas placas tectônicas que roçam uma na outra. Como suas bordas não são homogêneas, isso termina por acumular enormes campos de tensão. Quando o arco está hipertensionado, essas tensões acumuladas ao longo de décadas se liberam sob a forma de acessos de tremores. São Francisco, que está diretamente sobre a fenda de Santo André, uma das maiores dessa zona de tensão, pode ser comparada a um epiléptico que espera o próximo ataque. Os pesquisadores de terremotos não ficaram satisfeitos com o tremor ocorrido lá em 1990, já que lhes pareceu muito fraco para equilibrar as imensas tensões acumuladas desde o último grande tremor. Em sua argumentação, os pesquisadores partem do princípio de que a Terra precisa desse tremor para livrar-se de suas tensões internas. Os pacientes precisam liberar-se exatamente da mesma maneira. A epilepsia não é nenhuma exceção, ainda que provoque danos alarmantes ao sistema nervoso.

Uma outra imagem do âmbito da medicina que é em grande medida análoga ao transcurso de um ataque seria o tratamento de eletrochoque. Na antiga psiquiatria, tentava-se obter melhoras em quadros de sintomas psiquiátricos através da aplicação de fortes correntes elétricas sob narcose. O todo parecia-se ao exorcismo do demônio com o Belzebu. A experiência mostrou no entanto que *os maus espíritos* às vezes assombravam realmente a vastidão por algum tempo. Externamente, um eletrochoque parece um ataque epiléptico artificial, ou um ataque parece um eletrochoque natural. O ataque do Grande Mal pode ser visto de fato como um fenômeno elétrico em que toda a atividade elétrica do cérebro é sobreposta por um potencial hiperdimensionado chamado *focus*, sendo assim silenciada. A consciência do paciente é igualmente desligada por um poder superior. A questão é: por quem e para quê? A resposta mais profunda mal pode ser deduzida dos sintomas físicos, já que o essencial é um fenômeno da consciência e nós entretanto mal sabemos o que ocorre naquele outro plano inacessível à consciência desperta.

Os sintomas externos visíveis ainda assim nos dão acesso às condições de delineamento da doença e também às tarefas de aprendizado nela cifradas. A aura, o primeiro sinal, evidentemente ensina o paciente a prestar atenção aos sinais, sobretudo aos sinais provenientes de uma outra esfera. Eles necessariamente aprendem a avaliar o significado iminente de tais indícios, mesmo sem poder esclarecê-los ou compreendê-los.

O ataque convulsivo é a reprodução de uma luta. Toda luta engloba sempre ao menos dois partidos rivais. Assim como as duas placas tectônicas entram em colisão durante um terremoto, nos epilépticos parece também que dois mundos entram em conflito. As convulsões são a expressão do atrito resultante. A consciência luta contra um outro plano não consciente e sucumbe rapidamente. Este outro plano deve ser atribuído em todos os casos ao inconsciente. A aceitação pelos indianos da intromissão de outros mundos espirituais na vida é tão pouco excluída dessa maneira como a possibilidade de uma irrupção da vida em outros mundos espirituais. Em qualquer caso, parece que a tarefa é entregar-se à luta entre os mundos e estar sempre pronto a fazê-lo assim que o menor sinal do outro lado o convoque para tal. Caso o contato com o outro lado, que na doença é forçado com violência, fosse feito de livre e espontânea vontade, o corpo seria descarregado.

Sob a forma de ataque, torna-se clara a tensão acumulada pelo paciente. Eles espumam pela boca e com isso mostram literalmente como se sentem. Se eles espumam de ira ou alguma outra energia, em qualquer caso sai deles algo que estava estancado há muito tempo. Pode-se supor que eles vivem com o freio puxado em suas vidas burguesas normais. Até aqui o ataque, durante o qual eles podem por uma vez realmente espumar, é também relaxante. Oliver Sacks menciona ataques epilépticos "que decorrem com uma sensação de paz e de verdadeiro bem-estar". Cinco imagens de pacientes fazem referência a erupções vulcânicas e a dragões soltando fogo.

A tendência de morder a língua, provocada pelas convulsões da musculatura, nos fala da tensa situação ao início do fenômeno. Há uma expressão que diz que é melhor morder a língua que declarar algo e que se aplica perigosamente aos epilépticos. Os epilépticos permitem reconhecer uma tendência à *mordacidade* quando mordem os próprios lábios. Dessa maneira a espuma da ira e um grito não podem ultrapassar os lábios. Eles preferem dilacerar-se antes de colocar algo para fora.

Na queda dos pacientes e no princípio do desmaio está a exigência de livrar-se do poder e deixar-se cair. Aqui também trata-se da entrega àquele outro poder que não pode ser atingido com os meios de nosso confiável mundo. É unicamente em seus inconscientes que os pacientes escolhem uma maneira drástica de entregar-se a seu destino. A indicação de entregar-se é reforçada por outros sintomas físicos. A pressão sangüínea que cai mostra que agora não se trata de uma imposição, mas de aceitação e, por essa razão, de entregar-se às forças superiores.

A temática da liberação da pressão acumulada se reflete também na emissão involuntária de urina. A bexiga é o órgão com o qual reagimos da maneira mais sensível à pressão a cuja altura não estamos, animicamente falando. Nós a utilizamos em todas as ocasiões possíveis para eclipsar-nos e aliviar a opressão acumulada em um lugarzinho tranqüilo e sem confrontação.

Após a luta inicial, a imagem do ataque mostra um relaxamento em toda a linha de batalha, e então entra em cena o intestino com a igualmente involuntária evacuação. As fezes provêm diretamente do submundo do corpo, aquele país de sombras em que reina Plutão-Hades, o deus do Reino dos Mortos. Visto dessa maneira, neste sintoma há a exigência de aliviar-se com toda a sinceridade e em público, sem vergonha e consideração em relação a seu mundo de sombras. Os escuros temas estancados aqui conseguem com o ataque a luz pública que de outra maneira lhes é veementemente negada devido a seu conteúdo simbólico profundo. Finalmente, devemos reconhecer também nesse sintoma a exigência de deixar tudo o que é material sob e atrás de si. O conjunto nos dá uma imagem de desinibição, uma desinibição que não tem a mínima chance na vida do afetado fora do ataque. Testemunho contrário disso, por exemplo, é a caligrafia pedante de muitos epilépticos, que mostra uma ordem impregnada de aprumo.

A parada inicial da respiração, a chamada apnéia, permite supor que o estado forçado pelo ataque não é deste mundo. A respiração é uma clara expressão de nossa ligação com a polaridade, o mundo dos contrários. Os dois pólos da inspiração e da expiração nos acorrentam a ela do primeiro ao último fôlego. Antes do primeiro ainda não estamos realmente neste mundo, com o último precisamos deixá-lo. Modernas pesquisas sobre a morte revelam que pessoas em estado de morte aparente, quando portanto não mais respiram, têm experiências que coincidem assombrosamente entre si mas que, por outro lado, não são deste mundo.[58] À pesquisa de pessoas em meditação profunda resultou em que experiências extracorpóreas em outros mundos espirituais estão relacionadas a períodos de suspensão da respiração.

Nisso encaixam-se também as pupilas dilatadas que não reagem, comportando-se praticamente como na morte. O fato de elas estarem dilatadas, como se escancaradas de terror, pode indicar, assim como o grito inicial que às vezes ocorre, que bem no início os pacientes têm uma visão fulminante do outro plano, que lhes instila o mais profundo terror ou uma admiração incrédula. Normalmente, grita-se de decepção ou de medo ou porque algo supera as próprias forças; às vezes também de deleite. Até mesmo um grito de socorro seria compatível com a situação, bem como um grito primordial arrancado das profundezas do afetado. O neuropsicólogo Oliver Sacks lembra que Dostoiévski às vezes vivenciava auras epilépticas estáticas e o cita como se segue: "Há momentos, e eles duram apenas cinco ou seis segundos, nos quais se experimenta a existência de uma harmonia divina... A horrível clareza com que eles se revelam e o arrebatamento com que nos enche são assustadores. Se esse estado durasse mais que cinco ou seis segundos, a alma não o poderia suportar e teria de fugir. Nesses cinco segundos eu vivo toda uma vida humana, e por eles eu daria tudo, sem achar que estava pagando muito caro..."[59]

A AEC corrobora as interpretações de invasão súbita de algo poderoso. A atividade elétrica do cérebro é desligada de um só golpe. Os fusíveis se queimam e uma força muito mais poderosa assume a iniciativa. O sistema nervoso dos pacientes não está em condições de manter a corrente invasora, mais forte, na consciência. Aqui, volta a ficar clara a semelhança com a interpretação hindu, de que na epilepsia uma força sagrada se aplaca. Nós também conhecemos tais idéias da Bíblia, quando as pessoas não suportam olhar diretamente para Deus e são advertidas várias vezes para não tentar fazê-lo. Pode-se ao menos constatar que no ataque atua uma energia que supera em muito a dos pacientes. Nem o sistema nervoso está eletricamente à sua altura nem a consciência pode fazer-lhe frente em outros aspectos. É como se repentinamente se passasse da corrente alternada para uma corrente de alta voltagem. De acordo com as experiências da terapia da reencarnação, no caso da epilepsia trata-se sobretudo da invasão de forças superiores escuras.

É compreensível que após tudo isso os pacientes precisem dormir. Entretanto, o sono profundo e ainda quase inconsciente que não restaura as forças, sendo ele mesmo ainda mais fatigante, é prova de que ou as experiências no outro plano continuam ou então são integradas em um processo que consome as energias, e os condutos elétricos ultracansados precisam se regenerar. É claro que a cabeça dói após o ataque, ela foi totalmente exigida ao menos energeticamente, mas talvez também quanto a seu conteúdo. Os pacientes se refazem aos poucos da longa viagem que rompe as fronteiras de sua consciência. Depois, eles estão comparativamente relaxados e quase não se lembram da experiência.

Pode-se concluir do fato de que células cerebrais são destruídas a cada ataque do Grande Mal e que a longo prazo a coisa escapará da própria vontade. Quadros tardios de epilépticos também apontam nessa direção, já que podem mostrar desde um ralentamento geral das atividades até sinais de demência.

Os sintomas do Pequeno Mal vão ainda mais além no âmbito psiquiátrico e serão mencionados à margem aqui somente para indicar que eles, fundamentalmente, apontam na mesma direção. Por trás das ausências ocultam-se estados crepusculares que se apoderam repentinamente do paciente. O crepúsculo é uma situação de passagem de um plano para outro: do dia para a noite ou da vigília para o sono. As ausências forçam o paciente a ultrapassar esses pontos de passagem entre os planos, neste caso entre a vigília e os sonhos, ou seja, entre a vigília e o sono. A tarefa é evidentemente tornar a zona de lusco-fusco consciente, prestar mais atenção a ela conscientemente e tornar-se um andarilho entre os mundos.

Aparições ilusórias já são experiências de um outro mundo. O paciente que sofre de alucinações óticas vê algo que ninguém mais além dele percebe. O mesmo é válido para formas de alucinação acústica, olfativa e tátil.[60] Evidentemente, o paciente deve e precisa aprender a integrar essas outras dimensões de sua realidade na vida. Como as alucinações são em sua maioria manifestações da sombra, a lição a ser aprendida é clara: os conteúdos forçados para fora da consciência há muito tempo querem ser reconhecidos e integrados.

Esse contexto torna-se ainda mais claro nos delírios. Neles emergem as sombras mais puras, ou seja, mais escuras, razão pela qual a psiquiatria costuma desprezá-las como inexistentes. Manifesta-se naturalmente no delírio tudo aquilo que os pacientes não conhecem de sua vida burguesa. Sob muitos aspectos, será exatamente o contrário. Mas isso não faz com que sejam inexistentes, mas deixam entrever que fazem parte do mais profundo ser do paciente. É sua sombra, seu outro lado, escuro. Quando "atos violentos incontroláveis e sem sentido" irrompem, isso mostra por um lado que o paciente manteve essas energias sob controle totalmente e por tanto tempo que evidentemente a única saída que lhes resta consiste em obter ar por meio da violência. Por outro, deixa entrever que esse atos não fazem nenhum sentido quando julgados de acordo com a existência burguesa dos pacientes, mas em relação à sua existência total, representam seu outro lado, o lado escuro, e desse ponto de vista fazem muito sentido. Essa metade escura precisou evidentemente suportar uma existência na sombra por muito tempo, de maneira que agora força sua passagem para a luz da consciência com um efeito de estampido. Também fazem parte desse âmbito aquelas raras auras em que vozes se tornam cada vez mais altas e importunas, sendo que em seu auge a consciência do afetado é obliterada.

Em sintomas tais como a mania de caminhar, sai à luz do dia o caráter de exortação. O paciente evidentemente permaneceu no lugar, ou seja, ficou pendente de um mesmo lugar ou tema por demasiado tempo. Agora ele é levado forçosamente a pôr-se a caminho e emigrar para outros âmbitos e outros mundos.

A expressão "epilepsia de suor" mostra muito claramente a mensagem: não se trata mais de preferir morder a língua a abrir os lábios. A época da reserva elegante, ou seja, tolhida, passou. O paciente já se tolheu por tempo suficiente e agora isso se apodera inteiramente dele e a corrente há tanto tempo estancada flui na transpiração. O sintoma aqui representa justamente o rompimento dos diques. Todos os ataques epilépticos se assemelham neste ponto: eles são como rompimentos de diques que põem em movimento os componentes contidos do ser.

Conectar-se à poderosa corrente de energia da vida e deixar fluir livremente as próprias energias, ou seja, aliviar-se, sem dúvida fazem parte das lições mais prementes a serem aprendidas que são forçadas pelo fenômeno epiléptico. Por outro lado, está cifrada nele também a exigência de abrir-se para outros planos, especialmente aqueles que estão vedados à consciência de vigília normal. Novos planos de consciência, mundos de sonhos e de fantasias, mas também abertura mediúnica para outras dimensões espirituais são sugeridos pelo quadro de sintomas e, portanto, incluem-se no âmbito das tarefas.

De um ponto de vista prático, justamente tudo aquilo que parece errado segundo as concepções alopáticas é especialmente benéfico. A terapia respiratória intensiva, que não recua diante daqueles âmbitos em que as travas internas são expressas exteriormente, tem dado bons resultados. É ao mesmo tempo uma oportunidade de prevenir os grandes ataques de convulsões, já que o paciente se apresenta ao princípio do tolhimento de antemão e de livre e espontânea vontade, liberando de maneira dosada as inibições do mundo da alma e do corpo. Uma sessão de terapia da respiração oferece uma reprodução homeopática (semelhante) de um ataque.

Um orgasmo vivenciado totalmente também apresenta paralelos e tem uma certa semelhança com um ataque. Neste caso também descarregam-se energias sob a forma de ondas que percorrem todo o corpo, ainda que aqui o foco esteja no baixo-ventre e não na cabeça. Segundo a psicoterapia, muitos ataques epilépticos nos dão indicações de um deslocamento de energia de baixo para cima. Os pacientes não ousam soltar toda a sua energia no plano inferior, quase sempre desqualificado como sendo sujo, e desloca o fenômeno, todo o grande orgasmo por assim dizer, para o plano da cabeça, mais limpo a seus olhos. Uma vida sexual intensiva que permite às energias fluírem e explodirem é conseqüentemente uma terapia para os epilépticos.

O aspecto mais substancial, entretanto, é ceder de livre e espontânea vontade às tendências forçadas pelo ataque e passar a cruzar conscientemente as fronteiras entre os mundos, empreender viagens a outros âmbitos da realidade que incluem o Reino das Sombras, e confiar-se à forte corrente da vida.

Perguntas

1. Que grandes correntes contrárias investem uma contra a outra em minha alma?
2. Que possibilidades de descarga para a energia estancada eu me permito além dos ataques?

3. Onde seria necessário em mim um rompimento de dique anímico? Posso deixar-me ir sem inibições?
4. Que sinais de outros planos eu recebi e ignorei?
5. Como poderia, de livre e espontânea vontade, criar espaço em mim para as sombras?
6. Sou capaz de entregar-me a outros (poderes)?
7. Que relação eu tenho com o mundo transcendente além da nossa percepção usual de tempo e espaço?
8. Posso imaginar-me cruzando conscientemente as fronteiras entre os mundos?

5

O Pescoço

Como ligação entre a cabeça e o tronco, o pescoço é uma região marcadamente sensível, um desfiladeiro através do qual tudo o que é essencial precisa passar. O ar que se respira, a alimentação e as ordens emitidas pela cabeça vêm de cima para baixo, enquanto as comunicações do corpo são devolvidas para a central que está acima. Três vias centrais de comunicações concentram-se aqui em um espaço extremamente restrito: a traquéia, o esôfago e a medula espinhal. Conseqüentemente, o controle dessas ligações é uma função essencial dessa região. A decisiva disseminação da voz feita pela laringe também está relacionada à transmissão e à comunicação. Comunicação para fora *através* da voz e comunicação para dentro *através* do esôfago são os temas básicos da região. Os nervos da medula espinhal *transitam* em ambas as direções.

Devido à estreiteza dominante, o pescoço tem uma estreita ligação com a **angústia** (do latim *angustus* = estreito) e especialmente com a angústia da morte. Todos somos confrontados com a combinação de estreiteza e angústia no início da vida. Como tudo já está contido no início, assim como a árvore na semente, não é de admirar que a angústia seja e continue sendo uma experiência humana fundamental. Quando se aperta o pescoço, em seu caráter de desfiladeiro decisivo para as três vias de ligação decisivas entre a cabeça e o corpo, isso representa uma ameaça de morte sob vários aspectos. Pode-se sufocar em questão de minutos, morrer de sede em dias, morrer de fome[61] em semanas e, no caso da medula espinhal, em segundos quando ocorre uma paralisia central.

Assim, o pescoço é na verdade um lugar predestinado para matar seres humanos. As sociedades mais diversas e totalmente heterogêneas desenvolveram os mais diferentes métodos de execução, mas a maioria tem preferência pelo pescoço como local do acontecimento. Na França, ele era cortado na guilhotina com precisão maquinal, na Inglaterra o delinqüente era pendurado por ele, nos países orientais ele é seccionado com a espada, enquanto no Ocidente utilizava-se o machado. Os assassinos utilizam de preferência um xale ou suas próprias mãos para estrangulá-lo. Sendo assim, é absolutamente compreensível que a angústia da morte nos oprima o pescoço, ou que este se aperte quando estamos perdidos. Como a angústia sempre surge quando as coisas apertam, o pescoço é seu lar natural.

Em conseqüência, ter algo ao redor do pescoço é algo ameaçador, ou pelo menos incômodo. Quando caímos nas mãos de um usurário, podemos endividar-nos até o pescoço, e *a água* nos *chega até o pescoço*. Pular no pescoço de alguém coloca essa pessoa em uma situação perigosa de imediato, acontecendo algo semelhante quando alguém dá uma "gravata" em outra pessoa. Por outro lado, permitir que alguém coloque os braços ao redor do pescoço com intenção amável é uma prova de confiança. A pessoa tem certeza de que ele não vai ser torcido. Também em sentido figurado, pode-se confiar os segredos carregados de angústia a tal pessoa. Ela não vai colocar uma corda ao redor de seu pescoço.

Além da angústia, a avidez também reside no pescoço, especialmente a avidez de incorporar e, conseqüentemente, a de possuir. Para muitas pessoas, engolir representa uma satisfação ainda maior que a de sentir o sabor. Ao observar pessoas comendo, tem-se freqüentemente a impressão de que se trata de engolir o máximo possível no menor tempo possível. O simbolismo relacionando o pescoço com a posse e a avidez é muito profundo.

Uma outra camada de significados está relacionada com a nuca. Ela é um lugar de energia primordial, e a angústia sentida na nuca é especialmente ameaçadora. Com as nucas de touros literais [em alemão, Stiernacken: *Stier* = touro / *nacken* = nuca] pode-se desatolar as carroças. A pessoa com nuca de touro é um modelo popular de força. Ela segue seu caminho de maneira firme e sem ser tocada por dúvidas intelectuais, impondo-se pela própria força e pela teimosia que a acompanha. Golpes na nuca são tão perigosos justamente porque atingem o local das forças simbólicas. Além disso, eles vêm de trás e são, portanto, golpes dados pelas costas, injustos e freqüentemente revidados.

Finalmente, o pescoço é importante também para a visão de conjunto e, com isso, para o horizonte espiritual. Ele determina a direção da cabeça e, portanto, do campo de visão. Assim como seu xará titânico carregava todo o globo terrestre, a vértebra cervical superior carrega nossa cabeça e, com isso, nosso mundo. Além disso, o Atlas gira ao redor da segunda vértebra, o áxis, que dessa forma torna-se o eixo do mundo. Ele é a parte do corpo mais importante para a torção do pescoço, que se move na direção mais oportuna a cada momento como se fosse um cata-vento. Mais quadro de costumes que doença, o torcicolo inspira muito mais temor pelo desgaste anímico-espiritual que pelo desgaste propriamente físico. A postura do pescoço é ao mesmo tempo a postura da cabeça. Nesse sentido, ele oculta muito simbolismo. Quando alguém não tem a coragem de ir ao encontro da vida com a cabeça direita e erguida, não é somente em sentido figurado que ele abaixa a cabeça. O pescoço tem então de suportar a carga da cabeça pendente, o que a longo prazo força em demasia os músculos da nuca. A obstinação é a conseqüência e ao mesmo tempo uma tentativa de se prevenir contra golpes na nuca. Quem anda cabisbaixo pelo mundo não vê muito dele e, com isso, não obtém muito dele e da vida. Ele se oferece como vítima e em sinal disso assume a postura correspondente com a sensível nuca. Nessa postura, quase não se pode evitar os esperados golpes na nuca. Ao mesmo tempo, os afetados ocultam a parte anterior de seu pescoço, a garganta, e com ela o âmbito da incorporação e da posse. Eles não esperam nada da vida que valha a pena ser incorporado. Eles comprimem no espaço mais estreito aquilo que têm, e o escondem do mundo.

Trata-se de um círculo vicioso típico, pois os afetados vivenciam o todo na projeção. Eles acham que mantêm a cabeça baixa porque o mundo é tão ruim e, de qualquer forma, somente tem coisas negativas para oferecer-lhes. Eles deixam a cabeça cair um pouco mais a cada golpe e, com isso, atraem mais certamente ainda o próximo golpe na nuca.

Sua tarefa de aprendizado é liberar essa postura curvada e transformar o abatimento em humildade. Quem espera com humildade aquilo que a vida deixa vir a seu encontro não força seu pescoço a viver de maneira substitutiva essa postura. A obstinação cederá a uma mobilidade adaptável. Quem se coloca aos pés do mundo com verdadeira humildade, terá finalmente o mundo a seus pés, e ele de qualquer maneira deixará de golpeá-lo.

A postura contrária é o nariz empinado, em que a cabeça é atirada sobre a nuca e o queixo empurrado para a frente. Dessa maneira, o queixo é ressaltado como símbolo da vontade. Tudo deve seguir o nariz da pessoa que tem o nariz empinado. De maneira correspondente, ela observa de cima para baixo o mundo que tem a seus pés. Ao mesmo tempo, o pescoço é forçado para a frente, esticado e tendenciosamente inchado, o que evoca a temática da insaciabilidade. Toda a figura da pessoa com nariz empinado expressa a expectativa de conquistar a submissão. Antigamente, os aristocratas olhavam para cima em direção aos cavalos, que tinham em alta consideração, e de maneira correspondente, desde essa postura olhavam para seus súditos com altivez. Não era raro que estes, humildes ou humilhados ao dirigir o olhar para cima, vissem um pescoço inchado como um *bócio*.

A lição e redenção dessa má postura está em conquistar o olhar desde cima em sentido figurado e desenvolver a genuína coragem que repousa na força interna em substituição da soberba. Quem submete o mundo neste sentido mais profundo não precisa provar sua soberania para si mesmo e para o mundo empinando fisicamente o nariz. Ele está à altura do mundo e não vai tentar crescer artificialmente um pouco mais por meio de uma postura forçada.

A postura lateralmente inclinada da cabeça mostra o quanto corpo e alma andam de mãos dadas. Basta inclinar a cabeça um pouco para um lado para que o olhar se feche para este lado e se abra na mesma medida para o lado oposto. Um experimento simples mostra como a inclinação da cabeça para a direita abre para o lado esquerdo e vice-versa. Neste experimento, basta espreitar dentro de si mesmo para sentir que abrir-se para o lado esquerdo, feminino, faz com que surja automaticamente um estado de espírito mais brando, de abandono. Quando, ao contrário, inclina-se a cabeça para a esquerda, abrindo-se assim para a "metade direita do mundo", a tendência do pólo masculino torna-se correspondentemente mais dura e determinada.

Quando alguém mantém sua cabeça permanentemente inclinada para um lado, a brincadeira torna-se um sintoma que mostra exatamente qual metade da realidade está sendo evitada e qual está sendo favorecida. A lição consiste em dirigir-se conscientemente para o lado preferido e deixar que o olhar descanse nele até que se possa reconhecer e aceitar sua essência e, assim, tornar-se maduro para o outro lado da realidade. A sintomática é ainda mais clara no caso do torcicolo, em que uma metade da realidade é totalmente obliterada. Também nesse caso, a solução passa pelo lado observado constantemente. De qualquer forma, o dirigir-se externamente para ele deve tornar-se algo interno e a observação, com isso, substancialmente mais profunda.

1. A laringe

A voz — barômetro do ânimo

A língua alemã privilegia nosso órgão da voz em relação aos outros órgãos ao referir-se à voz de uma pessoa como "o órgão". Ao lado do conteúdo externado, ela expressa também o respectivo ânimo, ou seja, o estado de ânimo em que se permaneceu por algum tempo. Praticamente todas as pessoas, ainda que em outros casos nem sonhassem[62] em interpretar funções orgânicas ou sintomas, atribuem um significado à condição da voz. Por essa razão, as interpretações neste âmbito são especialmente fáceis, já que para nós são coisa corrente.

A voz torna-se sintoma quando não corresponde à forma do corpo. Ela mostra logo quando alguma coisa não bate, e neste ponto é mais sincera que os conteúdos que divulga. Uma voz baixa e sussurrada em um corpo grande e robusto está tão fora de esquadro como uma voz profunda e volumosa em um tenro corpo de membros finos. Enquanto o primeiro caso é bastante freqüente, o último não ocorre praticamente nunca. A voz não tem superfície de ressonância suficiente em um corpo franzino para alcançar profundidade e volume. Mas é bem possível não utilizar uma grande superfície de ressonância, não deixar a voz vibrar na medida de suas possibilidades.

Uma *voz* semelhante aos *pios de um pássaro* que nos importuna saindo de um corpo imponente *fala por* um proprietário que não confia em si mesmo para estar à altura de suas possibilidades e colocá-las em uso. Ele não permite que a voz vibre em conjunto com o corpo. É de supor tanto o medo da própria força e da impressão que se causa quanto a distância da corporalidade. O ânimo interno, ao contrário da aparência interna, é medroso e sem autoconfiança. Uma **voz trêmula** deixa igualmente que o medo vibre em conjunto, mas em determinados momentos pode vibrar também com o movimento interno e a comoção. Um parente próximo é a **voz sem som**, que pertence a pessoas *desanimadas*, que precisaram humilhar-se precocemente e não chegaram a desenvolver a própria força nem obtiveram para si uma expressão mais forte.

A **voz rouca** deve-se a cordas vocais irritadas e não a um estado de ânimo reconhecidamente irritado. Ela pode indicar, por exemplo, que seu proprietário permanece constantemente nas proximidades do grito sem realmente berrar do fundo do coração. A voz soa extremamente fatigada, seja porque gritou de maneira apenas parcial e não total, ou então porque o brado tem de ser constantemente reprimido. A rouquidão mostra que a voz provém do âmbito da cabeça e do pescoço, e certamente não da barriga e do coração. Conseqüentemente, seu proprietário não coloca toda a sua pessoa naquilo que exterioriza. Juntamente com o impulso de falar, percebe-se simultaneamente no atrito a resistência ao ato de falar. Quem, por exemplo, não abre mão de falar apesar de estar resfriado, fica rouco rapidamente. O fato é que ele está cheio até o nariz e gostaria mesmo é de não ouvir, ver ou cheirar, fechando-se totalmente. A voz rouca deixa entrever a situação ultra-irritada. Uma voz que falou demais somente se torna ainda mais rouca quando seu proprietário falou demais em relação às circunstâncias. Sem a superfície de ressonância do corpo, é duvidoso que a voz encontre ressonância entre os ouvintes. Quanto mais rouca e grasnante ela é, menos digna de crédito ela soa.

A rouquidão pode chegar à perda da voz (afonia), um sintoma da maioria das doenças que ataca a laringe, da inflamação e da paralisia até o tumor. *Não ter voz* não significa apenas não ter direito à palavra na política. Uma voz totalmente ausente indica uma situação não admitida de destituição de poder e de direitos. Em primeiro plano ela pode ser testemunho de estreiteza física, devido a um bócio, por exemplo. Por trás disso, no entanto, sempre se volta a encontrar a opressão anímica.

Professores e cantores sofrem de rouquidão com freqüência e com isso sinalizam que por um lado sobrecarregam a voz, e por outro que não encontram sua força (vocal) total. Muitas vezes chega-se ao ponto em que os nódulos não dissolvidos do ânimo precipitam-se em **nódulos nas cordas vocais**, de maneira que estas não mais se fecham corretamente. Que a extirpação cirúrgica não pode ser a solução final de um problema é mostrado pelos cantores que passaram várias vezes por essa operação sem com isso quebrar a resistência das cordas vocais à sua voz discordante. Seu organismo sempre volta a encarnar pacientemente os nós dos problemas, quase nos mesmos lugares. Quando, por outro lado, *o nó está no lugar*, a voz pode vibrar mais alta e cheia que nunca, com todas as suas possibilidades. Freqüentemente, são exercícios de respiração que desatam os nós e permitem aos afetados inspirar e criar com toda a força. O fluxo da respiração, em seu caráter de "emanação da alma", pode conseguir colocar os verdadeiros estados de ânimo em movimento.

A tarefa, na rouquidão, está evidentemente em baixar o volume e aprender a calar, o que leva à preservação e ao descanso no plano corporal e ao aprofundamento no plano anímico. Este é necessário quando as exteriorizações devem ser desempenhadas pela pessoa inteira e por todo o seu corpo. Só então a voz pode entrar em ação.

Quem fala com **voz pouco nítida** é mal compreendido. Ali onde os outros não o entendem surge a pergunta, se ele afinal quer ser compreendido e se sustenta aquilo que diz. Será que são claros para ele os pensamentos que expressa com tão pouca clareza? A linguagem pouco nítida, que permite que as palavras se confundam umas com as outras, permite supor pensamentos igualmente indiferenciados. A pessoa que fala enrola e tem medo de chegar, vá que aquilo que foi dito se revele menos linguagem que tolice. Ela evidentemente não gostaria de comprometer-se com isso, seus pontos de vista não são suficientemente firmes, claros e seguros para que ela os exponha com voz mais firme, mais clara e mais segura.

A **fala insegura**, **tolhida**, aponta para uma direção semelhante. A cada palavra soprada aquele que sopra diz, juntamente com o conteúdo soprado: "Por favor, não faça nada comigo que eu também não faço nada com você." A suavidade acentuada levanta rapidamente a questão de sua autenticidade e a suspeita de que ela deve ocultar um lobo em pele de cordeiro. Algo parecido ocorre com vozes chorosas ou gementes, por trás das quais praticamente não há ênfase alguma. Mas caso haja pressão por trás das palavras e o medo impeça sua expressão sonora, isso é sentido no timbre forçado do hálito, ou seja, no ressaibo queixoso do gemido.

Quem fala sem ênfase e expressão e por medo da energia e da força da expressão se refugia na suavidade tem, de fato, a suavidade por lição a ser aprendida. Dado o caso, ele precisa reconhecer sua suavidade como falsa ou pouco sincera, pois até mesmo um pisa-mansinho pisa. Os sons baixos são para ele lição e possibilidade de se encontrar. Somente então o *sonoro* terá também uma chance. Caso contrário, ele continua sendo um lobo em pele de cordeiro. Mas caso ele se exercite em assumir inteiramente o caráter de cordeiro, notará que tem algo mais, muito diferente, metido dentro de si. Enquanto ele continuar se fazendo de cordeiro, existe o perigo de que em algum momento ele se torne um e a autêntica suavidade permaneça oculta para sempre. Caso ele, ao contrário, descubra e aceite sua porção de natureza de lobo, a suavidade forçada se transformará em sonoridade liberada que também pode expressar-se de maneira correspondente: terna e suave como um sussurro ou enfaticamente vociferada.

Uma voz que sempre soa **alta e troante** torna-se igualmente sintoma. Muitas vezes ela sobrecarrega todas as emoções mais ternas ou até mesmo as atropela. Quem é sempre um canhão e permite que as paredes retumbem com o troar dos canhões não somente desgosta o ambiente com o tempo mas está ele mesmo desgostado. O estado de ânimo é algo mutável e sensível; para expressá-lo de maneira condizente é necessária a consonância do momento em questão. A solução para os espíritos de canhão notórios também está em seu jeito alto e até indiscreto, engraçado e alegre. Se eles se permitissem por uma vez mergulhar inteiramente na alegria e na jovialidade, até sentir o mais íntimo de si mesmos, poderiam então voltar a relaxar e estariam abertos para novos estados de ânimo em novas situações.

A **voz sibilante** revela um ser serpentino, com o profundo simbolismo que se aderiu a esse réptil desde os tempos bíblicos. Nisso está incluída não apenas a falsidade da língua bifurcada mas também o sedutor. Sibilar algo para alguém, assim como a própria voz sibilante, tem algo de perigo e de conspiração. O pólo oposto é constituído por palavras abertamente articuladas e nítidas que não temem a exposição pública.

A sedução também soa, ou melhor dito, roça na **voz raspada**, pois sugere que seu proprietário viveu e amou excessivamente. Fumantes que estão constantemente defumando suas laringes podem freqüentemente recorrer a este registro significativo. Uma voz áspera mostra que as coisas não deslizam para fora dos lábios com facilidade, mas que a pessoa responde a uma certa resistência. Caso a voz seja áspera como um ralador, o esforço ao falar torna-se audível. A solução está em admitir realmente as resistências internas.

Com uma **voz estridente** busca-se forçar para si a atenção e a consideração dos outros que provavelmente não seriam tão fáceis de obter com os conteúdos exteriorizados. O tocador de tambor no romance *O Tambor de Lata*, de Günter Grass, pode ser considerado o protótipo desse tipo. Quando todas as cordas se rompem e ele não consegue se impor nem mesmo com o rufo marcial do tambor, sua voz estridente faz tilintar as vidraças.

Uma **voz sufocada** está tingida daquilo que a sufoca. Lágrimas reprimidas podem soar, assim como a raiva ou a ira. A voz abafada sempre é em última instância a reprodução de uma aflição anímica.

A **fala molhada** é menos um problema vocal que um problema de expressão. Embora reconhecidamente inofensivo, o sintoma é extremamente malvisto em razão de seu óbvio simbolismo. Aqui alguém cospe sua agressão. Assim ele sempre passa para seus ouvintes aquilo que não conseguiria tão facilmente de outra maneira. Por trás, oculta-se a tentativa de esforçar-se especialmente e de articular declaradamente bem. Em vez de fazê-lo dessa maneira infantilmente babada, será que os afetados poderiam ousar expressar a necessária agudeza e concisão por meio do conteúdo?

Para harmonizar-se com sua voz, é inevitável admitir-se nos planos de sentimentos que vibram em conjunto a cada momento, vivê-los e deixar que falem a partir de si mesmos. Somente assim surge a chance de estar (vocalmente) livre e aberto para todos os estados de ânimo.

Perguntas

1. Minha voz está adaptada? (À minha aparência? Minha posição profissional? Social? Minha determinação?)
2. Minha voz assume o primeiro plano ou se esconde? Isso corresponde aos meus reais anseios da vida?
3. Posso confiar em minha voz e falar livremente? Eu chego com ela àqueles a quem falo?
4. Consigo expressar-me livremente quando há resistências?
5. Que sentimento básico minha voz expressa? Ele corresponde à tonalidade de minha alma?
6. Eu permaneço vocalmente em determinados estados de ânimo ou fico aberto para cada momento?
7. Que mensagens minha voz transporta além do conteúdo?

O pigarro como sintoma

Naturalmente, o pigarro somente adquire valor de doença quando surge freqüentemente e começa a se tornar importuno para a própria pessoa e evidente para os outros. É a tentativa de limpar as vias aéreas para ao final dizer algo. Assim, ele naturalizou-se como o sinal com o qual se anuncia um discurso. Quando alguém pigarreia constantemente, anuncia o tempo todo uma alocução que então não vem. Trata-se, portanto, de uma pessoa que também gostaria de dizer algo alguma vez, mas que empaca logo no princípio. Ela não encontra as palavras no sentido mais verdadeiro do termo, permanecendo nas preliminares com seus sons guturais de limpeza. Muitas vezes o pigarro quer também chamar a atenção sobre si e anunciar a própria crítica sem formulá-la.

A lição consiste em obter audição, consideração e atenção para as próprias palavras. O ameaçador pigarro crítico poderia transformar-se em conteúdo crítico aberto.

2. A tireóide

A glândula tireóide tem a forma de um escudo. Comparável a uma borboleta, seu corpo esguio agarra-se à parte inferior da cartilagem tireoidiana que está sobre a laringe enquanto as asas da borboleta, os dois lobos da glândula tireóide, estão dispostas de ambos os lados da traquéia. Sua função é a produção do hormônio do metabolismo que aparece sob duas formas. A L-tiroxina e a ainda mais eficaz tri-iodotironina consistem substancialmente de iodo e têm a função de mobilizar o metabolismo. Elas aumentam a vitalidade por mais tempo e de maneira mais duradoura que os hormônios de ação rápida produzidos pelas glândulas supra-renais, a adrenalina e a noradrenalina. Além do sistema circulatório, com a pressão sangüínea e a freqüência cardíaca, são estimuladas também as funções respiratórias e digestivas, a temperatura se eleva, aumentando também o metabolismo basal, a atividade nervosa e a excitabilidade muscular; enquanto o tempo de reação diminui, aumentam o estado de alerta e a velocidade de raciocínio.

Além disso, a glândula tireóide desempenha um papel decisivo nos processos de crescimento. Franz Alexander indica que, no processo de evolução, ela permitiu a passagem da água para a terra. É somente a partir dos anfíbios que os seres vivos têm glândulas tireóides. Aplicações experimentais de tiroxina no axolote Molchart mexicano propiciam a substituição da respiração branquial pela pulmonar, de maneira que os animais transformam-se de seres aquáticos em habitantes da terra firme. W. L. Brown chamou a tireóide de "glândula da criação". A tireóide conserva a relação com o mar até hoje por meio do iodo, que ocorre principalmente no mar e exclusivamente a partir do qual ela pode produzir seus hormônios. Quando os seres humanos afastam-se muito do mar e, por exemplo, escalam montanhas distantes, passam a ter facilmente problemas de tireóide.

O significado dos hormônios da glândula tireóide para o amadurecimento humano é mostrado por sua carência, que provoca cretinismo e mixedema, onde o desenvolvimento corporal e espiritual ficam atrasados. As juntas de crescimento dos longos ossos das extremidades, por exemplo, somente se fecham tardiamente, o desenvolvimento da inteligência é prejudicado. Durante a fase de desenvolvimento, a tiroxina exerce efeitos análogos aos do hormônio de crescimento da hipófise.

O bócio

Quando o local de produção de substâncias metabólicas que contêm iodo aumenta de tamanho, está-se sofrendo necessariamente de uma elevada "falta de combustível". Com a expansão do local de fabricação localizado no pescoço, o organismo sinaliza aos afetados que eles não estão reconhecendo suas necessidades motrizes aumentadas. A fome de energia, atividade e mudança mergulhou na sombra. Esta fome de mais metabolismo relaciona-se em primeiro lugar com a energia da mudança, e só em seguida com a substância necessária. O bócio mais freqüente deve-se à carência de iodo na alimentação. Os afetados, em sua maioria aferrados a tradições rígidas, vivem em um ambiente que lhes oferece muito pouca energia e variedade. O bócio trai a fome relacionada a isso. Ele se desenvolve tanto com base em uma carência hormonal como no subfuncionamento. Através da formação do bócio, a tireóide consegue finalmente cobrir as necessidades metabólicas utilizando cada átomo de iodo.

Com o subfuncionamento, o bócio mostra igualmente o aumento da necessidade de combustível. A situação nesse ponto prossegue sua escalada quando, apesar do aumento do local de produção, essa necessidade não é coberta. Os pacientes tornam-se indolentes e gordos, não acontece mais nada (energeticamente) em suas vidas. Até mesmo a fome desaparece, já que falta a energia para fazer algo com o alimento.

Na hiperfunção da tireóide, os afetados sentem a fome de troca de substâncias (ou metabolismo) com um apetite verdadeiramente desenfreado. Eles podem comer ininterruptamente sem engordar porque seus corpos queimam as substâncias imediatamente. Seu pouco peso trai o fato de que eles não dão conta das exigências energéticas do corpo apesar de a tireóide ter formado um bócio. Eles comem e comem, e nunca é suficiente.

Correspondendo aos tipos de bócio, os problemas podem ser divididos em três grandes grupos, a hiperfunção, a hipofunção e a formação de bócio sem disfunção metabólica. Este bócio com valores normais de função glandular estava amplamente difundido em regiões onde se consumia sal pobre em iodo. Como variante inofensiva, ele não apresenta nenhum sintoma no que se refere ao metabolismo, somente seu tamanho exagerado do ponto de vista estético ou mecânico. A falta de iodo na alimentação faz com que a tireóide cresça o suficiente para poder utilizar cada mínima quantidade da preciosa substância que apareça. O efeito para fora mais importante que o bócio resultante exerce são problemas cosméticos, enquanto para dentro os pontos principais são, entre outros, soluços, falta de ar e problemas vocais.

O pescoço grosso dá a impressão de grosseria e relação com a terra, o contrário da elegância, ligada que está ao esguio pescoço do cisne. Quando *o pescoço* de alguém *incha*, ele acentua com isso o âmbito do incorporar e do possuir. Em alemão se fala popularmente de um "pescoço inchado" (*Blähhals*), referindo-se assim a uma pessoa presumida. Mas quem incorpora muito tem muito e, com isso, é importante ou, no mínimo, alguém de peso. Expressões em alemão tais como *Gierhals* [*Gier* = avidez / *Hals* = pescoço] enfatizam a incorporação, enquanto *Geizhals* e *Geizkragen* [*Geiz* = avareza / *Kragen* = colarinho] referem-se mais ao possuir. Trata-se evidentemente de pessoas que *nunca colocam o suficiente goela abaixo* e tendem a acumular. Quanto menos isso lhes é consciente, com mais clareza o ambiente o vê. Em todo caso, pode ser que a avidez de possuir esteja tão reprimida que ela também deixa de chamar a atenção dos que estão de fora. Não é somente a dimensão material que faz parte do tema "incorporar", tal como talvez seja aludido também pelo queixo duplo. Os pacientes de bócio também têm a tendência de *embolsar* algum em sentido figurado. Finalmente, o pescoço grosso sinaliza ainda a pouca mobilidade nesse âmbito, chegando até a deixar o pescoço duro, o que por sua vez atua negativamente na visão geral e no horizonte espiritual.

Em algumas regiões o bócio era algo tão normal que fazia parte da imagem da população rural. Evidentemente, um lenço enfeitado com jóias ao redor do pescoço fazia parte da vestimenta das camponesas. Assim como com os pelicanos, um bócio bem cheio simbolizava a bolsa recheada e altos rendimentos. Os afetados eram em sua maioria camponeses que viviam da própria terra e a quem condizia a impressão robusta e rude acentuada pelo bócio. Eram pessoas que carregavam seus bócios sobre os ombros com estabilidade, conservavam estritamente tradições que em parte remetiam à Idade Média e que não davam muito valor à ampliação de seu horizonte espiritual ou até mesmo a mudanças em seu modo de vida. A enormidade de sua imobilidade conservadora e de seus esforços para a obtenção de posses era em geral inconsciente e ocultava-se por trás da religiosidade. Mas quão significativo era o possuir e o papel destacado que os valores tradicionais desempenhavam são mostrados pelas peças de teatro correspondentes, que quase sem exceção tratavam desse assunto. Não se trata somente das filhas, mas sempre do dote também, que muitas vezes revelava o caráter de veneno juntamente com o de presente. Além disso, a maior parte gira em torno do princípio "Isso sempre foi assim". Somava-se a isso o isolamento das regiões afetadas, que favorecia a falta de atividade e mudança.

Com a introdução do sal de cozinha iodado e a adição de iodo na água potável, esse tipo de bócio regrediu notavelmente, embora naturalmente o tema não fosse eliminado com isso. Ele então precisou buscar outros meios (de expressão). De qualquer forma, o isolamento original e a imutável monotonia das regiões camponesas foi sendo perdida nas gerações seguintes com a abertura para a cultura da cidade que ocorreu ao longo do tempo, e com isso foi desaparecendo também a predominância da postura anímica básica.

O bócio externo, com muita freqüência, simboliza exigências de posse e poder não admitidas. Os afetados "exibem" aquilo que têm, como bem sabe a sabedoria popular. O bócio voltado para dentro está mais escondido e é, por essa razão, mais problemático. A temática de fundo, naturalmente, é semelhante, só que aqui tudo é engolido e ocultado do ambiente. Isso dá uma impressão melhor para fora, e por essa razão a impressão para dentro é tanto mais perigosa.

Aqui, o tema da cobiça está metido mais profundamente no inconsciente e provoca problemas correspondentemente mais profundos. Esse tipo não admitido para si mesmo de açambarcar e arrebatar pode impedir a respiração e, com isso, o intercâmbio e a comunicação. Muitas vezes, o bócio que cresce para dentro pode dificultar também a deglutição, mostrando como continuar a engolir pode ser doloroso e opressivo. Caso a opressão atinja também a laringe, a voz pode ser afetada e adquirir um timbre rouco, de grasnido. Por um lado os afetados soam como abutres, por outro, como se estivessem sufocando, e assim é em certo sentido. Eles ameaçam sufocar de cobiça.

Neste contexto, uma imagem de conto de fadas nos é dada pela Gata Borralheira e os pombos que vêm em seu socorro. Eles transformam em seu contrário aquilo que foi dito até então. Segundo o lema "O bom na panelinha, o ruim no papinho", diferencia-se cuidadosamente o que deve ser atribuído ao mundo e o que deve ser guardado para si mesmo. Naturalmente, não pode ser muito saudável colocar tudo o que é bom e assimilável para fora e guardar para si mesmo e engolir tudo o que é ruim e não pode ser assimilado.

Na introdução ao pescoço, este foi reconhecido como sendo o lar da angústia. Naturalmente, esse tema é declarado por um bócio que ameaça fechar a garganta de uma pessoa. Sendo um dos dois pontos de bloqueio mais importantes do corpo, o pescoço é um lugar que se tende a trancar com um ferrolho. Permitir o crescimento de um bócio torna-se então, também, uma possibilidade de isolar a cabeça do corpo.

Perguntas

1. Vivo em um ambiente que proporciona poucos estímulos à minha vivacidade?
2. Exagero o tema "posse"? Deixo minhas posses expostas? Já tenho minhas posses penduradas no pescoço?
3. Faço a mim mesmo coisas que me incham e que me impedem de participar da vivacidade mutante da vida?
4. Como ando com o tema-peso (importância)? Sinto-me importante ou preciso fazer-me de importante?
5. Escondo muita coisa? Coisas valiosas? Valores? Coisas desagradáveis?

6. Açambarco sem deixar que os outros percebam (bócio interno)? Faço-o para não ter de renunciar a nada ou por vergonha?
7. Aquilo que açambarco molda a minha vida?
8. Eu me tranco no pescoço e separo minha cabeça do corpo, meus pensamentos de meus sentimentos?

Hipertireoidismo

O hipertireoidismo ocorre com freqüência, mas não precisa vir acompanhado necessariamente de um bócio. Ele, muitas vezes, apresenta formações nodulares, sendo que se diferenciam os nódulos frios, que armazenam pouco ou nenhum iodo, dos quentes, fortemente impregnados. A variante fria está tão degenerada no que se refere aos tecidos que não cumpre mais sua função de produzir hormônios e, além disso, tende a degenerar de forma maligna. Mas ela não leva à hiperfunção.

Os nódulos quentes, por trás dos quais ocultam-se adenomas[63] autônomos (assim chamados pela medicina), tornam-se rapidamente um *ferro quente* na vida, o qual não se gosta de tocar. Concretamente, não se suporta nada apertado ao redor do pescoço. A largura do colarinho aumenta rapidamente sem que se deixe de ter a sensação de aperto. Isso corresponde animicamente a tendências claustrofóbicas, ou seja, todas as situações restritivas são temerosamente evitadas. O pescoço incha e deixa claro o impulso de crescimento que mergulhou no corpo e que mal pode ser freado. O coração bate mais rápido, a pressão arterial e a temperatura do corpo aumentam e há um surto de sudação e de nervosismo. A inquietação motora é aliviada por meio do nervosismo, de tremores e da agitação. A insônia rouba ao corpo o descanso necessitado com urgência. Os olhos tremem de excitação, se arregalam e podem até mesmo ficar nitidamente saltados.[64]

O pavor está escrito no rosto dos pacientes como no de alguém que foi estrangulado, cujos olhos arregalados de medo parecem que vão saltar das órbitas. Franz Alexander fala de "Basedow de choque".[65] Esses olhos não estão somente arregalados, eles estão superdimensionados. Em alarma máximo, eles olham para uma luta entre a vida e a morte, para a qual o resto do corpo evidentemente se prepara. A conexão com o terror não se revela somente na expressão do rosto, tendo sido confirmada até mesmo em experiências com animais. *Poodles* confrontados com martas aos quais se tinha cortado a rota de fuga desenvolveram todos os sinais de hipertireoidismo, inclusive a sobressaliência dos glóbulos oculares, chamada de exoftalmia. Encontramos nas histórias de pessoas doentes a perspectiva de uma época pavorosa, com o correspondente sofrimento anímico de longa duração, com mais freqüência que algum acontecimento assustador agudo. De qualquer maneira, há também na maioria dos casos encontros precoces com a morte e experiências com a perda de pessoas próximas. Entretanto, a angústia da morte e o terror não são confrontados e sim rejeitados por meio da negação e da repressão, estampando-se então no rosto. Muitas vezes a negação chega a tal ponto que os pacientes procuram justamente as situações que mais temem. Além da expressão do rosto, o medo manifesta-se também no pânico que atormenta os pacientes, eles *se borram de medo*, tal como diz a expressão popular. Em vez de marchar através da situação em sentido figurado, eles vivem a "marcha" no intestino, sob a forma de diarréia. A tendência a transpirar, além do suor de medo, pode ser apadrinhada também pelo esforço e tensão exagerados.

De fato, os pacientes não recuam nem diante de fadigas nem de esforços. Além do pânico, o pescoço inchado e os olhos salientes nos dão a imagem de um esforço imensamente excessivo, assim como um halterofilista que abusa de suas forças. A tendência de abusar das próprias forças encontra-se na maior parte das histórias de vida dos afetados. Eles tendem a amadurecer precocemente e a assumir responsabilidades cedo demais para pessoas tão jovens. O excesso de hormônio de crescimento e de amadurecimento em seu sangue sinaliza mais tarde as correspondentes pretensões que mergulharam no corpo. Muitas vezes até mesmo separados da mãe, enganados ou rejeitados, eles tentam combater a angústia e a incerteza resultantes identificando-se eles mesmos com o papel materno. ("Se eu não posso tê-la, devo tornar-me igual a ela, de modo que possa passar sem ela.") Isso leva muitas vezes a que as mulheres afetadas desenvolvam uma ligação quase incestuosa com o pai e à fixação em um papel feminino nos homens que pode chegar ao homossexualismo. Os pacientes permanecem abnegadamente fiéis ao desempenho do papel materno que eles exigem de si mesmos. O fracasso de uma tal tentativa de compensação pode detonar a sintomática.

Mas em seus olhos arregalados pode se refletir também a sede de luta e até mesmo a curiosidade. Encontraremos com freqüência ainda maior essa aparente contradição. Ameaçados e acossados, parece que os pacientes estão se preparando para grandes feitos que exigem toda a sua energia. Os sinais são de tempestade, como se a mais feroz luta pela sobrevivência fosse iminente. No entanto, eles mesmos não sabem nada disso, ao contrário, muitas vezes consideram seus sintomas com grande distanciamento interno e, tal como demonstra a experiência, demoram a se apresentar no consultório médico. Eles não têm a tendência a deixar-se declarar doentes, agüentando pelo maior tempo possível. Sua coragem para a luta mergulhou na sombra e lhes é perfeitamente inconsciente. No corpo, ao contrário, eles demonstram com toda a honestidade, em nódulos quentes e no pescoço inchado, como estão candentes por expansão e desenvolvimento e os esforços que estão dispostos a fazer para isso. Eles não querem apenas tornar-se mais amplos, mas sobretudo progredir, sua fome é insaciável e trai um apetite semelhante pela vida. Eles não conseguem encher suficientemente a goela e muitas vezes se consomem de ardente ambição [*Ehrgeiz* em alemão: *Ehr* = honra / *Geiz* = avareza]. Esse tipo de avareza salienta-se no primeiro plano. Às vezes, a inquietação se explicita em um verdadeiro zunido ou uma pulsação do bócio. Esse estado tem algo de debilitante, a movimentação básica é tão alta que os afetados emagrecem e a impressão de que estão sendo acossados é sublinhada ainda mais. Eles se devoram de ambição e vontade de produzir.

O local da luta candente, no contexto da forma de avareza que cobiça honra, deixa entrever um outro tema além do pavor e da fraca disposição para a defesa. Sendo passagem do corpo para a cabeça, o pescoço constitui o acesso para a instância superior. Nesse lugar não só foi erguido um escudo defensivo aumentado diante de uma das zonas mais sensíveis do corpo por meio do bócio, mas foi também passada uma tranca que estreita todas as vias vitais de abastecimento. Ao redor desse bloqueio trava-se uma acirrada disputa que pode ser interpretada como uma luta pelo acesso ao local mais elevado. Muitas vezes esconde-se por trás disso a encarnação de um veemente conflito de autoridade que tem algo de decisivamente vital para os afetados. O corpo mostra como essa luta é desgastante, como consome as energias, e como a passagem para cima se estreita cada vez mais. O medo e a inquietação explicitam-se nos tremores. Constantemente em pânico de que estão perdidos antes mesmo de ter conseguido alguma coisa, cada estreitamento os deixa fora de si. Não é raro que eles, quando na presença de uma figura de autoridade correspondente, não consigam levar uma xícara de café à boca devido ao tremor. Eles têm uma bola na garganta, demonstrando que nada mais pode subir, embora em sentido figurado tudo neles queira subir. A sede de vida aliada ao medo (da morte) de perder tudo o que é essencial na vida também tem uma participação aqui.

Caso uma palavra ainda aflore em seus lábios quando nesta situação, eles o devem a sua grande capacidade de aprumar-se e de aplicar pragmatismo a tudo. Eles retêm os estímulos emocionais — especialmente os hostis — e sentimentos de todo tipo abaixo da barreira formada pelo bócio. Eles gostam de ajudar até mesmo seus opositores baseando-se em considerações racionais, assim como colocam-se, de preferência, maternal e protetoramente ao lado dos irmãos com os quais rivalizam. Somente quando, vez por outra, o dique no pescoço se rompe, abrem-se as comportas e banhos de lágrimas aparentemente sem motivo encontram o caminho da liberdade. Às vezes eles também são traídos pela voz raspada, rouca, audivelmente aflita, mostrando quanto a situação lhes dá o que fazer. Ela fala claramente da pressão sob a qual eles se encontram e o estado de espírito oprimido de que está cheia. Necessariamente baixa, a voz, forçada como é, deixa soar as pretensões propriamente ditas. Aqui a pessoa gostaria de externar-se mais e mais alto, mas não o consegue.

O componente de crescimento dos hormônios da tireóide alicerça as interpretações, pois o excesso de hormônio mostra as pretensões de crescimento que mergulharam no corpo. Esse é o seu lugar até a adolescência, mas depois deve localizar-se exclusivamente no nível anímico-espiritual. Portanto, não é de admirar que praticamente não exista hipertireoidismo na infância e que sua ocorrência aumente somente após a puberdade. Nos adultos, o excesso de hormônio revela uma regressão, um recuo a um plano que não é mais adequado. Os pacientes não admitem nem seus esforços de crescimento nem os de luta. Sua pretensão de amadurecer e crescer de forma especialmente rápida e de vivenciar o máximo possível é empurrada para o corpo, onde se desabafa com o aumento da produção de hormônio. O excesso de hormônio metabólico e de crescimento os deixa exageradamente sensíveis, volúveis, turbulentos e excessivamente vivazes, fomentando a angústia de morte. Eles estão tão despertos que não conseguem mais fechar nem um olho. As pálpebras tremem o dia todo, de noite eles evitam o sono. A evitação do sono, o irmão menor da morte, fecha o círculo da angústia da morte. Algumas histórias de doentes levantam a suspeita de que se trata do medo de terminar a vida antes que ela tenha sido vivida.

Chama a atenção que as mulheres sejam afetadas cinco vezes mais que os homens. Isso poderia levar à conclusão de que as possibilidades sociais de crescimento e de realização sejam nitidamente piores e, portanto, a probabilidade de que sejam reprimidas seja maior. Além disso, em muitas pacientes é evidente o desejo de satisfazer seus esforços de crescimento com a gravidez e, além disso, permitir o crescimento da família com adoções e filhos de criação, o que gera problemas em um ambiente relativamente hostil às crianças. Alexander fala de "mania de concepção apesar do medo da gravidez". Essa contradição se reflete na tentativa das mulheres afetadas de, assim, defenderem-se da própria angústia de morte, já que dão vida em outro plano.

A relação entre gravidez e glândula tireóide pode ser comprovada de várias maneiras. Durante a gravidez, por exemplo, ela está ligeiramente aumentada e trabalha mais intensamente. Uma atividade glandular insuficiente leva freqüentemente à esterilidade ou a abortos. O hormônio da tireóide também exerce uma influência positiva sobre a fertilidade dos homens. Ele produz um aumento no número de espermatozóides expelidos e também na sua velocidade de deslocamento. Há indícios de que, em relação à história da evolução, a tireóide se origine do âmbito uterino.

"Progredir por meio dos filhos" é uma variante freqüente da ambição encontrada de maneira geral no hipertireoidismo, que é a de progredir a qualquer preço. Fora isso, esse empenho se realiza em um programa de trabalho que chega ao esgotamento e nas exigências de produtividade de si mesmo e do ambiente. Neste ponto, também, as fronteiras são mais *estreitas* para as mulheres, encarnando-se dolorosamente no hipertireoidismo. Quando os desejos de gravidez ou de produtividade são colocados em questão, isso pode levar ao surto da sintomática.

Uma outra razão para a maior freqüência entre as mulheres pode estar no fato de que a temática do produzir, lutar e se impor pertence mais ao pólo arquetípico masculino e, por essa razão, é fundamentalmente mais difícil para as mulheres. É muito difícil, por exemplo, transpô-lo para o âmbito primordialmente feminino do dar à luz. À parte o fato de que a vontade de produzir praticamente não corresponde a esse âmbito, um grande número de filhos é na verdade punido pela sociedade. O dinheiro dado pelo Estado para ajudar a manter as crianças não contradiz isso, ao contrário, é na verdade expressão de má consciência em relação àqueles que foram prejudicados pela prole numerosa.

Finalmente, a temática da autoridade entre mãe e filha é muito mais difícil de solucionar para a filha que para o filho. Segundo Alexander, todos os afetados adoecem da dificuldade de dominar a troca de papéis, de cuidado a cuidador.

A lição a ser aprendida consiste em admitir para si mesmo o medo e o pânico em relação à própria vida e as altas pretensões de desenvolvimento, produtividade, crescimento e vivência que com eles contrastam. Os enormes esforços e o empenho para obter o reconhecimento da autoridade, na maioria das vezes escolhida pelo próprio paciente, devem ser relacionados com a própria história. Para liberar o padrão, é necessário *reconhecer* a própria participação na situação contraditória: na maior parte das vezes, a angústia e o medo que se estampam na cara podem ser seguidos até decepções precoces (infantis) dos próprios desejos de dependência. As tentativas de substituir a segurança ameaçada dando-a a outros projetam luz sobre a exigência excessiva. Pois como se pode dar algo que não se tem, mas de que se precisa com urgência? A alta pretensão e a enorme disposição para a produção e o sofrimento tornam possível aquilo que é contraditório e, ao mesmo tempo, quase impossível. A situação que detona a sintomática da doença, que faz colapsar o edifício feito de angústia, esforço e negação de si mesmo, empurra os impulsos correspondentes para o corpo que, por sua vez, coloca-se sob a mais alta exigência e o incita a uma luta que não pode ser vencida. Os detonadores, que podem ir de crises de relacionamento até a perda por meio da morte e que são alimentados pelo medo fundamental, na maioria das vezes já ocorreram em pensamentos e, por essa razão, envolvem-se ainda mais no terror de uma profecia tornada realidade.

Quando o próprio fundo anímico é trabalhado, para o que uma psicoterapia muitas vezes não pode ser evitada, trata-se de voltar a viver conscientemente os impulsos que foram empurrados para o corpo. A ambição, que ganha asas no desejo de luta, e o empenho estão no coração que faz com que até o pescoço pulse. Após a admissão de como são ardentes com tudo na vida e com tudo o que vivem, com a ascensão e o reconhecimento de como gostariam de ser na realidade as "pessoas quentes" que eles até então somente viveram às escondidas, os sonhos de alto vôo têm uma chance autêntica de medir-se com a realidade. Quando se reconhece o bloqueio no âmbito do pescoço que separa a cabeça da realidade do corpo e, por exemplo, separa também a própria voz de seu campo de ressonância no corpo, só então todo o medo metido no desfiladeiro do pescoço e que está preso nos olhos arregalados pode tornar-se consciente. Os afetados não têm apenas um nó concreto no pescoço, seu problema são os nós anímicos, que formam uma barreira entre o que está em cima e o que está embaixo. Quando se defrontam com essa angústia, que eles até então apenas meteram goela abaixo (no bócio), a luta no mundo exterior passa a ter uma chance. É possível também que ela deixe de ser necessária a partir do momento em que as energias de crescimento buscam outros rumos mais pacíficos.

O princípio da vida mergulhou na sombra e quer retornar aos níveis conscientes. O hipertireoidismo simboliza uma incrível abundância de vida e crescimento, demasiada para o corpo. É preciso desviar esse excesso de vida para os canais anímico-espirituais, pois lá quantas direções se queira, na verdade todas as direções, estão abertas.

Perguntas

No caso de nódulos frios
1. Tenho nódulos (= problemas não resolvidos) no pescoço que poderiam matar-me com sua fria hostilidade à vida?

2. O que poderia me acontecer de ruim por continuar a ignorá-los?
3. Onde há um âmbito substancial da vida do qual retirei toda a energia, que tento manter frio?

No caso de hipertireoidismo e nódulos quentes
1. Qual é o *ferro quente* que eu não quero segurar?
2. Que ambição ardente e grande pretensão me impulsionam? Qual o objetivo de minha fome insaciável?
3. O que me dá ímpeto, o que me deixa louco da vida?
4. Que pelote, que angústia tenho metida há tempo na garganta?
5. Quem poderia pular no meu pescoço? No pescoço de quem gostaria de pular? Ao redor de que autoridade gira minha luta?
6. Até que ponto oscilo entre a angústia da morte e a avidez de vida?
7. Por que engulo estímulos hostis?
8. Como cheguei a ponto de colocar o pragmatismo acima das emoções? Por que forço discussões candentes para o corpo?
9. O que se esconde por trás de minha exagerada disposição para ajudar? O que se esconde por trás de meu (exagerado?) desejo de ter filhos?
10. O que se esconde por trás de meu desamparo quando se trata de mim e da defesa de meus próprios interesses?
11. A que urge meu alto índice metabólico (= troca de substâncias)? Que substância de minha vida é preciso trocar? Que troca é desnecessária?
12. Onde quero chegar com o excesso de vida que há em mim?

Hipotireoidismo

Ao contrário da hiperfunção, no hipotireoidismo muito pouco hormônio da tireóide chega ao sangue. As conseqüências são baixo metabolismo basal e carência de energia. A pressão arterial cai, assim como o nível de glicose do sangue, surge a anemia e o metabolismo somente funciona no fogo mais baixo, levando ao cansaço, moleza, uma falta geral de impulso, e ao aumento de peso. Somam-se a isso a falta de apetite e a prisão de ventre, enquanto os cabelos* tornam-se secos e hirsutos e podem cair. A pele é mal irrigada pelo sangue e, em conseqüência, fria, tendendo a engrossar. O tecido subcutâneo adquire uma consistência esponjosa e dura, razão pela qual os médicos falam de mixedema. O estado de espírito é desalentado-depressivo, a expressão do rosto é embotada e desinteressada. A personalidade letárgica, ralentada, intelectualmente adormecida a ponto de dar a impressão de atraso mental é o maior contraste com os vivamente despertos, hiperexcitados pacientes de hipertireoidismo cheios de angústia.

Os pacientes de mixedema desenvolveram uma *casca grossa* para separá-los do mundo exterior. Com a irrigação sangüínea eles retiram ainda mais a energia vital da pele massuda e inchada, isto é, eles não querem estabelecer qualquer contato vivo com o mundo lá fora. A pele, como fronteira para fora, permanece assim fria e sem vida. As mãos frias, caso eles as estendam para cumprimentar alguém, deixam perceber que não aceitam qualquer contato afetuoso ou caloroso. Os pés frios revelam que seu enraizamento na terra é na verdade sem vida e deficiente. Quando se tem os pés frios [em alemão, ter pés frios = estar em uma situação desagradável], logo vem também a angústia. Uma pessoa que ainda não encontrou um lugar para deitar raízes vive naturalmente com uma angústia fundamental.

Isso coloca os pacientes, com seus companheiros de sofrimento, no pólo oposto da hiperfunção. Como todas as oposições, esses dois contrários também se opõem um ao outro, mas ainda assim se encontram no mesmo eixo. Onde os pacientes de hipertireoidismo vão ao encontro da vida com angústia da morte e dão a impressão de que estão lutando em pânico pela sobrevivência, os pacientes de hipotireoidismo vão ao encontro da vida com indiferença, como se ela não lhes dissesse respeito. Assim como todo o resto, ela os deixa inteiramente frios. Parece que eles estão se fingindo de mortos. Mas no tema da morte há novamente algo em comum com os pacientes de hipertireoidismo. Uns a temem enquanto os outros a imitam, mas todos ocupam-se constantemente com ela.

Não é de admirar tanto que os pacientes não se sintam bem dentro de sua pele fria e esponjosa. O estado de espírito deprimido e a expressão amortecida do rosto, onde falta qualquer sinal de participação, o deixam bem claro. O coração bate em um ritmo fraco e cansado, movimentando um sangue ao qual falta substância. Trata-se de uma seiva vital realmente rala, com poucos portadores de energia (glóbulos vermelhos) e pouco combustível (açúcar). A baixa taxa de açúcar denota além disso que falta doçura a essa vida. Não é de admirar que também externamente os pacientes mostrem uma imagem de afastamento da vida em toda regra. Uma retirada incondicional de todas as frentes da vida mergulhou aqui na sombra e se encarnou. Este sintoma mostra seu caráter em seu caso extremo, o coma por mixedema, com estados de morte aparente e temperaturas inferiores a 23 graus. A vida aqui está quase congelada, as funções vitais estão praticamente suspensas. Há muito que os pacientes, em sua profunda inconsciência, já não dão sinal de vida. Eles já não podem mais sentir qualquer calor pela vida, isso somente é possível ainda por meio da ajuda vinda de fora. Eles podem de fato ser trazidos de volta para a vida. Tais situações extremas estão por trás da maior parte dos macabros relatos de pessoas enterradas vivas.

Pacientes de hipofunção não mostram qualquer disposição para assumir a luta pela vida, eles não se interessam nem mesmo por suas vidas. Os olhos cansados e ocultos em profundas olheiras contrastam com os olhos faiscantes e que saltam das órbitas de seus adversários com hiperfunção. Uma preguiça, uma apatia que não se interessa por nada contrasta com uma agitação hiperativa. Uns não se mexem do lugar, outros voam de um lugar para outro sem jamais chegar a lugar algum. Com tudo o que opõe um em relação ao outro, eles compartilham o tema que os divide e que se encontra no meio, entre eles, e do qual ambos encontram-se igualmente distantes. Trata-se de seu lugar na vida. Entre muito pouca vida em um caso e vida demais no outro, encontra-se a igual distância de ambos, a meio caminho entre eles: a vida.

A medicina moderna, que com seus métodos terapêuticos radicais de radioterapia e cirurgia muitas vezes transforma hiperfunções em hipofunções, mostra também como os dois pólos estão na realidade próximos. As pessoas assim tratadas passam necessariamente a precisar ser estabilizadas por meio de aplicações de hormônio da tireóide para o resto de suas vidas. Através desse procedimento, os afetados vivenciam o mesmo tema fundamental de dois lados contraditórios. Enquanto a terapia da medicina acadêmica para a hipofunção é regida pelo princípio da substituição e segue pensamentos alopáticos (a falta de vida dos pacientes é tratada com os hormônios vitais da tireóide), a radioterapia com raios de iodo segue caminhos quase homeopáticos. Os pacientes engolem iodo radioativo que se acumula na tireóide e que, a partir desta, se irradia de dentro para fora. Durante o tempo de tratamento o paciente inteiro está tão radiativamente radiante que precisa ser rigorosamente isolado. Os radiologistas contrapõem algo ainda mais agressivo aos impulsos vitais agressivos do sintoma que mergulharam no corpo. As substâncias radioativas são das mais ativas e, portanto, das mais vivas que se possa imaginar. Elas como que explodem de dentro para fora, dilacerando-se, em outras palavras, para sua vivacidade letal.

A lição a ser aprendida pelos pacientes e a redenção do tema hipofunção consiste em voltar-se consciente e inteiramente para si mesmo, limitar as atividades ao mínimo necessário e aprender a deixar acontecer. A "moleza" que todos os afetados encontram deve ser transformada naquele "Seja feita a Sua vontade" consciente. A tarefa não consiste em deixar-se levar de um lado para o outro por todos, mas permitir pacientemente que a vida lhe mostre seu lugar. Não resignação em relação à vida, mas uma retirada do "Eu quero!" para "Seja feita Sua vontade!"

Enquanto na hiperfunção a vida mergulhou na sombra, aqui foi a morte. Portanto, é preciso deixar que tudo o que é velho morra, os velhos padrões e programas, tudo aquilo que há muito estava mortalmente cansado. O paciente de mixedema parece um cadáver, frio, inchado, exangue. Sua tarefa mais urgente é entender-se com a morte. Ele somente poderá viver quando aprender a morrer. Pode parecer uma tarefa bastante desproposital em uma sociedade industrial moderna. Entretanto, há culturas nas quais a preparação para a morte era o conteúdo mais importante da vida, tal como no antigo Egito, entre os maias e também entre os lamas do Tibete. Os Livros dos Mortos correspondentes são testemunhos desse caminho.

Com a subfunção ou o não funcionamento inato da tireóide, desenvolve-se o quadro de **cretinismo**, com nanismo e debilidade mental em diversos graus. Neste caso, a lição a ser aprendida descrita em primeiro lugar fica ainda mais clara, já que ela também se dirige aos pais de maneira muito substancial. A inteligência é necessária para tornar realidade o "Eu quero", ao menos em parte. Quando ela falta em grande medida, a subordinação do ambiente à própria vontade não é um tema. Os débeis mentais percebem o mundo de maneira instintiva em vez de inteligente, eles estão de fora desde o começo. Inúteis para os objetivos da sociedade e constantemente dependentes de sua ajuda, eles são uma carga para ela. Queiram ou não, os afetados têm de suportar todas essas situações humilhantes. Na maioria das vezes, é menos difícil para eles que para seus pais. A única solução está em aprender a humildade a partir da humilhação. O nanismo expresso também deve ser entendido nessa direção. Evidentemente, não se trata de ser um grande protagonista nesta vida, mas de encaixar-se em uma pequena moldura em um grande mundo e desempenhar seu papel pequeno e modesto.

Perguntas

1. Por que não quero mais estar vivo? O que me leva a viver somente em ponto morto?
2. Para que preciso de uma pele tão grossa?
3. O que meu excesso de peso quer me dizer? O que ele substitui em mim?
4. Onde escondo minha energia vital?
5. O que me transforma em um bloco de gelo?
6. Como posso transformar minha resignação em entrega, meu fatalismo em devoção?
7. O que deveria deixar morrer para voltar a estar vivo?
8. Até que ponto fiquei devendo o entendimento com a morte?
9. Onde está meu lugar, onde poderia viver e florescer?

6

A Coluna Vertebral

Nosso órgão mais *comunicante* é a coluna vertebral (CV), que comunica o superior (cabeça) com o inferior (bacia). Neste ponto, o nome coluna vertebral (*Columna vertebralis*) é somente uma aproximação da realidade, já que durante a maior parte da vida ela é muito mais um arco que uma coluna. Visto de perfil, esse arco delineia um duplo S. A coluna vertebral comporta-se como uma unidade funcional, embora consista de 34 até 35 ossos: 7 vértebras cervicais, 12 torácicas, 5 lombares, 5 sacrais e 5 coccígeas. As 24 vértebras superiores são móveis, enquanto as 10 ou 11 inferiores estão soldadas umas às outras até o osso sacro e o cóccix. À unidade funcional da coluna vertebral deve-se somar ainda os 550 músculos e 400 tendões e ligamentos do aparelho de apoio circundante, que garantem a estabilidade e ao mesmo tempo possibilitam a impressionante mobilidade nas 144 pequenas articulações. Com exceção das duas vértebras cervicais superiores, Atlas e Áxis, todas as outras têm uma forma básica semelhante:

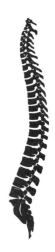

Enquanto os corpos maciços das vértebras suportam o peso do corpo, o canal vertebral, formado por pequenas aberturas nas vértebras superpostas, protege a sensível medula espinhal. Nervos espinhais saem da interseção de cada duas vértebras vizinhas. As vértebras peitorais dispõem além disso de pequenas superfícies de articulação para as costelas, permitindo assim os movimentos da caixa torácica que dependem da respiração. Devido aos prolongamentos ósseos em forma de espinho que apontam para fora, a CV é chamada muitas vezes de "espinha dorsal", provavelmente porquê essa crista nítida foi a primeira coisa que as pessoas perceberam da CV.

A diferente mobilidade de cada uma de suas seções principais está baseada em boa parte nos discos que separam uma vértebra da outra. Cada um desses discos contém um núcleo composto por uma substância líquida e viscosa semelhante ao tutano. Nos recém-nascidos, eles são constituídos em 80% de água, sendo que esse índice ainda é de 70% em uma pessoa de 70 anos de idade. Ao redor desse núcleo macio e maleável, que se adapta aos movimentos da CV e que pode funcionar tanto para distribuir a pressão durante as torções como para amortecê-la nos estiramentos, dispõe-se uma estrutura fibrosa em forma de anel. Esta limita os movimentos do núcleo macio e mantém os discos em forma no sentido mais verdadeiro da palavra. Fissuras eventuais nessa estrutura fortificada favorecem a temida hérnia de disco. A forte pressão interna do núcleo gelatinoso é equilibrada pelos numerosos músculos e ligamentos da CV. O resultado é um equilíbrio tenso, comparável ao dos mastros de um barco a vela. Os núcleos gelatinosos têm por meta a dilatação à qual os anéis fibrosos que os recobrem opõem resistência. Os músculos atam as vértebras umas às outras e as apertam, tendendo a manter a pessoa pequena e coesa.

Ao observar a coluna vertebral como um único órgão funcional, dois aspectos saltam aos olhos: a forma de serpente e a estrutura polar. As vértebras individuais atuam como os segmentos do corpo de uma serpente. A serpente é na verdade só coluna vertebral, consistindo quase que exclusivamente de vértebras.

Uma observação mais atenta faz com que seja ressaltada a estrutura polar, expressa na intercalação dos rígidos corpos das vértebras com os discos, mais macios.

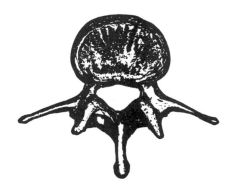

O motivo da serpente tem igualmente em si uma relação nítida com a polaridade, que é evidentemente a da serpente bíblica, que seduziu os primeiros seres humanos e os atraiu para o mundo polar dos opostos. Como prolongamento do braço do demônio, ela leva Eva a violar a árvore do conhecimento do bem e do mal. É somente após provar o fruto proibido que os seres humanos são capazes de reconhecer sua oposição, ou seja, sua sexualidade, e passam a cobrir suas vergonhas com as famosas folhas de figueira. A serpente abriu-lhes os olhos para a polaridade, e ninguém é mais apto que ela para fazê-lo. Sendo um mecanismo do demônio, o senhor deste mundo polar,[66] ela se move constantemente entre os dois pólos da realidade. Como símbolo da polaridade, ela está muito mais presa à terra que os outros animais. Finalmente, a possibilidade de redenção está em sua periculosidade, já que ela dispõe do veneno que pode se transformar em remédio. Segundo esse ponto de vista, ela é uma típica criatura de Lúcifer, que traz igualmente em si — e não só no que à língua se refere — a possibilidade de tornar-se portadora da luz.

Além disso, ao observarmos externamente a CV, chama a atenção o fato de sua forma de serpente lembrar a víbora de Esculápio, o símbolo dos médicos. Assim como a víbora de Esculápio ao redor do bastão de Esculápio, a coluna vertebral enrola-se ao redor da linha imaginária da força da gravidade que, ao longo do corpo humano, é constantemente puxada em direção à terra, forçando-o assim a assumir a postura dos animais. Os médicos da Antigüidade consideravam que endireitar a víbora, ou seja, elevar o inferior, era sua tarefa central. Eles estavam incumbidos ainda de livrar a humanidade do cativeiro do mundo material inferior e dar-lhe acesso aos aspectos ideais superiores da realidade. Surge aqui a ponte para o âmbito cultural indiano, no qual o conhecimento sobre o desenvolvimento superior do ser humano está ligado à energia da serpente, "Kundalini", e à CV. Segundo a concepção védica, a serpente Kundalini dorme no chakra inferior, Muladhara, enrolada em três voltas e meia. Esse chakra inferior, o primeiro de sete centros de energia distribuídos ao longo da CV, está localizado acima do osso sacro. Segundo as crenças hinduístas, a energia humana primordial repousa nesse osso, também considerado sagrado por nossa anatomia, até que é despertada e, passando pelos chakras, se eleva ao longo da CV. Quando o chakra superior ou craniano é alcançado e aberto, a pessoa se realiza, se ilumina ou, como dizem os indianos, torna-se purusha, um ser humano propriamente dito.

A anatomia oculta do hinduísmo parte do princípio de que há três canais na região da espinha dorsal através dos quais a energia pode se elevar: Ida e Pingala de ambos os lados e Shushumna no meio. Há muitas e veementes advertências contra brincar com as grandes forças adormecidas nessa área e contra atrever-se a penetrar nessas regiões sem um professor competente. Por outro lado, não se deixa qualquer dúvida quanto ao fato de que o tornar-se um verdadeiro ser humano ocorre necessariamente ao longo da CV. Assim como a energia, toda a pessoa precisa escalar esse eixo central até atingir a retidão final. Outras culturas também sabiam das energias que fluem ao longo da CV. Os tratados chineses de acupuntura falam igualmente de vasos (meridianos) nessa região que têm um significado central.

A serpente que seduziu as (primeiras) pessoas para o mundo da polaridade também lhes permite, no plano energético, crescer para além da polaridade e retornar à unidade, ou seja, à cura. Assim, a serpente se torna *o* símbolo de desenvolvimento. Assim como o despertar da serpente de energia Kundalini é decisivo para a ascensão rumo ao verdadeiro ser humano espiritual, foi o endireitamento físico dos homens primitivos que possibilitou pela primeira vez a postura ereta e, com isso, o tornar-se humano propriamente dito. A CV, portanto, ocupa a posição central do ser humano segundo ambos os pontos de vista. Expresso de maneira algo poética, os mais elevados sonhos da humanidade em todas as épocas subiam pela CV e tinham por objetivo libertar-se da Mãe Terra e aproximar-se do pai no céu.

Como símbolo da polaridade, a serpente está em uma ótima posição para ajudar a superar o mundo dos contrários. Entretanto, os acidentes espirituais que ocorrem devido ao trato leviano dado à energia de Kundalini mostram quão facilmente esse presente possível volta a se transformar em veneno. O perigo está em perder o equilíbrio e ir longe demais em um dos pólos. Somente o caminho do meio leva ao objetivo, e ele somente pode ser percorrido quando as energias polares laterais, a feminina e a masculina, estão equilibradas.

A segunda propriedade da CV, além da forma de serpente, é a mudança de pólos ao longo de todo o seu comprimento, já que cada corpo vertebral ósseo é seguido por um disco vertebral elástico. A intercalação de matéria *dura como osso* com tutano brando e aquoso (no núcleo dos discos vertebrais) é necessária para seu funcionamento. Simbolicamente, aquilo que é duro e forte pertence na verdade ao pólo masculino, enquanto a suave capacidade de adaptação do elemento aquoso, que é dominante nos discos, é feminina. Na intercalação constante de masculino e feminino, a CV constitui um simbolismo primordial que é conhecido de todas as culturas e de todas as religiões. O taoísmo representa essa ligação no símbolo do Tai-Chi, a mitologia grega no cordão de pérolas de Harmonia feito por Hefestos, o ferreiro dos deuses, que nele intercalou pérolas negras e brancas.

A aplicação do princípio da polaridade aumenta enormemente a capacidade de carga da CV. Enquanto a parte óssea se ocupa da solidez e da estabilidade, a parte aquoso-gelatinosa garante a elasticidade e a capacidade de adaptação, igualmente necessárias. Quadros de sintomas nos quais um dos aspectos torna-se insuficiente mostram a problemática dos extremos: o mal de Bechterew leva ao endurecimento e à ossificação das zonas intervertebrais. A conseqüência é uma limitação extrema da vida dos pacientes, uma ossificação de seu meio no sentido mais verdadeiro da palavra. No pólo oposto, podem ocorrer colapsos localizados na CV em conseqüência de processos de amolecimento dos ossos causados por processos de raquitismo ou pela tuberculose. Em conseqüência, a postura ereta é muitas vezes limitada por deformações que podem chegar à formação de uma corcunda. Nos casos extremos, há a ameaça de uma paralisia por seccionamento transversal. A forma topográfica da CV também obedece ao princípio dos pólos que se alternam um com o outro. A forma de S duplo implica em uma alternância constante entre curvas côncavas e convexas. Observada de perfil, a chamada lordose cervical se impõe por sua saliência e, assim, destaca seu elemento masculino, enquanto a cifose[67] torácica, recuando e acolhendo protetoramente os órgãos torácicos, tem algo de feminino e acolhedor. Na passagem da coluna vertebral torácica para a lombar segue-se novamente uma lordose, em movimento contrário. Na união do sacro com o cóccix surge novamente a típica topografia acolhedora e feminina compondo a parte posterior da pélvis.

Tanto a intercalação de elementos duros e brandos como a intercalação de formas, que na verdade transformam a CV em uma guirlanda de vértebras, realizam de maneira simples a idéia do amortecedor. Os dois princípios estão em condições de amortecer golpes e torções de forma ideal. Normalmente, há uma pressão de 30 a 50kg sobre os discos intervertebrais. Eles podem absorver uma carga quatro vezes maior com um achatamento mínimo. A adaptação à carga diária pode ser comprovada de maneira muito simples com uma fita métrica. Uma pessoa é nitidamente mais alta pela manhã que à noite. A carga do dia a comprime (em até 2cm).

Cargas agudas, ao contrário, são amortecidas por flexões da CV. Os amortecedores de um automóvel seguem esse princípio genial. As flexões da CV correspondem às molas em espiral que, circundando por fora os amortecedores propriamente ditos, absorvem golpes repentinos. Os amortecedores propriamente ditos correspondem ao sistema vértebro-discal, que suportam as cargas contínuas.

Como acontece com tanta freqüência, a problemática está nos extremos: com a compressão exagerada da forma em S, perde-se a posição ereta em favor de uma excessiva capacidade de adaptação. Essas pessoas desenvolvem uma corcova. Quando a forma em S se comprime muito pouco, acontece o contrário. Os afetados se pavoneiam pela vida sem a necessária capacidade de adaptação e sem a possibilidade de absorver golpes e choques. Eles são muito duros (de molejo) e retos e, conseqüentemente, propensos a se ferir.

Antes de abordarmos problemas concretos da coluna vertebral, vale a pena dar uma olhada na evolução. O desenvolvimento humano e o da coluna vertebral estão estreitamente ligados. Quanto a esse ponto, não é de admirar que a grande maioria dos problemas de coluna tenha raízes na história da evolução. Por outro lado, quando se pensa que uma entre cada duas pessoas de nossa civilização já teve dores nas costas, fica claro o quanto essa história é problemática até hoje.

Na virada do século o paleontólogo Schwalbe conseguiu provar que o erguer-se sobre as patas traseiras ocorreu muito antes do desenvolvimento do cérebro. Foi encontrado o esqueleto de um ser com 30 milhões de anos de idade que ainda tinha o cérebro de um macaco, mas que já andava sobre as pernas. Outras considerações corroboram a suposição de que erguer-se sobre as patas traseiras foi o passo decisivo para tornar-se humano. Pois por muito orgulhosos de nosso cérebro que possamos estar, ele não é de forma alguma único. Diversas baleias e delfins têm cérebros maiores e até mesmo mais diferenciados. A postura ereta, ao contrário, é única, assim como a abóbada dos pés que a torna possível e que não temos em comum com nenhuma outra criatura. Neste sentido, de um ponto de vista anatômico é isso, juntamente com a CV ereta, o que há de mais humano no ser humano.

A postura ereta não nos é dada de presente desde o princípio; ela nos é colocada no berço como possibilidade. Cada indivíduo precisa elaborá-la de novo.

Os médicos falam que a filogenia (história da espécie) e a ontogênese (história do indivíduo) se correspondem. Por essa razão, o ser humano em crescimento precisa voltar a dar os passos essenciais do desenvolvimento da espécie humana de forma abreviada e ao mesmo tempo simbólica. Ele começa como um ser unicelular, tornando-se depois um ser aquático, razão pela qual o líquido amniótico conserva até hoje determinados paralelos com a água marinha. Após o nascimento, ele se apóia na barriga como os répteis, lutando depois para arrastar-se sobre as quatro patas antes de poder erguer-se definitivamente sobre as patas traseiras. O biólogo Adolf Portmann presumiu que o ser humano vem ao mundo um ano antes do tempo. Enquanto um chimpanzé recém-nascido já tem as proporções de um chimpanzé adulto, o homem precisa crescer para atingir seu padrão corporal adulto. Ele não consegue sentar e colocar a CV na vertical antes do 5º mês. A partir do 6º mês — e isso é o mais cedo possível — ele consegue ficar sobre suas próprias pernas, mas ainda assim somente com ajuda externa. Os primeiros passos, hesitantes mas já livres, são possíveis no 11º mês, portanto quase um ano depois. Quem pôde observar esses fatigantes passos do desenvolvimento de uma criança, teve ao mesmo tempo uma imagem daqueles primeiros passos igualmente poderosos dados por nossos ancestrais na alvorada dos tempos.

A embriologia revela como nossa herança filogenética está enraizada profundamente em nós. Por um lado o embrião, até o 4º mês, tem uma coluna vertebral substancialmente mais longa, mais longa devido àquela parte que chamamos de cauda nos "outros animais vertebrados". Por outro lado, a embriologia desvelou a CV como um desenvolvimento posterior da chamada *Chorda dorsalis*,[68] que é comum a todos os vertebrados. O ser humano não nascido tem no início uma dessas cordas primitivas. Ao longo do desenvolvimento, a irrigação sangüínea da corda diminui e a partir dela formam-se os núcleos gelatinosos dos discos vertebrais. Quanto a isto, é possível não somente ler na CV quantos anos um indivíduo tem nas costas mas também quantos milhões de anos a humanidade já tem atrás de si.

Em nossos problemas com os discos vertebrais desenham-se as dificuldades que tivemos até hoje com (a história de) nosso desenvolvimento. Isso se torna explícito por meio da observação anatômica. Movendo-se sobre as quatro patas, o corpo repousava estável sobre quatro pilares confiáveis. Mesmo quando uma faltava, as outras três eram suficientes. Além disso, o perigo de uma queda era pequeno devido à proximidade do chão. A CV ainda não era uma coluna, assemelhando-se muito mais a uma corrente levemente curvada. Dela pendia de forma firme e segura uma verdadeira bolsa para as sensíveis vísceras. A cabeça ainda não ocupava o lugar mais alto na vida e portanto ainda não tinha tomado o poder. Devido à maneira trotante de deslocar-se para diante, a cabeça pendia para a frente e, portanto, permanecia abaixo da linha dos ombros a maior parte do tempo. Isso tinha a vantagem, já mencionada, de que nossos antepassados se resfriavam com menor freqüência.

Mas não foi somente pelo nariz entupido que os orgulhosos seres humanos que se esforçavam em direção ao alto trocaram sua postura ereta. Trocando quatro colunas seguras por duas pernas de pau oscilantes, eles deslocaram seu centro de gravidade perigosamente para cima e transformaram um equilíbrio estável em instável. Os seres humanos que lutavam para erguer-se fizeram o melhor que podiam com isso, adquirindo não somente uma segurança tranqüilizadora sobre suas duas patas traseiras mas ainda uma habilidade impressionante com as patas dianteiras liberadas. Trata-se aqui, provavelmente, da mais antiga forma de economia de trabalho por meio da racionalização. Mas a liberdade adquirida através da liberação de duas patas tinha seu preço.

Com a postura ereta, o tema da retidão passou a fazer parte da vida e a cabeça passou a ocupar o lugar mais alto e, portanto, o primeiro lugar. Nenhuma pessoa razoável esperaria retidão de um animal que vive sobre as quatro patas. Por outro lado, nos alegramos especialmente quando nossos animais domésticos se comportam como se fossem gente. Quanto mais humanos, ou seja, quanto mais eretos eles ficam, mais próximos nos sentimos deles. No final, levamos tão pouco a mal a falta de retidão nos animais como nas crianças, basta que se movam sobre as quatro patas. Somente quando a cabeça assume o lugar mais elevado e a CV assume a postura ereta é que a retidão se torna possível. Com esses dois passos, no entanto, ela se torna uma exigência categórica, e a partir daí somente um homem direito é considerado aceitável. Nós instintivamente reconhecemos a falta de retidão como sendo uma carência de desenvolvimento, e o recusamos.

Com a vida ereta, ou seja, com a elevação da cabeça, uma torrente de exigências e encargos (cargas) recaiu sobre os seres humanos. Juntamente com a capacidade de carregar cargas físicas sobre os ombros por longas distâncias, veio também a de suportar cargas sobre os ombros em sentido figurado. Com isso, foi dada também a possibilidade de sobrecarga em ambos os sentidos. Não foi somente o nariz empinado e, portanto, tantas vezes entupido, que se tornou um órgão de anúncio dos novos problemas; também a CV, afetada diretamente, colocou-se naturalmente no centro dos conflitos. Todas as cargas, responsabilidades e fardos assumidos, mas também a visão mais ampla que se tem quando se está sobre as patas traseiras, deram sua contribuição para voltar a deprimir o homem erguido. Para isso, as cargas físicas ainda eram as mais inofensivas, pois ele sempre teve consciência delas. Hoje em dia são sobretudo os encargos e fardos inconscientes que deprimem as pessoas e tornam as coisas difíceis para os modernos discos vertebrais.

1. Problemas de disco

Todo o peso das sobrecargas físicas conscientes e sobretudo o das cargas anímico-espirituais inconscientes atuam sobre os discos vertebrais. Enquanto é possível, eles se adaptam e cedem, mas em algum momento o colarinho (isto é, o anel fibroso) arrebenta — um incidente grave, o prolapso de disco. Então, na dor e em outros sintomas que vão de perturbações da sensibilidade até a paralisia, torna-se claro como a pressão é ameaçadora. A pressão deixa a pessoa incapaz de mover-se e de lutar e dá vontade de gritar de dor.

Os locais mais freqüentes para tais incidentes resultam de considerações anatômicas. Os discos se vêem mais forçados lá onde a capacidade amortecedora do sistema é menor e a carga é maior. Por esta razão, mais de 90% dos incidentes afetam os três discos inferiores e especialmente os dois últimos. Os últimos são mordidos pelos cães, como diz o ditado alemão. Os ortopedistas, com a melhor das intenções, cortam fora o brando, o feminino que se encontra entre as mós do que é duro e masculino e que cedeu à pressão e grita por socorro sob a forma de dor. Isso, então, não pode mais doer, essa é a encantadora lógica. Mas o problema não é eliminado do mundo com isso, somente posto de *lado*. No prolapso de disco encarna-se a tendência de desviar a pressão cada vez mais para o lado. A operação alivia a situação a curto prazo, mas o tema penetra ainda mais profundamente na sombra, de onde voltará a chamar a atenção na primeira oportunidade.

A pré-história de um prolapso de disco começa muito antes: normalmente, o núcleo gelatinoso e elástico saudável no interior dos discos desvia para os lados distendidos todas as pressões exercidas por cargas. Quando perde sua elasticidade, ele não pode mais desviá-las tão bem. Com o aumento da pressão, aumenta o perigo de uma fissura no anel fibroso externo. Quando isso acontece, mesmo com a carga de pressão normal o núcleo escapa pela fissura e pressiona os respectivos nervos, causando uma dor intensa. Nos prolapsos posteriores são principalmente as raízes laterais dos nervos que sofrem. A dor resultante se irradia ao longo das vias nervosas, para a periferia. Na ciática típica, a dor pode ir até a panturrilha e mesmo chegar ao pé. Mais raramente, o disco esmagado pode pressionar no meio, contra a medula espinhal. As dores serão sentidas então naquelas zonas inferiores do corpo de onde provêm as fibras nervosas esmagadas. Podem aparecer diversos surtos de paralisia, tanto nas pernas como na bexiga ou no intestino. Após ocorrências agudas, o núcleo que foi pressionado para fora volta muitas vezes por si mesmo, podendo em muitos casos ser colocado de volta no lugar por meio de tração ou de manipulações quiropráticas. Entretanto, o afetado estará sujeito a um novo incidente a cada vez que fizer um movimento extremo.

Para se chegar a uma solução verdadeira, a parte branda pressionada precisaria ser aliviada e liberada a longo prazo da situação de opressão. Voltar a endireitar a situação óssea fora do lugar pode ajudar, mas em última instância a história atrapalhada precisa ser novamente endireitada no plano anímico-espiritual.

Quando falamos do **tiro da bruxa** [*Hexenschuss* = lumbago], não se trata de uma característica acidental da língua alemã, já que tal ocorre em muitos idiomas. Na Antigüidade, concluía-se evidentemente que males e dores especialmente repentinos eram enviados pelo destino e, portanto, pelos deuses. Hécate e Pandora se distinguiram em relação a isso. Em escocês e em irlandês há as palavras *Albschoss* [*Alb* = espírito maligno] e *Elfflint* [*Elf* = elfo] para designar o lumbago. Os antigos viam pura e simplesmente a entrada do mal nas dores que surgem de golpe, atribuindo-as às bruxas más. Ainda que hoje em dia tenhamos superado tais explicações causais, estamos tão próximos do mecanismo da projeção como naquela época. Muitas pessoas alimentam a idéia de que alguém, desde que não sejam elas mesmas, deve ser culpado pelo incidente. Nesse sentido, a expressão "tiro da bruxa" também se adapta a nós. Talvez a primeira vítima desse sintoma tenha realmente procurado por alguma bruxa de maneira demasiado abrupta. Talvez ele tenha literalmente se torcido bruscamente ao ver a beldade. Se ele tivesse admitido seu arrebato, sua CV teria participado do jogo sem reclamar. Mas quem se deixa arrebatar sem admitir seu interesse corre o risco de vivenciar a fissura fisicamente depois, até que não tenha mais nenhuma dúvida quanto à sua participação direta no que aconteceu. A designação "tiro da bruxa" atribui a responsabilidade da bruxa correspondente ao tiro que atingiu o afetado ao mesmo tempo pelas costas e sem razão. Na verdade, a bruxa mais encantadora somente pode virar aquela cabeça (e aquela coluna vertebral) que se deixa enlevar. Há naturalmente muitíssimas outras situações em que se pode ficar algo desgastado e que não têm nada a ver com o tema da bruxa. Mas todas têm em comum o padrão de que se trata de movimentos inconscientes e portanto descontrolados, que não se é capaz de suportar em toda a sua extensão.

Quando um prolapso de disco subsiste por um período mais longo, após sensações iniciais de formigamento, pode-se até chegar a paralisias tais como uma síndrome de seção transversal. Quanto às sensações falsas, o sintoma deixa claro como a percepção que se tem da metade inferior do corpo é incongruente e desorientada. Na paralisia mostra-se então como a parte que se encontra abaixo do prolapso é sem vida e incontrolável. A lição a ser aprendida é igualmente aludida pelos sintomas. As sensações falsas dirigem a atenção para baixo e acentuam a necessidade de cuidar desse âmbito. Na paralisia encarna-se uma forma não redimida da distensão. A lição ensina a viver esta última de forma liberada em relação ao baixo-ventre e às pernas. Com as pernas e sua incapacitação, mencionam-se os temas estar em pé (firmeza, estabilidade) e andar (avançar, progresso, ascensão). Trata-se de distender-se em relação a isso, ou seja, de trazer distensão a esses âmbitos.

A problemática especial das moléstias resulta de seu respectivo padrão de sintomas. Para muitos pacientes de hérnia discal, por exemplo, não é mais possível erguer-se retos. Curvados para a frente na articulação dos quadris, eles somente podem atravessar o dia curvados e com as costas extremamente rígidas. Aqui, evidentemente, encarna-se a problemática da falta de retidão. Representa-se de forma muito concreta como é doloroso para os afetados serem direitos, ou seja, andar eretos. Não lhes é possível endireitar-se, isso para não falar de mostrar a espinha dorsal, ou seja, aprumar-se. A solução está expressa na postura curvada/humilhada. Trata-se evidentemente de assumir essa posição, o que quer dizer curvar-se realmente, ou seja, transformar a humilhação em humildade autêntica.

Certamente, no entanto, sob o mesmo diagnóstico "correm" também as formas opostas. Aqueles pacientes rígidos, desmesuradamente eretos, que caminham e se movimentam em ângulos retos como robôs porque a menor curvatura ou desvio da vertical lhes ocasiona moléstias insuportáveis. Esse sintoma mostra enfaticamente como eles são inflexíveis, rígidos e pouco vivos. Eles se pavoneiam por uma vida impregnada de movimentos suaves e passagens fluidas que necessariamente permanece desconhecida para eles. Em seu andar expressa-se nitidamente que eles não admitem nenhum meio-tom, nenhuma nuança e nada fluido em seu íntimo. Estruturas duras e retidão exagerada determinam suas vidas até chegar à mania de ter sempre razão. Eles desconhecem os meios-tons e a verdadeira humildade. A retidão é forçada e dá a impressão de não ser autêntica, ela é a muleta que lhes permite pavonear-se eretos e certos da vitória pela vida real. A imagem do solteirão ou do oficial prussiano é condizente com uma tal paisagem anímica. A tarefa a ser liberada no sintoma dá a entender que aquela retidão que se demonstra constantemente porque não se consegue sair de seu estreito corpete deve ser transformada em retidão e sinceridade genuínas para consigo mesmo.

Os dois tipos, de pólos opostos, compartilham um problema comum: retidão. O "torto" precisa redimir seu ser curvado e liberar a humildade que ali está oculta. Tendo conseguido isso, lhe corresponderá também a sinceridade e a retidão do pólo oposto. O "solteirão" teso precisa assumir sua rigidez e aprender que sua liberação está à espera em sua retidão e sua linearidade anímico-espiritual. A partir do momento em que encontra essa profunda sinceridade em si mesmo, torna-se-lhe também facilmente possível descer às profundezas da vida, curvar as próprias costas e humildemente posicionar-se diante da vida. Provenientes de tensões fundamentais não-redimidas opostas, tanto o nariz empinado como o humilhado aproximam-se do mesmo tema redimido de lados distintos: retidão (sinceridade) e humildade. Ainda que estejam aparentemente tão distantes um do outro, a verdade é que eles estão próximos. Ninguém, por exemplo, corre tanto perigo de ser humilhado como alguém que tem o nariz empinado. E ninguém dá uma impressão tão arrogante e repulsiva como o corcunda, que não sabe nada de seus modos retorcidos. Sua proximidade é ainda mais palpável no plano redimido, já que a pessoa verdadeiramente humilde é também absolutamente correta.

Um outro ponto significativo é o fator repouso. A maioria dos pacientes com problemas de disco são forçados a ele por seu sintoma, já que qualquer movimento lhes provoca dores. Eles evidentemente se carregaram em demasia e agora sentem as dores que provoca o mover-se sob a carga de suas vidas. O sintoma já lhes proporciona a terapia, forçando-os ao necessário repouso. Assim, eles podem meditar com toda a calma por que e para que se sobrecarregaram dessa maneira ou permitiram que outros o fizessem. O resultado de tais considerações levará ao reconhecimento de que eles tentaram conquistar um reconhecimento especialmente grande através de feitos especiais. O turbilhão externo ao redor da ambição e da ascensão deixa entrever um déficit interno e se precipita nas vértebras. A lição a ser aprendida é suportar a si mesmo em repouso em vez de continuar suportando o peso de todas as tentativas de tapar o sentimento de inferioridade interno com o tornar-se externamente imprescindível. Assim como é preciso deitar-se quando se está nessa situação, seria apropriado abandonar todas as cargas supérfluas e descansar.

Mais raramente, ocorre que pacientes que já estão em repouso e deitados sentem as dores mais pavorosas e conseqüentemente caminham irrequietos e chegam até a tentar dormir sentados devido à dor. Aqui o sintoma leva ao movimento e força a permanecer acordado, ou seja, a despertar. Não se trata evidentemente de continuar descansando tranqüilamente na cama; exige-se atividade, sinceridade e responsabilidade, imediatamente.

Perguntas

1. Como anda o tema retidão em minha vida?
2. Eu mostro as costas e me preparo para coisas importantes?
3. Sou flexível e capaz de genuína humildade?
4. Minha porção feminina é substituída ou até mesmo expulsa pela masculina quando sob pressão?
5. Suporto inconscientemente cargas que não agüentaria conscientemente?
6. Que fardos carrego em troca de reconhecimento?
7. Meu sintoma exige de mim repouso ou movimento?

2. Deslocamento da primeira vértebra cervical

O deslocamento da vértebra cervical superior, quase sempre causado por um acidente, através de irradiações dolorosas provoca problemas que podem alcançar toda a coluna vertebral (CV). Na mitologia é o titã Atlas que, como punição pela revolta urdida por todos os titãs, deve carregar o globo terrestre em equilíbrio sobre os ombros. De maneira análoga, a vértebra cervical superior tem a tarefa de tomar sobre si nosso globo craniano, não apenas para carregá-lo mas também para equilibrá-lo.

Quando (o) Atlas se esquiva desse papel de tanta responsabilidade, tentando escapar para o lado, trata-se de uma tentativa de eludir a responsabilidade que lhe foi imposta. Ele, ao mesmo tempo, registra com as dores como a carga do globo lhe é dolorosa. Como não se sente o único responsável, ele deixa que as dores se irradiem também para os outros membros subordinados da corrente vertebral. A cabeça tornou-se o mundo para os seres humanos; certamente é assim para os que sofrem desse mal.

O corpo, representado por seu oficial mais importante, Atlas, lhes mostra que não está disposto a continuar suportando sem queixas a pesada carga da cabeça (dura). Ele chama a atenção para si, e grita por socorro na mesma medida em que as dores são violentas. O que ele gostaria mesmo é de escapar pela tangente e expressa isso logo de saída em sua mudança de posição. O tema que mergulhou na sombra é o seguinte: o peso da cabeça não é mais suportável, a fronteira da dor foi ultrapassada. A única solução sensata consiste em deixar que a cabeça volte a se endireitar. Na melhor das hipóteses, isso acontece naturalmente em sentido figurado. Mas o primeiro passo pode também contar com a colaboração de um quiroprático externo. Um forte puxão que move a cabeça um pouquinho além do objetivo pode fazer com que ela volte a assumir sua posição natural. Essa intervenção relativamente drástica mostra que já é necessário um bom puxão para voltar a encaixar uma posição tão deslocada. Significativamente, somente um encaixamento físico não basta a longo prazo, a vértebra correspondente continua tendendo a deslocar-se outra vez enquanto a situação não é sanada em sentido figurado. O acidente que dá ao Atlas a ocasião para seu deslocamento mostra com sua veemência como é considerável a resistência a mudanças de direção. Já é necessária alguma violência para virar a cabeça do afetado. Tanto o acidente como o quiroprático demonstram como até mesmo mudanças de direção abruptas podem ser necessárias.

A lição a ser aprendida com o Atlas deslocado consiste em saltar fora dos caminhos já trilhados, ainda que seja aos trancos, voltar a cabeça para uma nova direção, permitir talvez que ela seja virada alguma vez por outras pessoas *excitantes* em vez do quiroprático, sem o emprego da violência, de livre e espontânea vontade e motivado pelo prazer que a novidade proporciona.

Os pacientes formam o pólo oposto imitando as corujas, que movem suas cabeças como birutas ao vento. Eles são conscientes de seu comportamento, já que está baseado em especulação consciente e uma conveniente dose de oportunismo. A consciência intencional de sua postura questionável lhes poupa, no entanto, de sintomas físicos, caso contrário suas vértebras cervicais já estariam gastas.

Quando alguém se torce a cada oportunidade, surge a suspeita de que não admite suas manobras oportunistas, e o corpo as torna conscientes dessa maneira. Ele é dolorosamente levado a compreender que vai longe demais em suas torções e ultrapassa o alvo. Novamente, o sintoma traz em si a terapia e força os afetados a andar com antolhos de vez em quando, sem olhar nem para a esquerda nem para a direita, seguindo seu nariz com conseqüência. Após esta experiência de comprovação no pólo oposto, a solução a longo prazo está em encontrar a verdadeira mobilidade e a verdadeira capacidade de adaptação. Não lhes é recomendado voltar-se e dirigir-se a cada pequena vantagem, mas sim fluir com a vida e adaptar-se às suas exigências.

Perguntas

1. Minha cabeça se transformou em uma carga elevada e insuportável?
2. Contra que meu Atlas se rebela?
3. O que meu destino quer me dizer ao endireitar minha cabeça?
4. O que pode me virar a cabeça, e o que pode pô-la no lugar?
5. Como andam minha capacidade de adaptação e minha flexibilidade?

3. Problemas de postura

A postura externa corresponde à interna, ou seja, a encarna. Quando alguém tenta encobrir sua postura interna com outra externa assumida conscientemente, isso em pouco tempo será percebido pelos outros e criará problemas para o próprio afetado. Por outro lado, modificações externas feitas conscientemente, no sentido talvez de um ritual, podem muito bem criar realidades internas. Esta idéia fundamenta as asanas e mudras da hatha-yoga. Devido à sua consciência, tais rituais não provocam qualquer sofrimento físico tais como aqueles causados pela penosa manutenção contínua de más posturas.

Quando um quadro de sintomas força alguém a uma determinada postura corporal, apresenta-se também uma outra interna que lhe corresponde e da qual o paciente, entretanto, não tem consciência. O ponto decisivo para as interpretações é se a pessoa se identifica conscientemente com uma postura ou se se transformou em uma vítima inconsciente dela. Uma pessoa humilde pode sentir-se muito bem com uma postura algo curvada e com os olhos voltados para baixo e não sentir qualquer moléstia devido a ela. Outra pessoa pode ter a mesma postura forçada, sentir-se humilhado com ela e sofrer as dores correspondentes em relação à sua resistência. Portanto, uma postura por si só não pode ser equiparada a um sintoma, o decisivo é a atitude que o afetado tem em relação à sua postura.

Cifose, lordose e "espinha esticada"

A proximidade dos opostos que se torna clara nos problemas de disco têm continuidade nos males posturais. Aqui, cifose e lordose são os dois lados da mesma moeda. A cifose nos deixa entrever uma criança curvada e, às vezes, até mesmo quebrada (ou então, mais tarde, o adulto correspondente). Mas justamente essa sinceridade que salta aos olhos é um espinho nos olhos dos educadores. Eles não querem ser confrontados com o resultado de sua influência e, por essa razão, não se cansam de fazer advertências tais como: "Endireite-se!", "Barriga para dentro, peito para fora!" Com o tempo, o sincero sintoma da cifose pode ser treinado para assumir o padrão de compensação representado pela lordose ou "pequeno oficial da guarda". As costas curvadas das pessoas que apresentam cifose mostram que alguém se inclina, não pode ficar ereto e é "invertebrado". Pode-se quebrar as costas de uma pessoa sem tocá-la fisicamente. Quando se quebra a vontade de um cavalo, isso se dá tornando dócil sua resistente coluna vertebral. Quando se quebra um ser humano, isso acontece igualmente tornando sua espinha dorsal dócil e flexível, impedindo-o de erguer-se por seus próprios interesses e opiniões e de andar direito pela vida. Tal tipo de pessoa curvada é naturalmente torcida e de fato tampouco é sincera, já que não apóia sua própria vida. Neste sentido, a voz popular constrói a imagem do ciclista, que curva as costas para melhor poder seguir adiante. Esta imagem é a caricatura de todo um enfoque de vida: curvar-se para cima, pedalar para baixo. Outras imagens, tais como a do adulador que rasteja ou a do puxa-saco, revelam posturas oportunistas semelhantes, onde a falta de retidão e de absolutamente qualquer linha própria são comuns. Trata-se de pessoas *inconsistentes*, que não se endireitam e não podem ir pela vida eretas. Em sua corcova anímica elas encarnam um retrocesso no tempo, quando os "seres humanos" ainda não caminhavam eretos. Provavelmente, é essa regressão que nos cai tão mal, porque gostamos tão pouco de ser lembrados da época escura de nosso passado coletivo.

O pólo oposto, a **lordose** [em alemão, **Hohlkreuz** = espinha oca], é um parente próximo. A expressão em alemão é muito verdadeira e deixa entrever como essa postura é vazia. Se a cifose corresponde à marca do paciente de hérnia de disco corcovado e humilhado, a lordose trai o homem de bem *capenga* que se esforça igualmente pela vida. Sua pélvis está projetada para a frente e, para compensar essa sobrecarga dianteira e continuar dando uma impressão ereta, ao menos em certa medida, ele precisa forçar de maneira extrema o peito para trás. O resultado é a postura de um símbolo de interrogação (?), que também determina sua vida. Enquanto o corcovado se curva diante de todos para não ficar encurralado em nenhum lugar, os pacientes de lordose, em sua tentativa de fazer tudo certo, tentam além disso causar uma boa impressão, ou seja, uma impressão respeitável. Eles forçam extremamente a postura da coluna vertebral, que em si já é forçada, e assim caminham pela vida.

A má postura mais refinada, por ser a mais difícil de ser detectada e exercer um efeito de respeitabilidade, assume a forma da "**espinha esticada**". Com a coluna esticada e reta como um pau, eles demonstram exemplaridade e ainda, ao mesmo tempo, retidão, um caminhar ereto impecável com o peito orgulhosamente cheio. Quando essa postura não é natural, mas demonstrativa, surge a suspeita de que ela sirva de compensação para um ser secretamente rastejante e corcovado ou um "espinha oca" que se encolheu nas sombras.

Crianças "quebradas" que se deixam treinar nessa postura são um exemplo triste e muitas vezes ridículo para os soldados. Quanto mais dura é a disciplina, "melhores" são os soldados. O objetivo da disciplina consiste substancialmente em *quebrar* a vontade e, com isso, *a espinha* do "servidor". "Esquerda, volver!", "Em frente, marche!", "Descansar!", "Movam-se!", etc. Exige-se servidão absoluta e obediência incondicional, que são treinadas até a exaustão. A verdade é que o soldado não deve pensar por si mesmo nem representar seus interesses, caso contrário ele dificilmente colocaria sua vida em jogo para defender as idéias de generais ou políticos. Ele deve funcionar seguindo ordens estranhas, sem absolutamente meditar sobre elas. Tudo o que é necessário lhe é dito, da direção para a qual ele deve olhar até a postura de sua coluna vertebral. Um soldado de elite que tinha interiorizado esse ideal freqüentemente designava a si mesmo, cheio de orgulho, como uma "máquina de luta". Para tornar-se máquina é preciso naturalmente permitir que a própria vontade seja expulsa, ou seja, colocá-la incondicionalmente sob a direção de outro. A espinha dorsal é substituída por férreas estruturas de ordem. Mas como soldados avançando com cifoses verdadeiras não iriam impressionar nem o chefe nem os inimigos, uma coluna rígida é treinada e imposta sobre ela. As ordens que se referem a isso — justamente em sua ingênua estupidez

— são verdadeiras: "Endireitem-se!", "Alto!", "Apresentar armas!" Essas indicações são impróprias para a luta; aqui estão sendo esculpidas marionetes às quais se prescreve cada minúcia até que funcionem cegamente. Nem é preciso dizer que pessoas postas sob tutela dessa maneira são tratadas unilateralmente na segunda pessoa. O treinamento das propriedades de robô, que fazem tudo de maneira flexível e obediente e desligam o próprio pensamento, tem por objetivo uma literal obediência de cadáver.

A postura liberada da espinha dorsal, que representa o contraponto a todos os outros três extremos, aproxima-se externamente da postura do soldado, estando internamente impregnada de energia fluente em lugar de retida. Pessoas que têm consciência de si mesmas têm essa forma ereta e elástica. Os heróis "bons" dos filmes irradiam essa retidão e essa energia que vem de dentro, assim como pessoas dispostas a lutar por seus direitos. Nesse sentido, soldados podem encaixar-se aí. Neste ponto, pode-se pensar no guerreiro Arjuna, o herói do Bhagavad Gita, em Palas Atena ou no ideal guerreiro dos xamãs: tão orgulhoso que não se curva diante de ninguém, e tão humilde que não permite que ninguém se curve diante dele. Para mim, a mais bela imagem dessa postura é a do mestre de Tai-Chi, que consegue apanhar um pássaro graças à sua elasticidade. Em pé, ereto e quieto, ele oferece um lugar em seu ombro para o pássaro. Este pousa porque, devido à ausência de medo do mestre, sente que tampouco precisa ter medo. Quando quer voar novamente, não consegue. Assim que ele quer levantar vôo o mestre, com seus movimentos fluidos, cede. O mestre precisa oferecer-lhe resistência para que ele possa recuperar sua liberdade.

Este vôo que vai do quarto das crianças para o guerreiro consciente, passando pelo pátio de exercícios, pretende mostrar que as posturas extremas no âmbito da coluna vertebral tratam de *um* tema que gira em torno do eixo: falta de apoio nas costas e uma postura interna mole por um lado e retidão corajosa por outro. A expressão "má postura" é muito apropriada, pois mostra que aqui se trata de uma postura má por estar tão distante da própria postura.

Perguntas

Para a cifose:

1. Vivo curvado? Que passos eu temo, em quem eu piso? De que eu tenho medo?
2. Para quem ou para o que eu me curvo?
3. O que eu espero disso para mim? Onde quero chegar com isso?

Para a lordose (= coluna oca):

1. O que está oco na minha vida?
2. O que eu quero provar para quem?
3. Que golpes eu temo, diante de que eu quero ceder?

Para a coluna rígida:

1. Que vantagens me traz meu bom funcionamento e minha obediência?
2. O que acontece em mim quando assumo uma postura externamente?
3. Quanta razão eu tenho para assumir uma postura tão orgulhosa?

4. A corcunda

Uma corcunda está baseada em uma curvatura para a frente da coluna vertebral e pode ter diversas razões. Vértebras podem se romper em conseqüência de processos de tuberculose ou raquitismo, ou ela pode ser inata ou causada por um acidente. O efeito repulsivo que exerce lembra, entre outros, a velha bruxa corcunda dos contos de fadas. Uma de suas principais características é o olhar que, em vez de estar voltado para o céu, olha para a terra, para baixo. Tal como foi dito na problemática da serpente, para nós tudo o que é baixo é extremamente suspeito, para não dizer um horror. As crianças, por exemplo, sentem uma aversão natural em relação aos corcundas e os evitam. Não se trata evidentemente de uma rejeição das pessoas afetadas, mas de repugnância em relação à sua forma. Ela encarna um tema do qual os afetados quase nunca são conscientes com tanta clareza.

Pessoas marcadas de tal maneira pelo destino são ligadas ao mal desde épocas imemoriais. Uma crença popular muito difundida vê na corcunda uma punição por más ações passadas, enquanto povos orientais vêem nela uma punição cármica ou uma penitência. Sem entrar na problemática das tarefas trazidas para a vida, pode-se constatar que a forma corcovada é a mesma de um penitente. Para as pessoas curvadas pelo destino existe evidentemente pouca possibilidade de ir ao encontro do mundo com uma atitude de confronto, ofensiva. Elas têm os olhos caídos e dão uma impressão semelhante. A postura que lhes foi imposta impede determinadas experiências nesta vida, obviamente não é a vez deles, outros posicionam-se contra isso.

A tarefa corresponde em princípio à dos curvados pacientes de ciática, sendo que agora seu objetivo é muito mais profundo e fundamental. Trata-se de aprender a humildade a partir da postura humilhada. O problema da avaliação é especialmente perigoso em um tema emocionalmente tão carregado. Em um caso concreto, alguém que observe de fora sempre será capaz de reconhecer o tema, mas dificilmente perceberá o plano em que ele é vivido e de maneira alguma até que ponto ele já está redimido. Quasímodo, o sineiro de Notre Dame, pode servir de exemplo aqui. Posso dizer por experiência própria que uma das pessoas mais humildes que conheci é uma mulher corcunda muito velha. Ela utilizou sua "forma de bruxa" para tornar-se um anjo para as pessoas a ela confiadas e para redimir sua própria tarefa. Ela deixou que a humildade crescesse a partir da humilhação do destino. Ao lado de sua paciência e amabilidade de anjo, chama a atenção sua entrega incondicional a seu destino.

Perguntas

1. Onde meu destino quer que eu dê com o nariz? Eu me deixo *rebaixar*? Faço-o eu mesmo? Ou com outros?
2. O que deixei de ver em pessoas próximas que estão a meus pés? Como reajo em relação aos corcundas?
3. Onde tendo a ficar corcunda, onde deixo que outros o façam?
4. Diante de que me curvo? Os outros precisam curvar-se diante de mim?
5. Que situações me humilham? Em quais eu humilho?
6. Como me comporto em relação à humildade?
7. Como estou nesta vida?

5. A escoliose ou desvio lateral da coluna

A escoliose, o desvio lateral da coluna vertebral, é um desvio inconsciente do meio em um âmbito central. Além desse fato, o sincero corpo mostra ainda a direção do desvio que, como toda unilateralidade, prejudica os dois lados. Quando o centro de gravidade da vida se desloca para a esquerda, para o lado feminino, o direito, masculino, fica automaticamente curto demais, embora tampouco o feminino vá bem. Com a preferência inversa pelo lado direito, não somente o lado esquerdo, feminino, é favorecido, mas o direito sofre com seu próprio sobrepeso. Assim como os dois lados lucram com o equilíbrio harmônico, ambos sofrem em conjunto com a perda desse equilíbrio.

Quando ocorrem desvios acentuados da linha mediana, os órgãos internos da caixa torácica também são afetados. Quando *o coração não está do lado certo*, as interpretações tornam-se desnecessárias. O mesmo acontece quando os pulmões não se expandem livremente. Eles precisam de espaço para expandir-se. Nenhuma expansão é possível quando o espaço é tolhido, seja em sentido concreto ou do ponto de vista da comunicação.

A uma torção corporal corresponde uma torção anímica. Trata-se aqui sobretudo de *desvios de percurso* que não agradam nem um pouco os afetados. Por mais que eles dêem voltas e voltas, eles têm o erro atrás de si, em suas costas. Os desvios têm sempre um caráter duplo, alguém se desvia de algo, e dirige-se a alguma outra coisa. É interessante notar que há uma nítida preponderância de escolioses que se desviam para o lado direito, masculino. Um paciente vivenciou na terapia, novamente consciente, como o desvio de sua coluna vertebral começou na puberdade, quando não pôde endireitar-se diante de seu pai e, em vez disso, afastou-se fisicamente. Dramas muito especiais ocorreram à mesa, onde o filho tinha que sentar-se à direita do pai. Como ele não conseguiu distanciar-se animicamente, sua CV o substituiu e afastou-se do pai. Apesar disso ele tentou, sem demonstrar firmeza, serpentear pela vida. Pessoas com tais desvios tentam esquivar-se diante da franqueza sem rodeios. Sua coluna vertebral percorre caminhos curvos e revela preferências semelhantes em sentido figurado que elas não admitem para si mesmas. Em vez de tomar caminhos retos e diretos, em sua comunicação elas preferem enrolar, escolhendo rodeios para desviar-se dos obstáculos. Nisso elas podem perder-se em muitos rodeios e enrolar-se a si mesmas. Uma variante desse padrão treinada física e conscientemente pode ser estudada no teatro de variedades, nos chamados homens-cobra.

A tarefa consiste em posicionar-se realmente no lado preferido. Quando se vivencia esse pólo, o corpo é aliviado e pode voltar a distribuir seu peso de forma equilibrada. A abertura real para uma metade torna sua parcialidade consciente e abre a oportunidade de descobrir em seu fundo também a qualidade do lado oposto. A redenção do serpentear está na adaptação flexível às necessidades da vida. O que se pretende aqui não é mudar de acordo com o vento, mas vibrar no ritmo da vida no sentido que lhe dá Heráclito e seu conhecimento atemporal: *panta rhei*, tudo flui.

Perguntas

1. De qual de meus lados me desviei, qual me resta?
2. O que é curto demais em minha vida? De que gosto de desviar-me?
3. Que obstáculos eu contorno, em águas turvas quando necessário?
4. Como anda minha retidão? A que compromissos e leves desvios estou disposto nesse sentido?
5. Até onde quero trepar por meus caminhos retorcidos?

6. Paralisia causada por secção da medula

Ela é quase sempre a conseqüência de uma rotura traumática da espinha dorsal. A espinha dorsal do afetado é quebrada, no sentido mais verdadeiro da palavra, por um acidente. A coluna vertebral é tão danificada em um determinado local que o mais sagrado, o canal nervoso protegido por resistentes paredes de osso, é rompido. É o acidente que interrompe a continuidade da vida da maneira mais grave, já que secciona a ligação entre o superior e o inferior, entre a cabeça e o corpo ou o baixo-ventre.

Paralisias por secção da medula podem ocorrer a qualquer altura da CV. Quando o trauma atinge o canal nervoso muito acima, o resultado é a morte por paralisia da respiração, como em um enforcamento. A maioria das paralisias por secção transversal da medula atingem o baixo-ventre e forçam a uma vida na cadeira de rodas. Estritamente, esta é uma prótese e permite uma mobilidade que o destino quis na verdade retirar. Ela se torna uma parte da vida e pode, tornando-se tecnicamente cada vez mais madura, voltar a abrir vários âmbitos da vida.

O sintoma mostra a imobilidade sem vida da metade inferior do corpo, que arquetipicamente se inclina para o feminino, e a irremediabilidade da situação. Não existe mais qualquer relação viva entre a cabeça e o baixo-ventre, mas um bloqueio completo. A impotência em relação ao próprio pólo inferior torna-se palpável na paralisia. O sintoma força os afetados a se dirigirem à sua metade inferior como se fosse um corpo estranho. Eles agora precisam ocupar-se dela o tempo todo, mas de fora e sem um sentimento interno de participação. Ao mesmo tempo, a situação lhes deixa claro o quanto o pólo inferior é necessário para a sobrevivência. O funcionamento óbvio da metade inferior foi interrompido e agora é penosamente substituído por esforços externos. Como no início da vida, o controle da bexiga e do intestino precisa ser aprendido novamente, e isso sob as condições mais adversas. Os afetados vivenciam como se tornou difícil para eles eliminar abaixo aquilo que foi admitido acima. A doação material corresponde à defecação, enquanto a anímica é representada pelo ato de urinar. O sintoma revela que o sentimento natural para o momento de dar está ausente. Agora, governado por reflexos condicionados e independente de sensações internas, é preciso aprender a soltar. No que a isso se refere, a vida se transforma em um ritual forçado.

A sexualidade genital torna-se totalmente impossível. Neste ponto o acontecimento não é somente um revés, mas um retrocesso à primeira infância. A genitalidade e, com ela, o poder do próprio sexo, é retirada repentinamente de maneira radical. Também andar, ficar em pé e subir, e com isso avançar, progredir e ascender, ficaram paralisados. O progresso externo e a postura ereta tornaram-se impossíveis e somente podem ser substituídos pelos passos internos correspondentes. O círculo da vida está nitidamente restringido e limitado por um ambiente estreito.

É evidente que os afetados devem deslocar o centro de gravidade de sua vida das atividades externas para as internas e conseguir tempo para reconhecer sua situação. Eles não são mais livres, tendo sido acorrentados pelo destino (à cadeira de rodas). Em vez do progresso externo, indica-se o desenvolvimento interno. Em vez de conquistar o mundo, é preciso dar-se bem em um círculo restrito. A liberdade e a retidão que foram cortadas levantam a suspeita de problemas anteriores a esse respeito. Golpes duros do destino decorrentes de acidentes mostram o quanto mudanças de curso abruptas e profundas são necessárias.

A partir de declarações de vítimas de paralisia causada por secção transversal da medula que dominaram seu duro destino e voltaram a tomar nas mãos as rédeas de sua vida, depreende-se muitas vezes um autoconhecimento profundo e uma interpretação condizente do trágico acontecimento. "O acidente pôs fim à minha impulsividade selvagem" seria um tal autoconhecimento. O afetado coloca em palavras que foi longe demais e se excedeu em sua ousadia. Ele somente desenvolveu a verdadeira coragem após o acidente, depois que, nos primeiros momentos de desespero, teve de reconhecer que a ousadia era apenas a compensação de um profundo sentimento de inferioridade. Outros depoimentos, de motociclistas e praticantes de outros esportes radicais acidentados, comprovam que o acidente acabou com uma fase de movimentação externa exagerada e, sobretudo, inconsciente, mantendo-os salutarmente de volta ao chão firme. É depois de um período inicial em que a vida na cadeira de rodas é sentida como não valendo nada que os olhos se abrem para o valor da vida em si. O que antes era óbvio pode ser repentinamente reconhecido como um valioso presente e uma possibilidade de vivenciar experiências profundas. Muitas vezes é, portanto, a cadeira de rodas que revela o milagre da locomoção. Um afetado sentiu-se levado de uma viagem sem rumo de volta a seu caminho pelo acidente. "Talvez eu nunca o tivesse entendido sem o acidente." A arrogância no trato com o sexo oposto somente se tornou consciente para um paciente quando perdeu a possibilidade de exercer a sexualidade genital. Carinhos que antes lhe pareciam banais e insignificantes ganharam uma profundidade e um significado jamais imaginados. Em paralíticos por secção transversal da medula do sexo feminino, a dupla incapacidade, pois há também a de apoiar seu marido, é muitas vezes o ponto principal.

    A lição seguinte é encarar a realidade e aprender a aceitar o desamparo. Para pessoas que levavam antes uma vida exageradamente ativa e externamente movimentada, a mudança de pólo para a atividade e o movimento internos é tão difícil como necessária. *Não se deixar abater*, no sentido de "não desistir, não resignar-se", é o lema de muitos afetados. Mas em um sentido mais profundo, é claro que eles precisam antes *abaixar-se, voltar para o tapete*, acabar com seus altos vôos, medir suas grandes pretensões pela realidade. A vida sedentária os força a impor-se na vida. Na cadeira de rodas eles, de maneira muito concreta, tomam a vida nas próprias mãos e rodam através dela. O acidente aguça a consciência de que a vida não dura para sempre e tem um valor considerável.

    É preciso reconhecer que valor tinha no passado a metade inferior do corpo e, com isso, o pólo feminino. Embora os pacientes tenham obtido muito dele, eles muitas vezes não estavam dispostos a reciprocar a consideração correspondente. Agora eles precisam ficar de castigo e dedicar-lhe toda a atenção, embora não possam esperar praticamente nada mais dele. Como sinal disso, o lado feminino pende deles como se fosse um *corpo estranho*. A sintomática não somente torna explícito o quanto o próprio lado feminino é estranho mas também força a dedicar-lhe atenção redobrada. Torna-se palpável que ele compõe metade da vida e que sem ele a vida é somente meia vida.

    A tarefa central que se segue à aceitação do infortúnio é fazer uso do pólo superior que resta, e isso de uma posição mais humilde que antes. Os afetados aprendem a olhar para cima, já que praticamente todos superam sua altura. Sendo assim, a posição subordinada de fraqueza e a necessidade de auxílio tornam-se ao mesmo tempo lição e exigência. Assim como tinham de ficar de castigo na escola, eles precisam ficar esperando em muitas situações. O âmbito das relações de casal, que deixa muita gente esperando sentada, comprova o quanto essas situações são humilhantes. Por outro lado os afetados, no âmbito das relações, forçosamente deixam o parceiro e a si mesmos na mão no que se refere ao aspecto sexual. Recomenda-se aos pacientes, *rebaixados* no sentido físico em suas cadeiras de rodas, a terem compreensão; eles precisam aprender a aceitar ajuda. O poder transforma-se em impotência da noite para o dia. Fisicamente, eles ficaram de joelhos e são forçados a permanecer sentados para sempre. Agora é preciso encher essa postura de energia anímico-espiritual e dedicar-se às possibilidades que restam. Se até então podiam olhar para a vida de cima para baixo, eles agora sentam-se a seus pés. O trato com o mundo, tal como os sintomas dão a entender, conseqüentemente passa a ser muito amplamente impregnado pelo pólo feminino. Do ponto de vista redimido, por meio da entrega e da humildade, ou por meio da resignação e de estados de humor caprichosos[69] que podem chegar à depressão no caso de não ter sido liberado.

Sentar-se aos pés da vida poderia ser o ponto de partida para dedicar-se em paz ao sentido da vida e a encontrar a si mesmo. Sempre volta a ocorrer que pessoas cujas vidas foram como que cortadas ao meio por um tal golpe do destino transformam a bisseção de suas possibilidades em uma oportunidade de fazer render as que restam e ao mesmo tempo crescer para além de si mesmas e de suas possibilidades. A sintomática de limitação dos movimentos mostra que o caminho indicado pelo destino aponta mais em direção ao campo anímico-espiritual que à Olimpíada dos diminuídos físicos. Por outro lado, quando servem para adequar à realidade a pretensão de ser o Número 1 absoluto e para acentuar a alegria do movimento e das possibilidades restantes, tais desafios podem ser saudáveis. A luta contra um destino tão difícil continua sendo sempre um caminho de poder, assim como tentativas de mostrar e provar a todos que não se precisa de nenhuma compaixão. Toda a paleta de comportamentos do "agora sim" está comprometida univocamente com o pólo guerreiro-masculino, enquanto aqui se trata de aproximar o pólo masculino do jeito feminino.

Dos três centros, o que está localizado mais abaixo, o centro da pélvis, é o mais extensamente afetado, enquanto o centro do coração e o da cabeça são integralmente preservados e tornam-se tarefa. O paciente não foi jogado para fora da estrada em vão. As tentativas de ignorar as indicações do destino por meio das próteses mais refinadas não levam a nenhuma solução de alcance profundo; além do que, não existe qualquer tipo de prótese para as sensações e sentimentos dos quais o paciente foi privado. Elas continuam sendo uma tentativa funcional de enganar o destino. Não se conhece até hoje um único caso em que isso tenha sido logrado definitivamente, seja nos registros da história ou nas mais antigas religiões e escritos mitológicos dos povos. Isso não quer dizer que não se deva utilizar as modernas e refinadas possibilidades técnicas. Elas somente se tornam perigosas quando levam à repressão do acontecimento original. Então o destino precisa pensar em alguma outra coisa para novamente voltar a embrulhar a mesma lição. Enquanto até mesmo as maravilhosas possibilidades da protética moderna são limitadas, as do destino continuam sendo infinitamente variadas.

Perguntas

1. O que me quebrou a espinha? O que retirou o antigo conteúdo e o antigo *sustento* de minha vida?
2. O que minha metade inferior morta quer me dizer? De que eu sofro após sua perda?
3. Como ando em relação ao "dar", tanto no sentido material como no sentido anímico?
4. O que significa retidão para mim?
5. Sinto-me humilhado ou próximo da humildade?
6. Como encaro o destino que me tornou tão pequeno, que tirou de mim a metade inferior?
7. O que tenho a ver com o tema "ficar esperando sentado"?
8. Como lido com a necessidade de ajuda e com a dependência?
9. Como me comporto em relação ao poder e à impotência?
10. Que aparência tem minha relação com o que está acima, com a cabeça e com o céu? E com o que está abaixo, com a pélvis e com a terra?

7

Os Ombros

A postura dos ombros deixa entrever algo da postura em relação à vida. As clavículas e as omoplatas mantêm a área superior do corpo unida. Na parte anterior do corpo os ombros, passando pelas clavículas, chegam até o esterno, enquanto atrás suas omoplatas cobrem a parte superior das costas. Os ombros ligam a expressividade dos braços e das mãos ao peito, local do meio e da integração. Juntamente com a coluna vertebral, eles são a área do corpo onde se pode ler qual carga uma pessoa carrega, e como a leva. Más posturas internas crônicas podem manifestar-se nos ombros sob a forma de músculos endurecidos e tensos ou até mesmo como más formações do esqueleto ósseo.

Os mais nítidos são os **ombros erguidos**, entre os quais parece querer esconder-se uma cabeça medrosa. Como em um caracol ou uma tartaruga, ela se mete para dentro ao confrontar os perigos do mundo lá fora. Quando algo nos assusta, nós automaticamente encolhemos a cabeça. Então, quando o susto passa, os ombros retornam à postura não assustada e a cabeça se atreve novamente para diante. Conseqüentemente, ombros cronicamente erguidos mostram que seu proprietário permanece constantemente nesse estado abaixado e chocado e não consegue mais livrar-se do medo. Talvez, também, ele já tenha levado tanto na cabeça que inconscientemente prefere abaixar-se e passar de maneira furtiva pela vida com a cabeça metida entre os ombros. O medo crônico congelado na área dos ombros mostra-se também na estreiteza da postura. Não é raro que a esses ombros faltem a largura e a energia para suportar o fardo da vida e a responsabilidade correspondente. O ombro esquerdo erguido unilateralmente serve tanto para proteger o coração como para bloqueá-lo.

O pólo oposto anatômico é constituído por pessoas com os **ombros caídos**, que expressam resignação. Eles lembram pássaros com as asas caídas e, de fato, as omoplatas têm certa semelhança com asas recolhidas. Ombros caídos necessariamente suportam mais carga (responsabilidade) do que são capazes, seus possuidores estão sobrecarregados. Os ombros tentam deixar escorregar aquilo que é demasiado para eles, e tentam subtrair-se. Há algo nisso que desperta compaixão, sobretudo quando os ombros são além do mais estreitos. Os afetados dão a impressão de que tomam para si todo o peso do mundo. Dá vontade de abraçá-los sob os braços (igualmente caídos) e aliviá-los um pouco.

Ombros acentuadamente **estreitos** evidenciam uma capacidade reduzida de assumir a carga da responsabilidade pela própria vida. Seus possuidores se recolhem para poder ater-se com a vida. Eles dão a impressão de que teriam de fazer um esforço imenso para suportar os encargos que têm pela frente. Como base para o âmbito em questão, tais ombros são um pressuposto bastante fraco, o controle da vida somente pode ser assumido com grandes fadigas. É natural que os possuidores de ombros que servem mais para ornamento que outra coisa tenham uma grande necessidade de apoio, preferindo ombros especialmente largos onde possam apoiar a cabeça e, juntamente com ela, a responsabilidade.

Entre os ombros erguidos e os ombros caídos localizam-se os ombros em ângulo reto, que denotam um estado normal. Entretanto, mesmo neste caso há sinais de exagero que não deixam de ser significativos. Os ombros tipicamente masculinos, com os músculos estirados, sinalizam para todo o mundo que aqui alguém está disposto a assumir a responsabilidade por si mesmo e mais. Acentuando especialmente essa expressão, talvez através de massa muscular obtida à custa de treinamento ou dos enchimentos correspondentes, alguém mostra o quanto pensa no efeito que exerce sobre os outros. Neste ponto, ele levanta também a suspeita de simular coisas que gostaria de ter. Os soldados, que não somente usam galões em suas jaquetas mas também tiras em todas as camisas, se traem como coletividade em relação a isso. A voz popular fala de *ombros inchados*. Indica-se para o exterior quanto poder e quanta responsabilidade se está disposto a assumir, sendo que na verdade a maioria teve a espinha quebrada para exercer, sob ordens, a falta de responsabilidade. Ombros superdimensionados indicam egos similares, enquanto ombros estreitos indicam o contrário. Quando, além disso, eles são caídos, isso indica que neste caso alguém desistiu de se afirmar e de mostrá-lo ao mundo.

Os ombros, portanto, dizem algo sobre o tipo de conflito que se tem com o mundo, sendo que os ombros em ângulo reto estão realmente *na altura certa*. Quando caídos, mostram o desânimo de seu proprietário; erguidos, que querem eludir a responsabilidade para cima. Pois ombros erguidos também se tornam estreitos, dando proteção adicional à cabeça em sua tentativa de eclipsar-se.

Além disso, a altura relativa dos ombros mostra, com o lado mais baixo, qual metade da polaridade é acentuada na vida. Assim, nos homens é geralmente o ombro direito que está mais baixo, indicando com isso que estão mais distendidos nesse âmbito e tendendo a ir de encontro ao mundo de maneira masculinamente controlada e agressiva. O ombro esquerdo mais baixo, que ocorre em mulheres na maioria das vezes, indica que se encara seu ambiente de maneira femininamente passiva. Com o ombro mais baixo mostra-se ao mundo o lado do qual se está mais seguro.

A função própria dos ombros é dar liberdade de ação aos braços. Mas de maneira similar a como eles, com o tempo, podem mover-se para cima e proporcionar um esconderijo para a cabeça, eles podem mover-se também para a frente para abrigar entre si o peito e o coração. Esta é uma típica postura de autoproteção, com a qual os afetados mostram como se sentem vulneráveis e carentes de proteção. Muitas vezes, nas mulheres, há por trás disso a sensação de ter de proteger ou ainda ocultar seu peito do mundo. Essas más posturas remetem-se freqüentemente à puberdade. Quando a menina na verdade deveria ter sido um menino, os seios que começam a crescer não são saudados com alegria e sim escondidos com vergonha. Seios grandes, em uma situação de insegurança de si mesmo, podem levar a que se prefira ocultar uma feminilidade tão demonstrativa. Sentimentos de inferioridade e inseguranças em relação ao próprio papel feminino que não são confrontados conscientemente encarnam-se e, nas regiões correspondentes, tornam-se visíveis e palpáveis como couraças. Quando a postura protetora tem por objetivo o coração e seus sentimentos, é especialmente o ombro esquerdo que está especialmente curvado para a frente.

Com essa postura os afetados se fazem estreitos, é como se eles se escondessem em si mesmos. Dessa maneira, seu interior torna-se estreito e seus pulmões já não podem expandir-se da maneira correspondente. A respiração curta que daí resulta explicita a pobre disposição para a comunicação. A imagem de isolar-se e de fechar-se para fora combina com a tendência de conservar as emoções para si mesmo e de praticamente não se defender de golpes eventuais. Em vez disso, as vítimas dessa postura tendem a retirar-se ainda mais para seu espaço protegido, que consiste de ombros adiantados, e braços e costas curvadas. Mas, juntamente com a proteção desejada, todo *bunker* eficaz traz também consigo estreiteza, rigidez e opressão que podem levar até a falta de ar.

Problemas dos ombros

O braço luxado

Nesta lesão da articulação do ombro, espetacular e freqüente, a cabeça do osso do braço salta de seu encaixe, ao mesmo tempo que os afetados perdem a pose. Em última instância, eles já estavam *fora de si* antes, já que a lesão decorre de movimentos exagerados dos braços. Neste caso, tentou-se algo *com mãos e pés*, de maneira forçada, desconhecendo e superestimando as próprias possibilidades. O braço mostra a exigência exagerada ao não mais participar do jogo, abandonando sua posição tradicional e indicando dolorosamente que não somente ele, mas seu proprietário inteiro tomou o caminho errado. É necessário um imenso desgaste, heróico, consciente e repetido das próprias possibilidades de articulação para que as coisas sejam levadas de volta ao caminho correto. O terapeuta apóia o pé na axila da vítima e o coloca de volta no lugar com um puxão; na maioria das vezes, após ele ter dado um puxão anímico em si mesmo para atrever-se a uma tal intervenção ao mesmo tempo heróica e brutal. Esse procedimento, excepcionalmente reconhecido de forma unânime por todas as correntes da medicina, mostra justamente tendências homeopáticas. Aquele ato excessivo em que o incidente ocorreu é nova e conscientemente consumado e exagerado. Fisicamente, pelo menos, o braço que se perdeu é novamente levado ao caminho correto. Seu proprietário encontrar esse caminho depende substancialmente de quão consciente ele torna o acontecimento. Em caso contrário, chega-se à chamada fraqueza da cápsula do ombro, ou seja, ele continua deslocando o braço em situações determinadas e, finalmente, em qualquer ocasião. Assim como transforma seu corpo em vítima crônica de tentativas de movimento exagerado, ele mesmo torna-se vítima de tentativas heróicas de tratamento. Quase todos os médicos precisam fazer um grande esforço antes de forçar sua vítima dessa maneira.

Naturalmente, teria mais sentido se os afetados deslocassem suas tentativas de movimentos extremados para o âmbito anímico-espiritual. No que a isso se refere, a alma suporta mais e, além disso, abre oportunidades para que o objetivo propriamente dito da ousada mobilidade possa ser alcançado. O braço sai do lugar, em geral, devido a movimentos de arremesso semelhantes ao de uma catapulta. Neste caso, salta aos olhos que o grande arremesso tem mais chances de ser bem-sucedido em sentido figurado.

A terapia usual da situação crônica tem por objetivo fortalecer a cápsula do ombro através do treinamento de movimentos e exercícios moderados de força que, dentro dos limites de fronteiras seguras, fortaleçam os músculos e ligamentos circundantes. Dessa maneira, evita-se continuar desgastando a cápsula da articulação tal como acontece a cada deslocamento e a respectiva reinstalação que se segue. Esse conceito pode ser transposto para o plano dos problemas anímicos. Os afetados deveriam praticar movimentar-se estritamente dentro das circunstâncias externas determinadas pelas fronteiras preestabelecidas. O pressuposto para isso é aprender a conhecer as fronteiras. Portanto, não se exige cuidado, mas coragem. Quem conhece seus limites pode ousar até mesmo crescer para além de si mesmo. Essa seria, entretanto, a tarefa redimida tal como a reproduz o braço que ultrapassou seus limites. É preciso ousar mais e alcançar objetivos distantes, ainda que seja à custa de grandes esforços e até mesmo dores.

Perguntas

1. Onde vou longe demais? Em que medida ultrapasso minhas possibilidades e competências?
2. Exijo demais de mim mesmo? Tento alcançar o inalcançável e me machuco de maneira absurda?
3. Onde, em sentido figurado, recuo diante de fronteiras e me faço mais estreito do que corresponde a mim e a meu objetivo de vida?
4. O que quero alcançar? Para onde quero ir? Qual o objetivo do meu projeto de vida? Qual a "grande jogada" pela qual me esforço (secretamente)?

A síndrome ombro-braço

Trata-se de uma sintomática de dor na área do ombro e do braço que freqüentemente está ligada a uma síndrome das vértebras cervicais. A medicina acadêmica enumera mais de vinte causas diferentes, de hérnia de disco a tumores. Trata-se na maioria dos casos de uma sintomática de sobrecarga com irritação do plexo cérvico-braquial, a rede nervosa responsável pelo braço. Com isso os movimentos dos braços tornam-se dolorosos e, finalmente, o braço mal pode ser levantado, de qualquer forma não acima da horizontal. Muitas vezes tem-se a sensação de que ele é excessivamente pesado, o que mostra como é difícil sair da posição de repouso representada pela posição pendurada.

Quando o paciente não consegue mais erguer o braço, a interpretação torna-se quase dispensável. Ele não está mais em condições de assumir o controle de sua vida, agarrá-la e mostrar quem manda (no corpo). Para a interpretação, é decisivo saber se é o braço direito, masculino, que está bloqueado, o braço com o qual se leva a espada do poder, ou o esquerdo, feminino, com o qual se pede algo dando à mão a forma de uma concha. O sintoma deixa claro o que deve retroceder na vida, já que impede os afetados de atingir o objetivo. É evidente que se tentou por tempo mais que suficiente alcançar tudo com esse lado. Ele obtém um descanso forçado, e o outro, sua chance. Os pacientes podem estar impedidos em sua tentativa de tornar o mundo dócil quando o braço que golpeia, o direito, é desligado. Eles não podem mais pôr e dispor como gostam. Com o esquerdo, retira-se a possibilidade de agarrar e segurar e, simbolicamente, a de pedir e mendigar.

A lição a ser aprendida consiste em dar um descanso no que se refere ao aspecto impedido. Caso o pólo masculino esteja bloqueado, isso leva automaticamente a um relacionamento mais intenso com o âmbito feminino. Resta apenas o esquerdo, e dessa forma os afetados são forçados a usá-lo mais, empregando aquela postura mais solta e descontraída do pólo feminino, ao qual falta a tenacidade do lado contrário. Caso o lado feminino esteja bloqueado, é preciso ocupar-se mais do pólo masculino. É preciso tomar as rédeas na própria mão, usando o braço direito. Olhar para a direita, diz a lição, e ela exige que se controle a nave da vida com o próprio punho e que a própria pessoa determine o futuro.

Perguntas

1. Qual o lado que não controlo mais?
2. Até que ponto me excedi na temática do lado bloqueado? E através do quê?
3. Para que ergui o braço bloqueado? Para jurar, para golpear, para acenar, para pedir a palavra... ? O que estava errado?
4. Com qual parte de meu ser, negligenciada até agora, sou forçado a me ocupar?

Tensão nos ombros

Tensões que podem chegar ao total endurecimento do músculo nos ombros e na região superior das costas têm estreita relação com problemas de sobrecarga na região das vértebras lombares inferiores. Pois tudo o que colocamos (ou que nos colocam) sobre os ombros termina finalmente por pressionar a pélvis. Assim como acontece com as dores nas costas, não são as cargas que ombreamos conscientemente e com gosto que nos causam moléstias, e sim aquelas obrigações que arrastamos conosco de maneira inconsciente e não admitida. Quando estamos à altura de uma responsabilidade, nós a agüentamos. Aquilo que carregamos conscientemente, seja concreto ou simbólico, é suportável, ainda que seja objetivamente pesado. Mas aquilo pelo qual não nos responsabilizamos e não admitimos torna-se rapidamente insuportável. Quem, consciente e voluntariamente, suportou o peso e a dura responsabilidade de sua vida, exibe ombros fortes com os correspondentes músculos treinados. Quem, ao contrário, suporta menos, mas contra a vontade ou de forma inconsciente, sente a carga mais pesada e seus músculos se tornam rígidos e seus ombros, devido ao desgaste, doem.

A lição diz que é preciso ter clara para si a sobrecarga, para confrontar aquilo que se tomou sobre si de maneira consciente e inconsciente e o que, disso, oprime e tensiona. Pode-se então optar conscientemente entre continuar suportando-o voluntariamente ou se é preciso descarregá-lo, porque se tornou in*suport*ável e torna a vida *arrastada*. Somente se pode livrar daquilo que realmente se conhece.

Perguntas

1. O que pesa sobre mim e me sobrecarrega? O que me oprime?
2. O que assumi sem queixar-me, mas com secreta má vontade? O que assumi sob protesto?
3. Que deveres, que responsabilidades pesam sobre mim?
4. O que quero carregar? O que preciso suportar? O que gostaria de não ter mais de agüentar?

8

Os Braços

Nossos braços subdividem-se em braço e antebraço, ligados pela articulação do cotovelo. Os braços simbolizam a energia e a força, são por assim dizer nossas forças armadas pessoais. Os jovens apontam para seus bíceps, os músculos que dobram os braços, quando demonstram sua força para impressionar. Tornamo-nos capazes de manipular por meio dos antebraços, já que neles estão todos os músculos que permitem os movimentos das mãos. Os cotovelos, articulações em forma de dobradiça, colocam em jogo aquelas possibilidades de alavanca por meio das quais podemos apanhar tudo aquilo que cobiçamos. Ter braços longos simboliza exercer grande influência, pressionar uma alavanca mais longa significa também ter mais poder. Além disso, eles refletem também nossa capacidade de resistência. Assim, nossas extremidades superiores mostram nossa força, nossa flexibilidade e nossa mobilidade no trato com o mundo, como tomamos nossa vida nas mãos e vamos ao encontro de outras pessoas.

O âmbito interpessoal torna-se especialmente acessível por meio deles, já que são os tentáculos que estendemos em direção ao mundo e seus habitantes. Herman Weidelener relaciona os braços com a pobreza [*Arm* = braço / *Armut* = pobreza]. Partindo da serenidade [*Gleichmut*] como postura espiritual inata, ele vê a pobreza surgir quando saímos da serenidade. Portanto, o ânimo [*Mut*] dos braços torna-se símbolo de pobreza espiritual.

Braços saudáveis são proporcionais ao corpo e, neste quadro, são tanto vigorosos como flexíveis, confiáveis e móveis, fortes e suaves. Eles podem fechar-se violentamente e a*braç*ar com ternura, reter e manter distante do corpo, ser generosos e também agarrar com decisão; podem agarrar os outros sob os braços quando precisam de ajuda, e também ficar imóveis enquanto alguém morre de fome. Quando não se leva alguém a sério, pode-se em vez disso *tomá-lo nos braços* e fazê-lo regredir à etapa infantil.

Caso os braços não correspondam a esse ideal, há nisso uma declaração sobre seu proprietário. Além de sua força e poder, **braços** pesados e **musculosos** mostram, entre outras coisas, uma certa lentidão e falta de flexibilidade. Pode ser que lhes falte o sentido para as sutilezas e também, às vezes, tato. Eles dão uma impressão bruta e grosseira e, especialmente ao andar, balançam de modo algo acanhado e, além disso, desajeitado. Os proprietários dão a impressão de que eles mesmos não se dão conta dessas poderosas ferramentas. Mas pode ser também que eles dêem peso a seu peso, especialmente quando se esforçaram tanto para que inchassem de forma tão impressionante. As correspondentes massas de músculos dos halterofilistas deveriam ser vistas da mesma maneira que os ombros respectivos.

O pólo oposto é formado por **braços fracos**, como que atrasados em seu desenvolvimento. Eles expressam a falta de capacidade para abraçar e apoderar-se da vida. Partindo de uma sensação de impotência, eles mal estão em condições de segurar aquilo de que precisam, perseverar naquilo que lhes é importante e manter distante de si aquilo que não suportam. A partir disso, Wilhelm Reich deduz que a vida de tais pessoas destaca-se pela "falta de iniciativa". É freqüente que a elas se somem mãos frias, acentuando quão pouco caloroso e afetuoso é o contato dos afetados com o mundo.[70]

Braços finos e fortes, que lembram as patas de uma aranha, revelam um ser que estende a mão para aquilo que quer, que talvez seja até mesmo impertinente, mas que também muitas vezes suporta problemas. Há neles a tendência à rigidez, e a falta de flexibilidade e de habilidade pode tornar-se evidente. Lembrando pinças, eles tendem a aproveitar as oportunidades e muitas vezes, também, à apropriação. Movimentos ternos, flexíveis e suaves lhes são na verdade estranhos.

Braços gordos e fracos atuam de maneira desajeitada e até mesmo desastrada. Eles têm um jeito indolente e deixam entrever pouca mobilidade e alegria de viver, seu próprio peso lhes é demasiado, assim como a carga da vida. Eles custam a se pôr em movimento e deixam a desejar quanto a dinamismo, força e também flexibilidade.

1. Problemas dos braços

Fraturas dos braços

Um braço quebrado simboliza uma relação rompida com o mundo. Perdeu-se o controle da vida, não se pode mais agarrar nem apanhar nada, não se pode mais trazer o mundo a si nem participar de atividades normais. A pessoa está incapacitada para agir. Caso o braço direito seja afetado, não se pode nem mesmo assinar o próprio nome e é preciso resignar-se, o que é o mesmo que retirar a própria assinatura da vida. Em algumas culturas antigas, quebrava-se ou amputava-se o braço dos ladrões. Dessa maneira, eles eram total ou temporariamente forçados a abdicar de seu ofício. Os ladrões designam a invasão de uma casa como "quebrar", em economia uma quebra é algo igualmente fatal, dá na mesma se alguém é roubado direta ou indiretamente através da *quebra* das cotações. Sempre, trata-se de uma continuidade até então confiável que se rompe abrupta e dolorosamente.

Nas fraturas, a tarefa a ser aprendida consiste em interromper conscientemente o padrão de vida empreendido. Com o veredicto de "incapacitado para agir", o sintoma estabelece a moldura externa. O braço que cai fora é significativo: o direito, com o qual abrimos caminho, ou o que pede, o esquerdo. Ao mergulhar no repouso receitado, devem resultar indicações de como no futuro a alternância poderia introduzir-se na vida sob a forma de tensão e relaxamento. A evolução do acontecimento que levou à fratura representa a lição a ser aprendida sob a forma física, não liberada. Um movimento inusual ou exagerado em sua extensão eleva a tensão de forma dramática até que o relaxamento volta a estabelecer-se quando o osso cede. Tais acontecimentos são igualmente pensáveis e concretamente têm mais lógica em sentido figurado.

À parte os desvios da lei das alavancas, o grosso das fraturas de braço ocorrem devido a **quedas**. Estas compõem em geral a maior parte dos **acidentes**. A queda nos põe em contato com uma problemática humana primordial: a queda da unidade paradisíaca na polaridade. Outras culturas utilizam outras imagens, mas nenhuma escapa desse padrão primordial da rejeição de seu criador por parte do homem e de sua queda final. Na Antigüidade, a *hybris*, a rebelião do homem contra Deus, era considerada o único pecado. O homem precisava assumi-la caso quisesse percorrer o caminho do desenvolvimento. O exemplo de Prometeu mostra a fase da rejeição de forma explícita quando traz o fogo aos homens, contrariando a ordem dos deuses. Ele cai fundo depois disso, e a punição que tem de suportar até sua liberação é drástica.

O simbolismo é semelhante quando quebramos nossos ossos, quando o plano corporal torna-se incapacitado para tentativas de rejeição. Nós exageramos algo e contrariamos as leis de nossa natureza. Segue-se a punição, embora a mensagem evidentemente não seja: jamais ousar novamente, jamais voltar a ultrapassar as fronteiras. Ao contrário, é preciso atrever-se a viver e a considerar a vida como um desafio. Quanto mais diversidade é introduzida no curso fixo da vida, menos o tema chega aos ossos. Na maioria dos casos, o local fraturado torna-se mais firme ainda por meio da formação de um calo. Quando uma fratura óssea não se cura direito, isso é sinal de que os passos internos não foram suficientes e o desacordo que persiste reflete-se no corpo.

Precisamos sempre arriscar cair em nosso caminho. Uma queda deveria ser uma oportunidade para deter-se e procurar outros caminhos, sobretudo caminhos novos que se desviem do trote costumeiro. É preciso romper a continuidade e colocar os fundamentos anteriores, já firmes, em questão, especialmente quando resulta difícil.

Perguntas

1. Qual de meus lados, o masculino ou o feminino, está tão encalhado que uma interrupção se fez necessária?
2. Até que ponto eu não só tinha essa parte de mim sob controle, mas a estava estrangulando?

3. Será que a fratura foi necessária para romper a monotonia? O que a variedade que vem com a fratura traz para mim?
4. Onde é que as convicções são firmes demais, os conceitos se tornam preconceitos, onde tensionei e exagerei demais as coisas?
5. Onde é que meu caminho exige mais liberdade (de movimento)?
6. Como anda minha coragem para ir até os limites e ultrapassá-los em sentido figurado?
7. Como posso trazer para minha vida variedade, tensão e relaxamento que façam sentido?

Inflamação dos tendões

A inflamação dos tendões deriva igualmente de um esforço excessivo, embora não de poderosas ações de alavanca exageradas e golpes violentos, mas de pequenos movimentos de contração repetidos, tal como ocorrem ao digitar ou tricotar de maneira encarniçada. Aqui também não é a atividade em si que provoca problemas, mas sua execução contraída. Tricotar, naturalmente, pode ser relaxante. Mas quem afirma isso sobre sua atividade de tricotar e ainda por cima desenvolve uma inflamação dos tendões mostra, simplesmente, que não tem consciência do quanto está contraído. Algo que não é de forma alguma relaxante se insinua entre as malhas sem ser notado. Talvez alguém deva ser atraído ou deva cair nessas malhas como a mosca na teia da aranha. Tais motivações prenhes de destino podem encher de tensão a atividade mais relaxante. O conflito inconsciente inflama-se então na bainha dos tendões, já que eles são as cordas das quais tudo ou, de qualquer forma, pelo menos a força dos músculos, depende. Em vez de suportar a força modestamente, eles provocam dificuldades e, com gritos de dor, forçam um descanso para si e, para seus proprietários, uma pausa para meditação. Toda terapia desembocará no repouso, seja pela razão no momento oportuno ou, mais tarde, pelo gesso.

A lição oculta, no entanto, somente tem o repouso como objetivo superficial. A partir dele seria necessário que se desenvolvesse a consciência da dolorosa situação. Os pacientes deveriam tornar-se tão conscientes de sua atividade a ponto de reconhecer o sentido mais profundo e as intenções com ele relacionadas. Os músculos contraídos revelam resistência. É preciso descobrir contra que esta se dirige. O forte atrito causado pela resistência pode ser sentido e quase que ouvido na sensibilidade dolorosa da inflamação consumada na bainha dos tendões. O tendão, sob a tensão e a dor, praticamente rasga a bainha que o envolve, toda a flexibilidade é eliminada em prol de um esforço fatigante, segundo o lema "agora sim". Sempre há, portanto, um certo encarniçamento na inflamação da bainha do tendão. É preciso morder os dentes para ignorar os sinais de advertência que podem ser sentidos com nitidez, ir em frente e mergulhar no sintoma totalmente desencadeado.

Os panos de fundo podem variar, naturalmente nem sempre se trata de um pulôver que deve ficar pronto rapidamente. Essa situação é típica unicamente porque expressa o conflito entre o desejo consciente de eficiência e conclusão do trabalho e a resistência inconsciente em relação à obra. A bainha dos tendões também pode incorrer em conflitos candentes com outros trabalhos manuais tais como a datilografia. As ocupações mencionadas têm em comum a monotonia dos movimentos que não são cansativos ou esgotadores em si e a resistência não admitida que se encarna e ao mesmo tempo se esconde na bainha dos tendões.

Não se trata de nenhuma grande resistência perigosa com tendência a sair dando golpes — esta deveria mostrar-se nos músculos dos braços — mas de uma resistência constante, bem escondida (na bainha dos tendões), que também se oculta habilmente em sentido figurado por trás de racionalizações tais como "mas eu gosto tanto de fazê-lo para ele (ou para as crianças), e na verdade eu só o faço por amor". É possível, embora difícil, executar por amor ou amizade uma atividade monótona que não gera nenhuma alegria e que, no fundo do coração, deixa insatisfeito. Fazer com entrega algo mortalmente aborrecido é quase impossível com o pensamento objetivo dirigido a uma meta determinada. Isso somente funciona momentaneamente como entrega ritual.

O problema se torna especialmente nítido quando a inflamação surge em atividades que não se saem bem na avaliação geral. Onde "tricotado pela própria pessoa" é sinônimo de falta de elegância, não é de admirar que isso não produza nenhuma satisfação profunda. Quem datilografa o que outro pensou precisa ter uma profunda identificação com essa pessoa para sentir-se bem com esse trabalho "alienado". É freqüente que em tais atividades desenvolvam-se resistências que solapam a motivação. Em vez de continuar fazendo-o como até então, uma verdadeira prevenção em relação à inflamação da bainha dos tendões seria esclarecer seu comportamento em relação a essa atividade, tratar de fazer uma pausa quando for o caso (antes da pausa forçada pelo gesso), mudar o trabalho ou a postura em relação a ele.

Perguntas

1. Como anda meu coração em relação à minha atividade?
2. Que objetivos (tensos?) eu persigo em segredo com ela? Que motivação, no fundo, tricota, datilografa ou atua em conjunto?
3. Quão encarniçadamente eu persigo intenções secretas?
4. O que tenho secretamente contra meu trabalho? De onde vem minha resistência, a que se relaciona exatamente?
5. Em que medida ela tem a ver com a valoração geral do meu trabalho? Não me considero capaz de mais atividades com mais responsabilidade?
6. Como me relaciono com a monotonia? Posso ver também seu aspecto ritual ou somente a estupidez?

2. O cotovelo

Com seu auxílio podemos trazer o mundo até nós e nele abrir caminho aos socos. É a alavanca clássica com a qual colocamos todas as alavancas em movimento, com a qual afastamos os outros de nós ou os atraímos carinhosamente. Alguns trabalham com ligaduras tão duras que desenvolvem uma couraça de escamas nos cotovelos. A psoríase* tem aqui um de seus lugares de aparição mais freqüentes. Não é raro que ela comece a partir desse lugar. As superfícies endurecidas são uma espécie de cotoveleira portadora de conflitos. As peças de vestuário com reforços nesses pontos, seja de fabricação ou depois de se desgastarem, mostram o quanto elas podem ser necessárias. Abrir caminho com a ajuda dos cotovelos é uma expressão bastante comum em várias línguas ocidentais.

O sintoma amplamente difundido do braço de tenista está baseado em um esforço excessivo provocado pela utilização imprópria como alavanca. É um exemplo clássico da existência paralela e simultânea do impulso de golpear e da inibição do golpe. A raquete, sendo uma extensão do braço, aumenta enormemente a força da alavanca. Então, quando se joga em uma postura tensa, talvez sob muita pressão para obter resultados ou com ambição emperrada, a articulação da alavanca é forçada e o comunica por meio da dor. Em si, todo o necessário voltaria ao bom caminho com isso. Um cotovelo dolorido contrapõe-se a continuar jogando e providencia a necessária pausa para meditação, durante a qual o jogador pode testar suas razões profundas para tais movimentos excessivos. A coisa somente se torna problemática quando os afetados não dão ouvidos ao claro aviso do corpo e continuam raqueteando sem piedade, *jogando* os outros *contra a parede*. A lição a ser aprendida seria entender a idéia do jogo e jogar de maneira esportiva. Aquilo que se falou sobre o cotovelo de tenista não vale naturalmente só para o tênis, mas para todas as situações análogas correspondentes. Mesmo quem nunca segurou uma raquete de tênis nas mãos pode sofrer desse mal.

Perguntas

1. O que quero realmente quando ponho todas as alavancas em movimento (emprego todos os meios disponíveis)? Quem eu quero tirar da jogada? Onde eu exagero no emprego das minhas alavancas?
2. A que avisos para descansar eu deixei de atender?
3. Que resistência se move junto quando movo minhas alavancas?
4. Que motivos não admitidos (que ambição?) se alavancam em mim? Que golpes rebotam de volta em mim e me abalam (minha articulação)? Para quem eles foram realmente pensados?

9

As Mãos

Elas são nossos órgãos *man*ejadores, com os quais seguramos e agarramos, tomamos a vida nas mãos, fazemos a paz, tratamos dos doentes, acariciamos e abençoamos, mas também manipulamos (do latim: *manus* = mão). Palavras tais como "apreender" mostram como elas estão próximas das funções superiores. Para poder apreender alguma coisa é preciso tomá-la na mão em sentido figurado, e isso ocorre de maneira análoga a agarrar algo. Quando agarramos, o polegar move-se em oposição aos dedos. Quando queremos apreender algo, recorremos igualmente à oposição. Somente entendemos "rico" com a ajuda de "pobre", "grande" torna-se concebível para nós através de "pequeno" e "bom" remete-se a "mau". No mundo polar, toda apreensão e compreensão precisa dos contrários. A mão o explicita anatomicamente.

O leque de possibilidades de nossas mãos torna explícito o princípio fundamental do qual elas dependem. É Hermes/Mercúrio, o deus do comércio [em alemão, *Hand*el / *Hand* = mão] e dos negócios [Ver*hand*eln], dos ofícios [*Hand*werk] e da destreza *man*ual, um negociador [Unter*händ*ler] tão hábil como refinado, responsável pela comunicação entre deuses e homens, mas também entre os homens.

As mãos são órgãos muito individuais. Não existem duas mãos iguais entre si. Os criminalistas utilizam esse fato quando estabelecem identidades a partir do padrão de linhas das impressões digitais. No âmbito da comunicação não-verbal, as mãos são tão confiáveis como a boca e significativamente mais sinceras que os conteúdos proclamados. Até mesmo sua temperatura permite tirar conclusões importantes. **Mãos quentes** expressam o desejo de contato, elas vêm do coração como o sangue que as esquenta.[70] Mãos frias, ao contrário, falam de distância. Elas não estão bem irrigadas de sangue e deixam entrever que seu possuidor retém sua energia vital e não procura o encontro. Nas **mãos suadas** e frias vibra, adicionalmente, o medo. Quando alguém começa a suar frio, sente-se mais atormentado que comunicativo.

A impressionante sinceridade das mãos e sua pele sincera são utilizadas na psicoterapia quando, durante a sessão, medimos e observamos a resistência da pele. Vale a pena, especialmente em fases críticas, conversar diretamente com a pele do paciente, já que suas respostas são mais diretas e têm menos reservas. Enquanto seus possuidores ainda dão uma impressão bastante *cool*, suas mãos já podem demonstrar uma grande agitação que absolutamente não chegou ainda à consciência do afetado. É a pele da mão, portanto, que transmite o essencial das profundezas da alma.

Mãos fortes, bem irrigadas e que já ao cumprimentar agarram calorosamente, mostram alguém que está acostumado a lançar mão e tomar a vida nas próprias mãos. Em comparação a estas, há mãos que são abandonadas ao cumprimentar. Esse modelo "chorão" quer dizer: "Você pode fazer o que quiser comigo, eu não tenho nenhuma pretensão (na vida)." Finalmente, deveria mencionar-se ainda as **mãos sensíveis**, que sentem e expressam muito sem grande ênfase física. Elas pertencem a pessoas semelhantes. Entre elas, há todos os tipos de gradação. Somente o fato de que cada pessoa tem sua própria caligrafia tanto concretamente como em sentido figurado mostra as amplas possibilidades de expressão das mãos.

O fato de que estendamos as mãos para saudar e para nos despedir pode ter sua origem em uma época em que as pessoas, mais intuitivamente dotadas, *apreendiam* a linguagem das mãos de maneira óbvia. Quando ainda hoje selamos negócios com um aperto de mãos, isso é também um símbolo de sinceridade. Ao apertar as mãos, pode-se sentir se o negócio está em ordem e é sustentável para as duas partes.

A linguagem das mãos, portanto, permite que se compreenda muito sem que se recorra à expressão das linhas das mãos ou se avalie a caligrafia. Até mesmo tais métodos, considerados ocultistas, têm encontrado crescente reconhecimento. Recentemente, um grupo de médicos ingleses pôde comprovar uma relação convincente entre o comprimento da linha da vida e o comprimento da vida. Todas essas possibilidades mostram como as mãos são expressivas e individuais e quão claramente elas, sendo nossas melhores ferramentas, tornam a obra de nossa vida apreensível. Elas mostram problemas de contato e estruturas de comunicação, mostram nossa habilidade para estabelecer ligações e revelam nossa capacidade de assumir compromissos.

1. Contração de Dupuytren ou mão torcida

Neste sintoma, a placa de tendões da superfície interna da mão, começando pelo dedo mínimo, vai se contraindo paulatinamente. Com o tempo, a mão forçosamente se fecha e torna explícito um variado simbolismo. Por um lado ela é um sinal de insinceridade, já que para selar algo como sendo sincero é preciso dar a própria palavra, e para isso utiliza-se a mão aberta. Como a palavra de honra também percorre o caminho cheio de simbolismo do aperto de mãos, pode haver na mão fechada, além da falta de sinceridade, algo de indigno. Por outro lado, a mão fechada reflete estreiteza e, com isso, angústia. Soma-se a isso a impressão da contração. O polegar envolvido pelos dedos é um típico sinal de angústia e de insegurança nas crianças. Além do medo, o punho fechado no bolso expressa agressão, e é freqüente que ambos andem *de mãos dadas*. A insinceridade está novamente presente, na medida em que esta mão está escondida no bolso e as unhas, suas garras, na mão. Caso o punho fechado seja escolhido conscientemente como símbolo, tal como o movimento trabalhista disposto à luta, o tema da agressão e da luta é unívoco, mas na sombra do espírito de luta o medo está sempre à espreita. Na gestualidade cotidiana, o punho fechado é símbolo de ameaça, vingança ou vontade de luta. O polegar que se destaca sozinho em relação aos quatro dedos é um símbolo de unidade e de individualidade. Caso esteja envolvido pelos dedos, ressalta-se também em relação a isso a necessidade de proteção, que pode ser alimentada tanto pelo medo como pela agressão que, como se sabe, é a melhor defesa.

Finalmente, o símbolo da mão fechada, pode expressar ainda a mania de segredos. Os afetados não querem falar de suas peculiaridades porque são muito tímidos e inseguros, ou muito agressivos. O sintoma, portanto, explicita por um lado falta de sinceridade e intenções ocultas e, por outro, expressa agressividade disponível mas não vivida. Todas essas tendências em seus *man*ejos são naturalmente inconscientes para os afetados, razão pela qual elas são encenadas no corpo. Além disso, a mão nodosa que se fecha é uma imagem da rapacidade. No entanto, a verdade é que os afetados, concretamente, não podem nem dar nem tomar. Quem somente retém e não mais dá, naturalmente tampouco recebe mais nada. Ele não pode mais dar nem mesmo a mão. Os dedos curvados em garras o mostram, assim como os nós dos dedos, que os afetados abraçam permanentemente com a mão. Os nós simbolizam os problemas que os afetados ocultam de todo o mundo de maneira tão estrita que todos voltam a notá-lo.

Na imensa maioria dos casos, as mãos e seus *man*ejos são afetados, e muito raramente a sola dos pés e o âmbito dos pontos de vista. O lado afetado permite diferenciar ainda mais o quadro. Nesse sentido, o comportamento no âmbito social é muito esclarecedor. Caso o lado esquerdo seja afetado, ele será escondido na medida em que as circunstâncias o permitirem e sofrerá exatamente o mesmo destino que o lado feminino dos sentimentos. Caso seja o direito, a coisa se torna socialmente mais difícil, mas não menos sincera. Para cumprimentar, a pessoa é obrigada a dar a mão esquerda. À parte o fato de sempre dar uma impressão algo acanhada e desajeitada, simbolicamente o fato é muito revelador. Esconde-se a mão direita, que exerce o poder, e se exibe a inocente esquerda. Caso as duas mãos sejam afetadas, não se pode mais simular qualquer franqueza, um cumprimento normal torna-se impossível. Caso se renuncie totalmente às demonstrações de recepção calorosa, isso também é sincero. Mas agora o reverso da reserva pode aparecer quando, por exemplo, a pessoa a ser saudada não quer renunciar a um genuíno contato de saudação. Ela pode então, por exemplo, segurar a mão fechada, envolvê-la por fora e ao mesmo tempo aprisioná-la. É justamente nas tentativas de cumprimentar que a problemática se torna graficamente clara. Os afetados não estão mais abertos para a vida. Eles podem segurá-la tão pouco como a mão estendida para cumprimentar. Então, a tragédia de sua situação torna-se clara também pelo fato de eles não poderem mais segurar a mão que se estende para ajudar ou salvar. Devido ao ávido empenho de lançar mão de tudo (sobretudo coisas materiais) e não mais soltá-lo, eles ao final não podem mais reter a vida nas próprias mãos. Chama a atenção o fato de com freqüência surgir, paralelamente, um problema de alcoolismo. Os afetados, com isso, se cobrem de entulho e se escondem. Eles se fecham simbolicamente com a mão. Seu ser está *em suas mãos* e somente aí torna-se visível para todos, razão pela qual as mãos são escondidas.

Com mãos desfiguradas, contorcidas, o fechamento "limpo" de negócios torna-se também impossível, já que devem ser selados com um aperto de mão. A contração impede o contrato sincero, e deixa-se entrever o escuro lado sombrio do pacto, no qual os dois lados ocultam intenções não declaradas. Trata-se, por assim dizer, de um negócio feito por baixo do pano.

A lição é voltar a vivenciar a qualidade dos próprios manejos e colocar-se de seu lado apesar das associações negativas. Trata-se de admitir para si mesmo que se quer agarrar e conservar coisas para si e que se abriga intenções que não devem ser *abertas* ao público. Caso o egoísmo correspondente seja vivido de maneira consciente, não há razão para que ele se sedimente no corpo. O mesmo é válido para os impulsos agressivos, para o medo e para a insegurança. A avareza pode ser transformada em uma reserva que faça sentido, a mania de segredos em discrição, os rompantes agressivos em energia vital transbordante, o medo em sábia limitação.

Perguntas

1. Onde sou insincero? Que indícios dão forma a meus dedos?
2. Curvar a mão [*Eine krumme Hand machen*] significa ser corrupto; para que serve minha mão? Ainda posso lavar minhas mãos sem culpa?
3. O que oculto de mim e do ambiente? Quem ou o que tenho nas mãos? A quem estão destinadas as ameaças que minha mão expressa?
4. Onde deveria de fato estar a disposição para a luta sedimentada em meu punho fechado?
5. Onde não admito meu oportunismo? Como anda o dar e receber? O que significa para mim o fato de não poder mais abrir a mão, mas também nunca mais estar de mãos vazias?
6. Quais nós (problemas) tenho fechados no punho, de forma que ninguém mais os vê e somente eu os sinto?
7. De que tenho medo, o que me deixa tão inseguro e impede de maneira agressiva que eu viva minha individualidade?
8. O que significa para mim o fato de não poder estender a mão (pela vida, para ajudar)? E não poder agarrar a mão salvadora?
9. O que quero ocultar? Do mundo? De mim?

2. As unhas

As unhas das mãos e dos pés desenvolveram-se a partir das garras, ou seja, são resquícios destas, e em conseqüência têm a ver com nossa herança agressiva e nossa origem. Como deixamos de utilizar as garras diretamente na luta diária pela vida, precisamos apará-las. Antigamente elas se desgastavam, como acontece com os animais de rapina. Quanto a isto, é igualmente uma atitude honesta e uma desilusão observar quem além de nós tem garras no mundo animal; o revestimento agressivo, tanto das unhas como das pessoas, fica claro.

Agora, em uma época que ao mesmo tempo combate a agressão e é extremamente agressiva, não é mais tão fácil manter as unhas perfeitas. Seja por serem atacadas por agentes estranhos tais como fungos ou amputadas de livre e espontânea vontade com os dentes, sobretudo pelas crianças, ou ainda por se tornarem quebradiças e lascarem com facilidade, elas sempre lançam uma luz sobre nossa maneira de lidar com a agressão. Em muitas culturas, seu comprimento é sinal do quanto a pessoa se manteve distante do indigno trabalho braçal diário. Ao mesmo tempo, esse costume deixa claro quanta agressividade é necessária para impor um tal estilo de vida e conservar o poder correspondente. Também entre nós, unhas bem cuidadas são um sinal de trabalho intelectual e de seu trato *refinado* com a agressividade.

Em nossa cultura, é principalmente o mundo das senhoras que exibe seus símbolos de agressão com orgulho, não poupando gastos em seu cuidado e colocando-os em evidência com cores brilhantes. O esmalte de unhas tornou-se um componente permanente da vida. Excepcionalmente, ele tem a cor da madrepérola, aquele material iridescente no qual diversos seres aquáticos se envolvem, e sinaliza que para seus proprietários a temática agressiva transformou-se em algo cintilante, precioso. O vermelho, escolhido de forma preponderante, é muito apropriado simbolicamente, pois se trata da cor do deus da guerra, Marte, e de sua rival e companheira, Vênus, a deusa do amor. A agressão e o amor unem-se em paixão nas longas unhas pintadas de vermelho, e as garras assim acentuadas sinalizam algo eroticamente sedutor que sempre é criado a partir dessas duas fontes. Não é de surpreender, já que Eros/Amor, o deus do erotismo, é filho de Vênus e Marte. Com as armas de guerra do pai, o arco e a flecha, ele instila o desejo da mãe, o amor, no coração dos homens.

Quando se pensa nas luzes do semáforo e no traseiro dos babuínos, o vermelho é também a clássica cor de aviso, que pode ser vista de longe. Unhas vermelhas chamam a atenção para si, para as qualidades sedutoras de seu proprietário, ou para o sangue que goteja de suas unhas. Finalmente, as unhas têm ainda um caráter saturnino, limitador, já que podem também sinalizar: "Até aqui, não prossiga."

Inflamação das unhas

Este sintoma, também chamado de panarício, pode surgir tanto nas unhas das mãos como dos pés. O leito da unha, o espaço onde ela cresce e se alimenta, está inflamado e com pus. A inflamação nessa região encarna um conflito em relação ao lar da agressão, ou seja, da vitalidade. De maneira semelhante ao que acontece na inflamação das gengivas (gengivite), o tema da confiança primordial está sendo aludido. As ferramentas da agressão, garras e dentes, precisam de um fundamento saudável para tornar-se agressivos de acordo com sua determinação. De maneira análoga, uma pessoa precisa da confiança primordial para poder dar expressão a sua agressão, sua vitalidade e sua energia.

Quando falta autoconfiança às crianças e, sobretudo, confiança nos pais, elas não se atrevem a ser agressivas. Aquilo que externamente parece uma louvável afeição é, muitas vezes, falta de confiança. Quando, ao contrário, elas se atrevem a algo que os pais de forma alguma valorizam, manifestam com isso confiança, pois podem contar com os pais mesmo quando dão vazão à sua agressividade, ou seja, sua vitalidade. Estar permanentemente grudado na barra da saia da mãe, ao contrário, deixa entrever medo e falta de confiança.

Quando ao conflito na base da agressão no leito da unha soma-se ainda roer as unhas, a situação torna-se mais clara ainda. A criança não se atreve a *agarrar* a vida e mostrar as garras. A válvula de escape para a energia vital não é suficiente e a criança, portanto, dirige sua agressividade contra si mesma e castra suas próprias ferramentas de agressão. Em vez de ficarem contentes pelo fato de as crianças não dirigirem suas mordidas contra eles, não é raro que os pais recorram a punições. Na tentativa de tirar o "vício" de seu filho, eles fazem com que o problema da agressão mergulhe ainda mais na sombra. É justamente a sinceridade do sintoma que enfurece os educadores. Agora todos podem ver como seu filho vive de forma contrária à vitalidade.

Algumas crianças levam essa situação tão longe que chegam a roer também as unhas dos pés. O que sua *fome* de agressão poderia deixar claro? Caso o sintoma perdure até a adolescência ou mesmo até a idade adulta, isso mostra a contínua carência de possibilidades de expressão para a própria vitalidade. Não é raro que o sintoma desapareça para voltar a emergir mais tarde com outra roupagem, por exemplo sob a forma de uma alergia.

Como as unhas freqüentemente são roídas quase até a base, as pontas dos dedos ficam desprotegidas e tendem a inflamar-se. O panarício típico, entretanto, afeta unhas intactas que repentinamente desenvolvem uma tendência para encravar. Elas perfuram a própria carne e, assim, declaram a guerra. Em geral, a situação não é tão crônica como quando se rói as unhas, inflamando-se em um conflito agudo. Ainda assim, há pessoas que sempre voltam a recorrer a este plano de conflitos em torno de sua confiança primordial.

Além da típica ferida no leito da unha, há outras maneiras que podem *chegar até os ossos*. Quando o periósteo, os ossos ou os tendões são afetados, a problemática anímica que sai à luz é correspondentemente mais profunda. Os agressores, no sentido físico, são na maioria dos casos estafilococos ou outras bactérias, no quadro de uma assim chamada infecção mista. Enquanto a pessoa se deixa inflamar por esses agentes, os temas propriamente causadores obtêm muito pouco espaço. De fato, uma pessoa que declara guerra a si mesma, ou seja, cujo sistema de armas ofensivas, por dentro e por baixo, está por assim dizer sendo colocado em questão em seu próprio país, bem, essa pessoa mal poderia defender-se, quanto mais tomar por si mesma a decisão de atacar. A ferida costumeira no leito da unha pode fazer com que esta se solte e, com isso, indicar uma perda na disponibilidade para a defesa.

As garras postas temporariamente fora de combate apontam para a lição a ser aprendida: trazer a própria vitalidade e agressividade de volta para planos conscientes. A guerra em torno do sistema de armas do corpo deveria ser travada em planos onde as soluções são possíveis. Nesse caso, as armas do espírito têm precedência sobre as armas do corpo. Até mesmo agarrar e arranhar conscientemente tem mais sentido que cultivar úlceras nas unhas.

Perguntas

1. Onde deveria mostrar minhas garras e não me atrevo? Onde eu inconscientemente guardo algo sob as unhas?
2. Até que medida meu medo me deixa indefeso diante da agressão?
3. Onde, em sentido figurado, sou vítima de minha agressão?
4. Onde poderia encontrar confiança em minha força e minha vitalidade?
5. Onde há possibilidades significativas para minha disponibilidade agressiva de defesa? Como minha fome poderia ser melhor aplacada?

10

O Peito

O peito é um órgão tanto do ponto de vista das glândulas mamárias femininas como representando a região central de nosso tronco. Ao lado da cápsula óssea da cabeça e da bacia, o tórax é um terceiro recipiente de órgãos que têm importância vital. Ele abriga os pulmões, nossos órgãos de contato e comunicação, e nosso meio energético, o coração.

Enquanto o crânio e a bacia são receptáculos bastante firmes e rígidos, o cesto formado por costelas e músculos destaca-se por uma assombrosa mobilidade. Com o coração e os pulmões, ele não só contém dois órgãos que se movem ininterruptamente em ritmo acelerado, mas segue o ritmo da respiração com uma dúzia de expansões e contrações por minuto. A amarração articulada das costelas na coluna vertebral e sua elástica ligação cartilaginosa com o esterno permitem essa generosa mobilidade. Apesar de sua elasticidade, o tórax é ao mesmo tempo uma fortaleza protegendo seu sensível conteúdo.

No meio dele, no coração, está o centro da circulação sangüínea e energética. No plano corporal, tudo gira em torno do coração. Os orientais consideram o chakra do coração, Anahata, como sendo o quarto centro e também o ponto central dos sete centros energéticos do ser humano. Os pulmões são o órgão da comunicação, já que é a coluna de ar que, adequadamente modulada pela laringe e pela cavidade bucal, dá forma à nossa linguagem. Quando se pensa que o ser humano é, em primeiro lugar, um ser social (os biólogos falam de um *zoon politikon*, um animal político), fica claro o quanto o lar dos sentimentos do nosso coração e do nosso intercâmbio comunicativo é central para nossa existência. Para a interpretação do peito, soma-se o fato de ele ser o meio e, portanto, o local de integração de tudo o que é racional e que vem de cima para baixo, de arcaico-intuitivo que vem de baixo para cima, e de emocional que vai de dentro para fora. Ele reflete, em sua forma e função, como o ser humano lida com esse variado exercício.

1. O tórax saliente[71]

Quando a função de abrigo do tórax, devido a uma necessidade exagerada de proteção, é reforçada através do encouraçamento muscular e do enrijecimento das articulações, o cesto transforma-se em uma gaiola que mantém presos o coração e os pulmões. Ainda que essa gaiola, por meio da ventilação correspondente, possa ser bastante espaçosa, continua sendo uma prisão. Ao se prender seres alados, o sentido essencial de suas vidas se perde. Os pulmões, em seu papel de órgão de intercâmbio do corpo, têm suas possibilidades limitadas e nem podem extravasar completamente nem inalar ar fresco na medida de suas possibilidades. O ar é nossa energia vital primária, já que contém o oxigênio que nos mantém vivos, o prana, a força da vida que nos dá sua energia. Como nós de qualquer maneira tendemos a utilizar apenas uma pequena parte de nossa capacidade pulmonar, uma limitação maior ainda pode até ser compatível com a sobrevivência, mas não com uma vida *plena*. O amor, seu principal motivo, morre na prisão, uma vez que vive de dar e de receber.

Quando nós nos *concentramos no peito*, inspiramos profundamente e em seguida retemos o ar, temos uma sensação desse estado rígido, intumescido. Com bastante rapidez surge uma sensação de sobrecarga e de plenitude, mas uma plenitude que provoca pressão. Pelo fato de expandir-se o tronco se torna dominante. Com relação aos sentimentos, mas também no âmbito de abastecimento de energia, sua expansão acontece à custa da parte inferior do corpo. Assim como o peito imponente se destaca do resto do corpo, esse estado físico reflete a atitude básica da alma, que devido a um sentimento de superioridade quer controlar a si mesma e ao resto do mundo. A doença tipicamente relacionada com esse tipo de peito é o *enfisema pulmonar* com tórax de barril. Essa é a denominação para uma caixa torácica muito ampliada, em forma de barril, que se enrijece, não permitindo flexibilidade nem abertura para a energia vital da respiração.

É necessário reprimir os sentimentos para que esse desconhecimento de si mesmo possa existir. Isso, por sua vez, é natural para esse tipo de peito já que ele, em sua rigidez, se fecha para o fluxo de todas as energias. Assim, não é raro que a abóbada peitoral, exteriormente tão impressionante, transforme-se em túmulo dos estímulos mais ternos e sentimentos mais afetuosos da alma. Os proprietários de tamanho perímetro peitoral raramente choram e não mostram qualquer fraqueza, de qualquer forma não com freqüência e de forma alguma em público. Por essa razão, eles tendem ao emagrecimento e à agitação, à sede de domínio e de controle, à hipertensão, aos problemas cardíacos, asma e enfisema pulmonar. Em princípio, os problemas cardíacos assemelham-se aos dos pulmões. Enquanto deixam morrer de fome o coração que trabalha sob uma pressão especialmente elevada, provocando a *angina pectoris* ou o infarto, os pulmões desesperadamente hiperinflados pela asma ou pelo enfisema não recebem energia vital suficiente.

2. O tórax estreito

Pessoas com a abóbada peitoral estreitada experimentam uma pressão no sentido contrário. Onde os possuidores de tórax salientes a ponto de transbordar morrem de fome em meio à abundância, estes o fazem na indigência. Enquanto aqueles, com seus egos inflados, agüentam o ambiente e não raras vezes se deixam naufragar, o peito subdesenvolvido, côncavo, deixa entrever um ego semelhante. Muito distante de *tomar a vida a peito*, os afetados sentem-se fracos, vazios e no fim. Essa sensação de vida também pode ser facilmente simulada pela respiração, quando se expira totalmente e não se volta a inspirar por um longo período de tempo. A sensação de pressão do vazio transforma-se muito rapidamente em algo torturante e desesperador, a estreiteza e a angústia estrangulam os afetados. Eles se sentem permanentemente como se a angústia ou o medo tivesse tomado conta de seu corpo e eles precisassem aprumar a si e a seus tórax reunindo as últimas reservas de energia.

Com a profundidade da respiração diminuída e o batimento cardíaco fraco, eles têm razão em sentir-se esquecidos pela vida, embora evidentemente deixem de inspirar ar fresco suficiente e renovar seu sangue. Nesse sentido, não é de admirar que eles freqüentemente sofram com a sensação de não receber a parte que lhes toca e esperem ajuda externa. O estado anímico fundamental está impregnado de sentimentos de mesquinhez e de inferioridade, chegando a depressões. A qualidade da vida é dominada pela estreiteza e pela angústia. Os afetados podem sentir-se como um rato cinzento, vazios, inúteis e deixados de lado. Eles chamam tão pouco a atenção que isso até volta a chamar a atenção. Cansados d(est)a vida, eles esqueceram que aquilo que admitem em seu peito estreito tem pouco a ver com a vida. Neles a caixa do peito, que na verdade quer transbordar de sentimentos e emoções, é pequena demais, vazia e fechada. Por essa razão, eles costumam ter na cabeça grandes pensamentos que chegam até às fantasias de onipotência.

Nos opositores com peito desmesurado essa caixa é grande demais, abarrotada e igualmente fechada. Ambos, a partir de pólos diferentes, construíram barricadas contra a vida. Os inflados constroem fortificações contra a vida, os que precisam de proteção com o peito retraído se disfarçam. Assim ambos, em sua oposição extrema, estão de acordo quanto ao ponto decisivo: assentados no solo dos sentimentos de inferioridade, eles não estão abertos e permeáveis para a energia da vida.

3. "Sintomas" do peito

Fratura de costelas

Fraturas de costelas, especialmente as fraturas em série, abrem uma fenda na fortificação do tórax. É necessária violência considerável e uma situação especialmente restritiva e fixadora para romper uma construção tão elástica como o tórax. Normalmente, toda a pessoa se esquivaria, ou então a estrutura de costelas e cartilagens absorveria o golpe. Na fratura de costelas, a violência precisa ser enorme e apanhar a vítima desprevenida, ou então esta está entalada e não pode mais sair da situação restritiva. A descrição da situação física caracteriza ao mesmo tempo a situação anímica, já que a fratura de costelas faz com que se torne necessário romper com uma situação rígida e restritiva. Em última instância, é a tentativa de abrir um buraco na fortaleza e forçar a franqueza negada por meio da violência.

Aquela abertura física forçada pela fratura e, sobretudo, a maior mobilidade obtida dessa maneira, deveria ser realizada no plano anímico-espiritual. Por meio da fratura, novas "articulações auxiliares", os locais da fratura, são postas temporariamente em funcionamento. A profilaxia em relação a outras fraturas seria reviver de livre e espontânea vontade as muitas possibilidades de movimento que já estão à disposição. O tema e a lição são a flexibilidade, que deve ser realizada sobretudo no sentido figurado. É preciso deixar que o novo *irrompa*, abrir-se para embates extremos e trazer para o mundo dos sentimentos do coração e do intercâmbio uma mobilidade que alivie fisicamente o tórax.

Perguntas

1. O que, além da violência, pode arrombar o tesouro do meu peito?
2. Que âmbito do mundo de meus sentimentos está de tal modo encarcerado que sua única chance consiste em libertar-se violentamente?
3. Onde manobrei em um lugar tão estreito que não sei mais sair e estou à mercê da violência externa?
4. Até que ponto negligenciei o intercâmbio?
5. Tenho confiança para permitir que os temas da abertura (sinceridade) e da flexibilidade voltem a ganhar fôlego em minha vida?

Roncar

O fenômeno do ronco, que se torna mais freqüente à medida que a idade avança afeta, mais que a respiração, o tema da comunicação. Soma-se a isso uma problemática de ritmo que se expressa nas fases irregulares da respiração. No âmbito noturno, a comunicação decorre de forma angulosa e áspera, há uma resistência considerável em jogo. As pessoas que roncam têm medo de incomodar os outros e o fazem noite após noite. Seu contato com o ambiente está perturbado. O organismo deixa claro que quer ficar sozinho ao menos durante a noite. Ruidosamente, eles mantêm os outros a distância. Com o "pretexto" de não querer incomodar, eles abrem espaço para si mesmos. Ainda que se empenhem em enfatizar o quanto gostariam de passar a noite juntos na cama de casal, seu sintoma fala uma outra linguagem. Caso alguém ainda assim ousasse aproximar-se deles durante a noite, precisaria de considerável humildade e vontade de subordinação em meio a seu ritmo inaudível, ou então de tampões de ouvido. Ele, assim, estará surdo em relação ao roncador. Não resta dúvida quanto a quem dá o tom aqui. Suspeita-se que os roncadores não estão em condições de abrir espaço, exigir distância e respeito e *dar o tom* durante o dia. Eles demonstram em alto e bom som que precisam de mais atenção, de qualquer maneira ao menos no que se refere a seu lado noturno, de sombras. Este corresponde à porção feminina, escura da alma.

O ruído de serrote em uma ou em ambas as fases da respiração fala de uma comunicação dura, pouco afiada. Por trás disso, oculta-se uma argumentação crua e um esforço para comunicar de que os afetados não têm consciência. Para os outros, no entanto, o estilo de comunicação alto, demonstrativo, que não pode deixar de ser ouvido e que freqüentemente é agressivo fica muito claro. O fato de os roncadores serem os únicos que não percebem seus roncos indica que eles também são os únicos que não percebem seu estilo de comunicação.

À noite, portanto, eles precisam de válvulas de escape para expressar de forma crua tudo aquilo que ainda não foi dito. O alto consumo de energia desse tipo de comunicação é audível no esforço que fazem. Ao acordar, eles estão correspondentemente menos descansados.

O problema de ritmo destaca-se nas pausas de respiração extremamente longas, que ocorrem com freqüência e que de forma reflexa forçam a uma inspiração especialmente profunda. As pessoas que roncam demonstram o quanto penetraram de forma comunicativa em um dos pólos. Reflete-se aqui uma forma de comunicação cansativa a ponto de fazer faltar o ar, forçando às pausas de respiração correspondentes. Os longos intervalos sem ar explicitam que muitas vezes não ocorre qualquer intercâmbio. Comunicação é troca. As pessoas que roncam, entretanto, expelem mais do que compartilham, e finalmente se bloqueiam até que pouco antes de sufocar voltam a tomar ar de maneira que não pode deixar de ser ouvida. Não respirar quer dizer não participar da vida.

Foi comprovado com a maioria das pessoas que roncam que elas, devido a seu extenuante estilo de comunicação precisam, por um lado, de longas pausas de regeneração, e que por outro descansam pouco com esse tipo de sono. Elas compensam a baixa qualidade por meio da quantidade. Aqui poderia estar também a explicação para as indicações das estatísticas de que as pessoas que roncam não são saudáveis. Não é tanto que o roncar em si não seja saudável; ele é uma indicação de uma situação fundamentalmente pouco saudável.

Perguntas

1. Onde exagero um dos pólos da realidade?
2. Até que ponto falta em mim a ligação entre os extremos?

3. Que papel desempenha a comunicação do lado feminino da alma?
4. Onde me excluo da corrente da vida?
5. O que separa em minha comunicação, o que liga?
6. Como posso encontrar um ritmo de vida harmônico?

Parada respiratória em recém-nascidos ou morte infantil súbita

Este quadro de doença, na verdade de morte, que tem se tornado mais freqüente nos últimos tempos, permanece completamente inexplicável pela medicina. Os recém-nascidos morrem de parada respiratória e são encontrados mortos no berço sem qualquer sintoma ou sinal de uma luta interior. É como se eles esquecessem de respirar. Embora naturalmente não exista qualquer experiência terapêutica, os pais afetados têm grande interesse em interpretar o enigmático acontecimento. Ele surge desde o início como uma suspensão da comunicação com o mundo, talvez se pudesse dizer com este mundo. De fato, nosso ambiente ameaçado, especialmente nas grandes cidades e especialmente para as crianças, já não é mais um lugar onde vale a pena viver.

Sem querer imputar toda a culpa à morte infantil súbita, cada vez mais crianças sofrem e morrem devido ao fechamento da laringe causado pela difteria, passando pela bronquite obstrutiva e pela asma. Paralelamente no tempo a esse fenômeno antes desconhecido, um outro drama igualmente misterioso ocorre nos mares do planeta. Cada vez mais, as baleias se suicidam ao nadar para a terra e resignar-se. As tentativas humanas de impedir o drama são freqüentemente aniquiladas pela poderosa força de vontade dos animais.

4. O peito feminino

O peito feminino, tanto por sua função como por sua forma, tem importância central. Chamada de mama na linguagem utilizada pela medicina, ele simboliza a maternidade e a capacidade de nutrir. Com o crescimento da criança no útero, crescem também os seios, e no momento do nascimento eles estão túrgidos devido ao leite que os enche. A primeira vez em que a criança é amamentada desperta um sentimento de volúpia entre mãe e filho. Além do mais, isso tem um efeito favorável em relação às dores puerperais e à recuperação do útero. É, por assim dizer, o sinal para a recuperação após o nascimento. Além do sentimento de felicidade e de volúpia sentido pela maioria das mães ao amamentar, esse ato traz também alívio aos seios túrgidos, sendo agradável também nesse sentido. Embora mamar seja um reflexo inato à criança, o contato com o seio macio e o fluxo de leite morno a enche igualmente com uma sensação de felicidade e satisfação.[72]

Os seios são extremamente sensíveis. O suave toque acariciante das faces infantis e sobretudo o toque dos lábios e da língua ao mamar despertam sensações voluptuosas em muitas mulheres. Neste sentido, o fundamento do amor materno é também de tipo sexual. A partir disso, Groddeck conclui que amamentar atiça a paixão na mulher e a estimula a voltar a procurar as relações sexuais. Ele interpreta essa observação a serviço da conservação da espécie como biologicamente significativa. Entretanto, depõe contra isso o fato de que é justamente a amamentação que fornece um escudo prevenindo uma nova concepção demasiado precoce.

A temática sexual do seio que amamenta é combatida sobretudo por aqueles que colocam a maternidade no céu, condenando entretanto a sexualidade ao inferno. A relação sexual geral do peito feminino, ao contrário, é inquestionável. Ele é tomado voluptuosamente na boca tanto quando amamenta como quando é beijado, um procedimento que ocorre no plano superior do corpo e que não deixa de ser semelhante à relação sexual completa que ocorre abaixo. O seio desempenha aqui o papel do pênis penetrante, correspondendo a cavidade bucal à vagina.

Sem levar em conta a questão de se a criança, ao mamar, já vivencia a mulher na mãe, o significado central do peito na vida posterior é evidente. O vínculo com o seio é o primeiro que o ser humano vivencia. Neste sentido, é natural que ele continue procurando o amor no seio. Isso é válido também para as mulheres. Elas gostam de pressionar-se mutuamente contra o peito, transmitindo assim uma terna sensação de proteção. A relação de uma mulher com o peito de outra mulher é naturalmente muito mais próxima que a de um homem com o membro de um companheiro do mesmo sexo. Apertar alguém contra o peito é sempre um gesto de simpatia e de amor. Também, nenhum outro órgão expressa a compaixão de forma mais intensa e calorosa; em nenhum outro lugar, por exemplo, pode-se reclinar a cabeça e chorar. Que os seios, além de sua função maternal de alimentação, são também um órgão de relacionamento, é mostrado pelo fato de eles serem permanentemente salientes unicamente entre os seres humanos, enquanto nos "outros mamíferos" só se desenvolvem temporariamente na época da amamentação.

No amor sexual, finalmente, o peito torna-se órgão sexual, já que os homens buscam instintivamente o peito, chamado hoje em dia de seio. Essa expressão em si mesma é errada, pois a rigor um seio designa uma sinuosidade, uma baía, o espaço no meio, o decote. Esse lugar entre os seios vem sendo desnudado desde a Antigüidade para excitar o outro sexo. Por mais que as tendências da moda tenham variado ao longo das diferentes épocas, só muito raramente se renunciou à exposição desse local tão excitante. Em parte, épocas mais antigas chegaram a ser até mesmo mais generosas a esse respeito; basta pensar nos vestidos da época de Luís XIV que deixavam os seios livres, isso para não falar na "moda" dos chamados povos primitivos. No antigo Egito, a profundidade do decote correspondia ao grau de influência social, e em Atenas as mulheres burguesas compareciam às ocasiões festivas com o busto nu. O *topless*, portanto, não é de forma alguma uma invenção de nossa época liberal.

Os seios também são acentuados de maneira menos óbvia: erguidos por meio de espartilhos, atados e ao mesmo tempo exibidos por sutiãs, postos em forma por corpetes especiais ou simplesmente quando a mulher aperta os braços por baixo deles e se exibe. Até mesmo o acinturamento da roupa serve em parte para acentuar o busto. Jóias tais como broches e colares apontam para as preciosidades que estão abaixo. Para muitos seres do sexo masculino, mais excitante que o peito nu que se oferece é a sugestão de que eles poderiam merecer visão tão generosa. Neste sentido, as resvaladiças mulheres que usam vestidos decotados agem de forma igualmente hábil e (semi)consciente.

Assim como as mulheres sempre tiveram a tendência de empregar seus seios, por natureza proeminentes, no jogo social, os homens jamais o quiseram evitar. São quase exclusivamente homens que, no que diz respeito aos seios, determinam os caminhos muito retilíneos da moda. Os seios, com sua maciez e flexibilidade, são a região do corpo que menos resistência oferece. Esse conhecimento, adquirido de maneira intuitiva pelo bebê, sempre foi usado pelos homens para conquistar toda a mulher por meio dos seios.

Enquanto as mulheres em geral "pulam no pescoço" dos homens,[73] os homens costumam voar para o peito. Sua suave forma semi-esférica é talvez fortemente responsável pela preferência que, também mais tarde na vida, temos por todas as coisas arredondadas. Nele nada repele, sendo tudo atraente e encantador. Sendo assim, tanto em formas de expressão exigentes como nas mais modestas, ele é circundado por imagens que correspondem à sua perfeita forma redonda. Entre as frutas, a maçã é especialmente solicitada em relação a isso, às vezes também as peras. Para os mamilos, servem de modelo as framboesas e os morangos, ou então os botões das flores. Enquanto os húngaros falam de botões também na linguagem coloquial, os alemães não se acanham em falar de verrugas [*Warzen*].

Com isso, faz-se referência a algo repelente, repugnante mesmo, que nós na verdade costumamos relacionar com as bruxas velhas e más. Quem gostaria de colocar uma verruga na boca? Essa designação pode ser uma relíquia dos tempos da Inquisição, aquela projeção de loucura coletiva que via bruxas más e sedutoras especialmente nas mulheres atraentes. O movimento feminista descobriu essa temática e, desse lado, fala-se por princípio nas pérolas do peito. A palavra verruga, nesse contexto, permite presumir que em alemão as atitudes inconscientes negativas em relação à feminilidade madura predominam. Estas também têm sua tradição na história. Na Idade Média, os fanáticos religiosos xingavam o decote de "janela do inferno", e os seios de "foles do diabo" ou "bolas do diabo". Até mesmo a política se ocupava dos seios excitantes, e chegaram até nós decretos dirigidos contra sua "vergonhosa exibição". Naquela época tentou-se, especialmente nos países católicos, prevenir o perigoso desenvolvimento dos seios em geral, por exemplo colocando sobre eles pesados pratos de chumbo à noite.

O peito feminino é de longe o órgão sexual secundário e o chamariz óptico mais importante. Ele é amplamente utilizado nessa função, e às vezes explorado. São sobretudo as indústrias de cinema americana e italiana que destacam as "estrelas cheias de curvas" que fazem os corações dos homens baterem mais rápido.

As mulheres são reduzidas a três cifras, sendo que o busto ocupa o lugar mais importante. Assim, o peito evidentemente torna-se o órgão pelo qual a mulher necessariamente se deixa definir e pelo qual muitas vezes também se autodefine. Em uma época digital, uma cifra é suficiente. Ânimos mais fora de moda ainda definem seu ideal de maneira mais descritiva. Os seios então devem ser bem formados, firmes e de tamanho médio. Caso sejam muito pequenos, são degradados como ausentes, e quando são grandes demais passam a ser considerados uma provocação, juntamente com sua proprietária. É difícil para nós conceber que existem culturas que têm outro ideal e que, por exemplo, dão preferência aos "peitos caídos", que lá são símbolos de madurez, fertilidade e de uma vida muito bem vivida.

Na Alemanha, a fórmula simples que se esconde por trás da definição digital é que quanto maior o busto, mais (sexualmente) excitante é a mulher. Trata-se de uma sexualidade com forte orla maternal. O "conquistador masculino" pode esconder-se em tais seios e deixar-se mimar por eles como quando era bebê. É nesse sentido que o sintoma do fetichismo dos seios pode ser interpretado. Tais homens procuram a mãe na mulher, mais que para a satisfação genital madura, para dar-lhes cobertura emocional, abrigo e proteção e, juntamente com isso, a mulher poderosa. Que a infantil cultura norte-americana, que vai da comida ao permanente jogo de índios e *cowboys* e passa por Mickey Mouse, se destaque também aqui, é tão pouco de admirar como a preferência italiana correspondente. Classicamente, a *mamma* italiana tem seios fartos e coloca-se inteiramente à disposição de suas crianças, grandes e pequenas.

Vários problemas com o peito e com os seios se desenvolvem a partir da valoração social, mas também do respectivo ambiente individual. A silhueta ideal está em boa parte submetida ao gosto de cada época. Se na virada do século a demanda ainda era por silhuetas arredondadas e mais generosas, hoje em dia pede-se uma linha esguia. A imagem ideal da estrela cheia de curvas difundida por Hollywood era a da mulher esbelta com seios grandes. O ideal Twiggy, uma silhueta de rapaz praticamente sem seios, já fez furor no mundo antigo. Nesta variedade de ideais, os problemas não podem ficar de fora. De fato nenhum órgão, incluindo o nariz, é operado tão freqüentemente sem necessidade médica como o peito (glândulas mamárias) feminino. Ao mesmo tempo, entretanto, também nenhum órgão feminino é operado com mais urgência e necessidade, já que o carcinoma da mama é o câncer mais freqüente nas mulheres.

Câncer de mama

O câncer de mama não só é o câncer feminino mais freqüente como é também o mais angustiante. Quando algo tão duro e tão maligno cresce de maneira tão palpável no lugar mais belo e mais macio, provoca ainda mais horror. Os princípios enunciados no capítulo geral sobre câncer são válidos para o sintoma em geral. A localização e o significado especial do órgão em questão trazem o plano do acontecimento para si. Quando o suave tecido glandular da mama, em vez do natural aconchego e prazer que proporciona torna-se duro e maligno, os temas da maternidade, do prazer e do relacionamento são enunciados e fornecem a base do drama. "Aquilo" atingiu a afetada no lugar mais sensível, nas proximidades do coração, e ela o guarda para si, não deixando que ninguém perceba o quanto está ferida e zangada. O corpo, portanto, precisa mostrar o que está realmente acontecendo. E é o inferno que pulsa em seu seio, o coração tornado literalmente antro de assassinos.

Ao lado do aspecto da sensibilidade, o peito, devido à sua forma, tem um caráter destacado também na sexualidade, e portanto é enunciado também o componente agressivo do erotismo.

A fase do colapso do sistema imunológico e, com ele, a da irrupção da doença propriamente dita está, no caso do câncer de mama, marcada por uma profunda preocupação que a afetada não admite em toda a sua envergadura. Ela se aflige com algo muito mais do que admite, apertando-o em seu peito não para tê-lo mais perto, mas para ocultá-lo. Ela não grita o quanto está preocupada ou zangada com o ultraje ou o ferimento infligido, tendendo a conservá-lo em seu seio, onde ele pode encarnar-se e transformar-se em câncer.

Aquilo que parece reserva altruísta e que às vezes é considerado e mal interpretado como sendo compreensão, é muito mais a angústia de atacar e de acusar, de lutar pelos próprios interesses. Muitas vezes o orgulho também impede uma oportuna erupção. A maternidade sacrificada está especialmente distante do egoísmo, que é portanto conscientemente reprimido. Mas ele volta a se exprimir no corpo, e justamente no lugar onde a verdadeira meiguice e a compreensão maternal vivem (para tudo). Não se pode dizer nada contra esses elevados ideais, apenas que a afetada evidentemente (ainda) não está em condições de viver esse objetivo sem reservas. A reserva não admitida se encarna e deixa ver quanta energia *infernal* estava adormecida no próprio seio e agora está desperta. Toda a agressividade, energia destrutiva, avidez e falta de consideração irrompe agora no plano do corpo.

Os macios tecidos alimentadores do peito, cuja tarefa é dar, cuidar e alimentar, tornam-se egoístas a um ponto que a afetada jamais gostaria conscientemente de ser. O corpo, com isso lhe retira algo que ela recusa, não porque não o tenha mas porque não o assume ou não o admite.

Também no que se refere ao peito como órgão de relacionamento, no câncer de mama a agressividade mergulha igualmente na sombra. Muitas vezes o câncer, na forma de reentrâncias da pele, mostra que a afetada desistiu da iniciativa e optou pelo recolhimento. O recolhimento, entretanto, não é indicado no plano corporal, mas unicamente no anímico, e mesmo assim somente no sentido de recuperação da *religio*. Como órgão proeminente, semelhante ao nariz, caberia ao peito, entre outras coisas, ser agressivo. O quanto esse componente é importante pode ficar claro pelo fato de esses órgãos serem de longe os que mais são modificados cirurgicamente, evidentemente para poder *salientar* melhor as qualidades dirigidas para o exterior.

O elemento agressivo não vivido conscientemente expressa-se tanto no surgimento do câncer como nas terapias correntes. Quando os nódulos, que em si são sempre um símbolo de problemas não solucionados, são extirpados cirurgicamente com o bisturi, não é possível deixar de reconhecer a agressão, que chega a ser sangrenta. Mas as irradiações ricas em energia também irradiam agressividade, já que matam muitas células saudáveis juntamente com as cancerígenas. O mesmo é válido para a quimioterapia, cujo tipo de agressividade diabólica lida com o envenenamento e o bloqueio e é o que simbolicamente se encontra mais próximo do câncer. Esses métodos repulsivos colocam em jogo algo que falta ao paciente de câncer. Caso ele o integrasse em sua consciência, poderia libertar o princípio de sua existência de sombra corporal e livrar-se da ameaça.

Na mitologia há um motivo que se aproxima desse acontecimento. Pentessiléia, a rainha das amazonas, amputa o seio direito para melhor poder estirar seu arco na luta, ou seja, para fazer bonito em um mundo de homens. Seguindo seu exemplo, as amazonas passam a mutilar o peito de suas filhas para *equipá*-las melhor para a *luta* pela vida e para serem como homens ao menos do lado direito. Elas renunciam de livre e espontânea vontade a uma parte de sua feminilidade porque ela meteu-se em seu caminho e as impede de enfrentar a dura vida.

O câncer de mama sinaliza igualmente que a suave maneira feminina tornou-se um empecilho para o domínio da vida. Ele mostra que a suavidade se transforma em dureza e que, se as circunstâncias o permitem, é preciso renunciar totalmente a uma parte da feminilidade. O que não acontece em sentido figurado torna-se em algum momento tarefa do cirurgião, que extirpa o que está no caminho (da vida). Quem não está disposto a proceder às incisões necessárias em sua vida, precisa finalmente permitir que elas sejam feitas no plano não redimido.

A tarefa de abrir mão (temporariamente) de certos âmbitos da vida para atender a outros que nem de longe estão recebendo a atenção devida quer dizer, neste caso, abandonar o reino das mães, o mundo da Lua. Isso pode significar, por exemplo: desistir de dependências; renunciar a garantias de bem-estar material ligadas a condições contrárias ao desenvolvimento; abandonar o papel de "boa esposa", amante tolerante e permanentemente em segundo plano, "filha querida", "mãe compreensiva" a quem tudo agrada; enterrar em sentido figurado e de livre e espontânea vontade a casinha com lareira; abandonar a postura de princesinha do pedaço; deixar morrer a menina privilegiada de boa família; abandonar a *mãe* igreja em prol do próprio caminho, etc.

O câncer é fundamentalmente um sinal de que não se trilha ou não se está mais trilhando o próprio caminho de desenvolvimento, que o nascimento da alma não está se consumando. O câncer respectivo mostra à pessoa em que ponto do canal de nascimento se ficou atascado. Em se tratando do peito, arranha-se o sensível âmbito da maternidade e, com isso, toda a problemática de cuidar e ser cuidado, de alimentar e ser alimentado, de amamentar e ser amamentado, de prover e ser provido. Portanto, não é de admirar que nas pacientes de câncer de mama, quase sem exceção, encontremos relacionamentos especiais de maternidade, desde inexistentes, passando pelos que são negados, até "excepcionalmente profundo e bom". É nesse contexto que se deve pensar também no que se refere à rachadura do mamilo, um sinal de alerta para o câncer de mama que afeta no mínimo 10% das pacientes. As glândulas mamárias começam a produzir leite e indicam que o tema da alimentação e da amamentação mergulhou na sombra.

Como símbolo da maciez e da meiguice, enuncia-se também com o peito a temática do manter e ser mantido, da vulnerabilidade e do martírio, do insulto e da sensibilidade. O peito, como órgão de relacionamento, coloca perigosamente em cena os temas do recolhimento e do estar-fora-de-si, da atração e da sedução, do ocultamento e do desafio.

Em tudo isso, o objetivo justamente não é fazer "o certo", "o que é bom" ou "o que se espera", mas descobrir e impor aquilo que é próprio, individual. Cada caminho de desenvolvimento é único, ainda que sua meta, a unidade, seja idêntica à de todos os outros caminhos. Em última instância, é preciso realizá-lo, mas antes deve realmente entrar em jogo o amor como liberação da temática do câncer. Esse amor não tem evidentemente nada a ver com ser amável. Antes de chegar a esse ponto, em que a mulher é uma com tudo e com todos, justamente é preciso deixar claro que ela não está de acordo com tudo, mas que tem a intenção de trilhar seu próprio caminho. Para isso ela precisa então, temporariamente, fazer pouco da suavidade, da flexibilidade, da capacidade de adaptação e dos outros atributos típicos da feminilidade. É certamente mais saudável renunciar a isso de livre e espontânea vontade em determinadas fases da vida que precisar renunciar ao símbolo desses traços femininos típicos, o peito.

Caso o peito já tenha sido perdido nesse ajuste de contas, torna-se claro então o que a mulher tinha nele. Perdeu-se muito mais que um órgão. Vai-se também um símbolo e, com ele, uma parte do sentimento de valor próprio. Quando uma mulher não se sente mais uma mulher de verdade após a amputação, ela sentia-se mulher sobretudo por meio de seu corpo. No futuro, ela será forçada a não mais se definir unicamente segundo a feminilidade corporal. Outros conteúdos vitais querem ser atendidos.

Mulheres que sacrificaram um ou até mesmo os dois seios ao câncer e sobreviveram muitos anos à amputação relatam impressionadas como suas vidas se modificaram, principalmente no sentido do conteúdo. O mito das amazonas pode deixar transparecer aqui um pano de fundo. Assim, a perda pode transformar-se em oportunidade para encontrar uma nova identidade individual. Um conteúdo vital central consigo mesmo e que tem pouco a ver com os outros precisa entrar na vida.

Aqui pode ficar claro por que o câncer de mama tornou-se o câncer feminino mais freqüente. Sua taxa de crescimento é impressionante. Enquanto menos de 30 em cada 100 mil mulheres morriam de câncer de mama na República Federal Alemã em 1961, em 1985 já eram mais de 40. Essas cifras tornam-se ainda mais assustadoras quando se pensa que o sistema de reconhecimento precoce[74] já tinha obtido êxito completo e a operação permitia a quase 90% das mulheres sobreviver aos 5 anos seguintes sem recaída. O enorme índice de crescimento tem evidentemente a ver com uma problemática que vem se acumulando em nossa sociedade moderna. As glândulas mamárias, de qualquer forma, nunca foram um órgão especialmente propenso ao câncer. Como já foi mencionado, há culturas que não conhecem esse aumento da incidência de câncer e, conseqüentemente, esse aumento da incidência de câncer da mama. No caso do peito, trata-se naturalmente de tecidos declaradamente sensíveis. Por outro lado, eles existem também na boca. Aqui se deveria somar ainda o contato com um sem-número de substâncias cancerígenas. Apesar disso, há muitíssimo menos câncer nas mucosas da boca. Nas vacas leiteiras, que sofrem de inflamações do úbere com maior freqüência que as mulheres sofrem de inflamações das glândulas mamárias, o câncer nessa região é desconhecido.

Ao se buscar a situação específica, não é difícil descobrir a negligência do caminho feminino próprio, que não precisa ter nada a ver com o ideal feminino em voga e que requer muito mais dureza e força do que muitos consideram correto. Neste contexto, encaixa-se também o fato de que as freiras são afetadas pelo câncer de mama com uma freqüência acima da média. Fica em suspenso saber em que medida a vocação religiosa vai contra o caminho feminino. Provavelmente são afetadas justamente aquelas freiras que não estão seguindo seu caminho porque não seguem uma vocação verdadeira, tendo sido empurradas para o convento pela vida. E talvez também aquelas que realmente ouviram um chamado mas depois perderam contato com o caminho monástico e mesmo assim permaneceram. Assim como a vida monástica mal utilizada para a fuga promove o câncer, ela pode também impedi-lo na medida em que leva a mulher ao caminho que lhe corresponde.

Pesquisas epidemiológicas contendo a distribuição da doença entre a população revelam outras relações interessantes. Enquanto as freiras adoecem de câncer da mama com freqüência acima da média, as mulheres que tiveram mais crianças quando jovens são as menos afetadas. Se elas já tinham mais de 25 anos por ocasião do parto, o risco volta a subir. Mulheres que só têm filhos depois dos 30 passam a correr mais risco que as que não têm filhos. Naturalmente, não faz o menor sentido estabelecer planos de família com base nessas estatísticas. Isso seria compreender mal o sentido causal das estatísticas. Por outro lado, elas têm um caráter indicativo bastante confiável. Logo, ter filhos precocemente continua sendo decisivo para a auto-realização de muitas mulheres, enquanto ter filhos mais tarde poderia ser uma exigência que vem de fora ou uma consideração racional. A isso correspondem experiências da psicoterapia onde não é raro constatar que, sob a superfície de um estilo de vida moderno, continuam vivendo ideais e padrões primevos. As interpretações das estatísticas são sempre melindrosas, especialmente com um tema desses e em uma época tão engajada nesse sentido. Fundamentalmente, pode-se constatar que apesar de todas as indicações quanto à importância do caminho próprio, não se pode seguir de maneira geral os grandes rastros do movimento de emancipação. Este contribuiu talvez com aquele que é o mais importante profilático do câncer de mama das últimas décadas, já que abriu novos espaços (livres) e possibilidades para as mulheres. Mas à medida que obteve poder, lançou uma sombra sobre si mesmo. A prevenção do câncer de mama seria um estímulo para o caminho *feminino* próprio. O acento aqui está igualmente distribuído entre próprio e feminino, mas o movimento feminista, usando palavras de ordem legítimas em suas bandeiras, anima cada vez mais as mulheres a se *imporem* como *homens*, desvalorizando assim, sem intenção, o caminho feminino. Onde crianças, cozinha e igreja transformam-se em palavras pejorativas, torna-se difícil para muitas mulheres encontrar e valorizar seu caminho. Esses âmbitos temáticos estão ancorados mais profundamente do que agrada aos defensores do espírito da época.

É praticamente impossível encontrar um perfil específico de personalidade predestinada ao câncer de mama. A constelação de problemas é tão individual como o caminho. O tema do caminho abandonado ou não encontrado ou de qualquer forma não trilhado transparece, sob uma forma ou outra, quase sempre. No que se refere à maternidade, os nódulos que crescem indicam que aqui algo está crescendo em substituição à maternidade genuína, algo frio e perigoso. A afetada pode ser integralmente mãe, tal como aparece nos livros. Quando o ser mãe não está em seu coração e ela desempenha para o mundo o papel de mãe de livro ilustrado, este não é seu caminho e se transforma em um perigo. Em seu modo altruísta, o amor materno é uma reprodução do amor celeste. Quando vem do coração, ele é um remédio milagroso, mas quando somente imita normas sociais, pode custar a vida. A mulher-modelo que está inteiramente satisfeita consigo mesma e com seu companheiro pode ter o mesmo problema por se aproximar tanto do ideal feminino. Mas quando ele não corresponde a seu ideal interno, sua vida modelar também pode ser suspeita de câncer. Até mesmo a mulher agressiva, que aparentemente somente busca aquilo que a diverte, não está automaticamente segura. Quem desempenha o papel de vampe com tanto êxito sem sê-lo está em perigo como o rato cinzento que gostaria de ser vampe e não se atreve. A mulher moderna, que se "emancipa" porque hoje isso faz parte, mas que sonha com o clássico papel de ser-somente-mãe há muito descartado pelo espírito da época, faz igualmente parte do grupo de risco. Todas as medidas externas a respeito dos padrões ditados pela sociedade são precárias, pois quase nunca corresponde à maneira própria. Mas quem não corresponde à sua própria maneira de ser vive perigosamente. O perigo é que sua degeneração, este sair da própria espécie, mergulha no corpo e, nesse plano, revida contra ela mesma. Conseqüentemente, a melhor profilaxia contra o câncer é uma vida corajosa, ou seja, trilhar o caminho individual rumo à singularidade. O caminho é perfeitamente individual, mas a meta é supra-individual e perfeita.

O rabino hassídico Susya disse pouco antes de sua morte: "Quando eu chegar ao céu, não vão me perguntar: por que você não foi Moisés? Mas eles vão perguntar: por que você não foi Susya? Por que você não foi aquilo que somente você podia ser?"

Perguntas

1. Que papel desempenha o tema mãe em minha vida? Espero que cuidem de mim? Satisfaz-me cuidar de outros? Qual minha posição em relação à minha mãe, a ser mãe?
2. Que papel desempenha o sustentar para mim? Por que razões eu sustento? Com que sentimento e a que preço eu deixo que me sustentem? Poderia sustentar a mim mesma?
3. Que papel desempenha para mim a auto-suficiência, ou seja, a emancipação?
4. Quão agressivo e demonstrativo permito que meu peito seja? Atrevo-me a usá-lo como sinal?
5. Encontrei meu caminho como mulher? Estou progredindo nele?
6. Isso que vivi até agora foi minha vida? Isso que vejo vir em minha direção é minha vida?
7. Para onde vai me levar? Qual é meu sonho? Qual é minha meta?

11

O Ventre

Após ter interpretado extensamente a vida interna do ventre no livro *Problemas digestivos*,[75] resta interpretá-lo como região.

Localizado entre o peito e a bacia, ele protege muito menos que estes. Com a ereção sobre as pernas traseiras, ele sofreu a maioria das desvantagens. Quando se caminhava sobre as quatro patas, suas tripas ainda estavam realmente protegidas na cavidade abdominal. A cobertura acima era feita pela coluna vertebral, os membros garantiam a segurança dos flancos, por baixo estava o chão protetor, a parte frontal era garantida pelo baluarte da caixa torácica. Ao ficarmos eretos, o ventre ficou aberto para a frente e amplamente desprotegido. Somente a capa abdominal, com seus músculos longos e achatados, o protege de ferimentos e impede que as vísceras caiam para fora.

Mas não foi somente proteção, o ventre perdeu também significado com a ascensão da cabeça. Baseando-se na história dos desenvolvimentos individual e da espécie, análogos em grandes traços, pode-se ver, pela importância que o ventre tem para o bebê, que papel ele deve ter desempenhado para nossos primeiros ancestrais. Para a criança pequena, tudo gira ao redor dele e de sua sensação de vida. Quando ele está quente e cheio, o mundo está em ordem, quando ele está vazio e tenso, surgem sinais de tormenta. As considerações da cabeça ainda não desempenham papel nenhum, e até mesmo os estímulos do coração ficam atrás das sensações da barriga.

Nós em geral não queremos ter mais nada a ver com essa primeira fase da história de nosso desenvolvimento. Expressões tais como "aterrissar de barriga" ou "cair de barriga" mostram que retrocessos no tempo, quando a vida girava ao redor do ventre, são extremamente malvistos. Quem age a partir da "barriga vazia" não desfruta de qualquer reconhecimento. A fria cabeça distancia-se do ventre e de suas exigências desordenadas e até mesmo caóticas.

Aquelas culturas que, como a indiana, confiam nos sentimentos do ventre e na intuição, foram abandonadas em nosso mundo. Preferimos chamar as que sobreviveram de primitivas. De fato, os sentimentos e emoções do espaço abdominal têm algo de primitivo quando comparados com as diferentes opiniões e reflexões da cabeça. Uma energia tão primordial como a fome que abre caminho a partir das profundezas do intestino será necessariamente considerada grosseira e bruta em comparação com as contribuições sempre prontas para a discussão do cérebro. A *ira na barriga* é o companheiro mais difícil para a *cabeça inteligente*.

Se a cabeça é a central da razão e o coração é o centro das emoções e dos movimentos afetivos da alma, o ventre é o lar dos sentimentos e impulsos primitivos, infantis por um lado e, por outro, arcaicos. O terceiro chakra, localizado abaixo do umbigo, está ligado à energia e ao poder primevos. Para a criança pequena, seu umbigo ainda é o umbigo do mundo. Quando algo a contraria, ela reage com dores de barriga, e se tudo vai bem ela pode esfregar a barriga de contentamento. Os adultos até hoje atribuem ao estômago sentimentos de estar a salvo e de proteção sobre os quais não têm domínio. Uma angústia profunda e inconcebível provoca dores de barriga, problemas intelectuais têm uma conexão direta com a dor de cabeça e a pressão emocional atinge sobretudo o coração.

O que o conde Dürckheim Hara chamou de o meio do mundo do ser humano, é considerado de maneira geral pelos orientais como o centro do corpo a partir do qual, por exemplo, eles desenvolvem a energia para as artes marciais. Com isso, as tradições orientais aceitaram e dominaram o desafio surgido com o desnudamento de nosso ponto fraco. Para a maioria dos ocidentais, a barriga continua sendo a parte fraca. Sua freqüente flacidez gordurosa a mostra, assim como a barriga grávida e a cavidade abdominal, como "local feminino primordial" da recepção, da digestão e da regeneração.

Desprotegido e vulnerável, o ventre é o lugar do corpo para expressar a angústia existencial e a respectiva ameaça do homem em seu mundo. O umbigo é o teatro da primeira crise existencial grave da vida. Antes ainda que a nova possibilidade de provisão seja testada, o cordão umbilical, aquela linha de abastecimento que garantia as condições de país das delícias no ventre materno, é cortado. A angústia de morrer de fome, certamente uma das mais primordiais de todas, é enunciada. Ao mesmo tempo, sofremos no umbigo a primeira cicatriz inevitável da luta pela vida. Caso se tentasse adiar o corte do cordão umbilical, a vida física se veria extremamente incapacitada, se não ameaçada. A tentativa de adiar o corte do cordão umbilical no sentido figurado leva a problemas que freqüentemente se sedimentam no estômago ou no duodeno.[75]

Finalmente, o ventre é também o armazém do corpo e mostra as reservas materiais disponíveis. Basta um olhar para a moderna sociedade do bem-estar e seu problema de excesso de peso[76] para saber quantas pessoas gostam de levar consigo todo o necessário. Como local de aprovisionamento para épocas de vacas magras, a barriga mostra a confiança no futuro material.

Nós não valorizamos esta última função, desprezando a barriga por sua precaução armazenadora. Quando temos boa intenção em relação a uma pessoa dizemos "Erga a cabeça! Não se deixe abater!" e acentuamos o pólo superior. Uma barriga gorda e cheia nos puxa para baixo, e há poucas coisas que detestemos tanto. "Uma barriga cheia não estuda direito", diz a voz popular, e a expressão "barriga preguiçosa" mostra definitivamente a criança (não) intelectual que é a barriga. Torna-se novamente claro o conflito de interesses entre o superior e o inferior. Todo o sangue que o ventre compromete para suas atividades digestivas falta à ambiciosa cabeça que quer estudar. Preferimos não ver que a barriga que nos puxa para baixo também nos liga à terra.

O que o homem moderno mais gostaria de ter em lugar da barriga é um buraco, músculos abdominais rijos que não têm praticamente nada a esconder, e ficar em paz em relação ao mundo inferior, indecente por definição. Assim, os sons produzidos pela barriga, por exemplo, nos são extremamente repugnantes, enquanto não temos nada contra aqueles do coração e até mesmo valorizamos o que sai da boca, desde que tenha a ver com a digestão intelectual, e não a concreta. Entretanto, pena que a barriga resmungue em defesa de seus interesses e até mesmo o intestino se faça notar. O que a metade inferior tem a oferecer não é realmente muito fino. De qualquer forma, ainda que não seja muito digno, é absolutamente sincero.

O homem-ventre é o pólo oposto menos valorizado do esteticamente intelectualizado homem-cabeça, que exerce a disciplina, tende à razão e no pior dos casos ao fanatismo. Isso está longe do homem-ventre, voltado para o corpo e o prazer, que vive de seus pressentimentos e sensações e para seus apetites.

1. Herpes-zoster, a zona

Como, no caso da zona, estamos tratando do mesmo quadro de sintomas da erisipela facial, o que lá foi dito também deve ser levado em consideração. A infecção secundária com o vírus da varicela zoster pode afetar qualquer um, pois praticamente todos entraram em contato com a varicela, também chamada de catapora. Os agentes causadores não abandonam o corpo após a inofensiva doença infantil, mas se entrincheiram nas raízes posteriores dos nervos da medula espinhal. Sendo assim, somente na área do tronco há 31 pares de nervos por cuja área de difusão eles podem espalhar-se. A principal localização do ataque dos vírus está acima da linha da cintura, e a faixa etária encontra-se entre os 50 e os 70 anos de idade.

A inflamação começa em geral alguns dias depois da erupção típica, com violentas dores ardentes e agudas. As pequenas bolhas, restritas exclusivamente à área de difusão dos nervos afetados, circundam o corpo formando um cinturão. Ataques bilaterais ou a propagação por mais de dois segmentos de nervo são raros. Ainda assim, dentro de quadros de enfermidades que enfraquecem o sistema de defesa do organismo tais como a AIDS ou a leucemia linfática, pode-se chegar à difusão por todo o tronco (zoster generalizado). Normalmente, as bolhas cheias de líquido secam rapidamente, e as crostas caem sem deixar cicatrizes após duas ou três semanas. Complicações tais como a formação de úlceras e a degeneração de tecidos podem retardar o processo de recuperação. Mais além de tais problemas, o vírus continua agindo perfidamente. Um ou dois anos após a extinção das erupções cutâneas, os locais afetados ainda podem doer violentamente e estar extremamente sensíveis. O sintoma afeta cada pessoa em seu lugar mais sensível, em um momento em que as forças de defesa do organismo diminuem ou até mesmo entram em colapso.

As rosas que florescem na pele anunciam ao paciente que algo nele quer entrar em erupção. O vírus que espreita, entrincheirado nas ramificações posteriores da medula espinhal, aproveita um momento de fraqueza para irromper de seu exílio voluntário. Seu tema se chama inflamação e, com isso, conflito em um duplo sentido. Com base nas doenças fundamentais, que na maioria dos casos encarnam, por seu lado, um conflito, o herpes zoster representa novamente um tema de conflito. Um desentendimento adiado por muito tempo chama dolorosamente a atenção sobre si a reboque de tropas estrangeiras.

Trata-se aí de um conflito de fronteiras, já que o cinturão e a cintura marcam a fronteira entre o mundo superior e o mundo inferior, enquanto a pele é o órgão geral de fronteira. A zona encarna o rompimento dessa fronteira e a irrupção do conteúdo anímico sob a forma do líquido das bolhas. Ela provoca feridas úmidas e abre as fronteiras em ambas as direções. Assim como o líquido sai, os agentes causadores podem entrar. Aqui também há algo de *pérfido*, pois enquanto os afetados bloqueiam estritamente suas fronteiras entre o que está acima e o que está abaixo e entre o que está dentro e o que está fora, o assalto tem êxito partindo do próprio interior do país. Os vírus zoster assumem o papel de quinta-coluna. O caráter de bomba-relógio da temática é acentuado por sua especial maneira de agir. Ela pode ser adiada por muito tempo, mas não ser posta de lado.

Além disso, a pele coloca em jogo os temas da defesa e da resistência a um tema central da vida. A doença primária já deixa entrever uma resistência, que é necessariamente tão grande a ponto de abrir inteiramente o corpo. Aquilo que por muito tempo *deu nos nervos* desloca-se agora *debaixo da pele*. A erupção dolorosa do ataque torna o surto de resistência dolorosamente consciente. O sentimento de tensão, de algo que vai se estreitando, encarna por um lado a angústia e estreiteza da situação, e por outro também a necessidade, já, da *erupção*. O ataque golpeia em um momento em que já se foi golpeado por outro lado. É como se fosse um golpe traiçoeiro na barriga, ou seja, diante do peito. Sua forma de cinto desenha imagens semelhantes a uma corrente, grilhões torturantes ou um rosário.

A imagem da rosa que floresce [o nome popular da doença em alemão é *Rosengürtel* = cinto de rosas] faz soar também possibilidades de liberação do sintoma. Armada de espinhos a rosa, além de prontidão, abrir-se e servir de símbolo do amor, simboliza também a capacidade de resistência. Inflamadas rosas vermelhas sobre a cobertura do corpo são símbolos de disposição para a luta. O rubro dos ataques de fúria podem ser tão belos como as chamas devoradoras do amor, do entusiasmo ardente e das labaredas da ira sagrada.

É preciso tornar-se novamente vulnerável, abrir fronteiras, romper muros e desabrochar. Desabrochar significa procurar contato. As flores desabrocham para ser fecundadas. Com seus botões elas atraem os insetos. Com cada florescimento e cada erupção, o que está dentro torna-se visível, os lados luminosos e também os sombrios. Não é o caso de virar para fora somente os lados *rosados*, mas fazer florescer seu cerne verdadeiro. Assim como as rosas portam suas sementes no meio de seu ser, não é por acaso que os botões da zona contêm líquido inflamatório em seu meio. Na água, símbolo do anímico, nada aqui um sem-número de células agressivas de ambos os lados, de glóbulos brancos e anticorpos até agentes causadores. Muita coisa que pode ferir quando dita de forma nua e crua sai aqui simbolicamente à luz. Os espinhos da rosa propriamente dita são assumidos pelas dores agudas do sintoma. Aquele cujo flanco pura e simplesmente se rasga precisa deixar sair o que está dentro, ainda que não seja rosado e sim rubro de ira ou repulsivo como esse *ataque*. E deveria permitir que o que está fora entrasse em seus lados luminosos e sombrios. "Levantar!", diz o ditado bávaro quando um levante é necessário, tanto para o bem como para o mal. É preciso atravessar os muros, e os primeiros passos são os mais difíceis e os mais dolorosos. Em um processo ofensivo, o superior e o inferior, o interno e o externo querem ser juntados. Tal disposição para o levante descarrega o corpo de levantes e ataques. Somente a partir dessa postura de abertura pode-se gerar a energia necessária para assenhorear-se da sintomática primária.

Perguntas

1. Que conflito anímico-espiritual tenho em casa (no corpo)?
2. O que há muito me deu nos nervos e, sob a pele, ainda não foi esquecido?
3. Que medo faz com que eu me feche tanto a ponto de ter de me abrir tanto corporalmente?
4. O que precisa florescer fisicamente porque não pode abrir-se anímico-espiritualmente?
5. O que somente me atrevo a dizer *por meio de flores*? De que jamais poderia livrar-me sem que floresça?
6. Que fronteiras estão carregadas de conflitos para mim, onde me sinto limitado? Que cadeias me prendem?
7. Que minas estão enterradas no jardim da minha alma?

2. Rompimentos ou hérnias

As hérnias surgem em superfícies fronteiriças, onde regiões muito diversas do corpo se encontram. Terminam por ocorrer invasões pela chamada porta hernial, em que uma parte penetra na outra, onde não tem nada a fazer. Cada hérnia é ao mesmo tempo uma invasão e uma interferência. Ela explicita uma situação de concorrência entre duas áreas vizinhas em que deixam de ser observadas as relações de fronteira e de propriedade. As fronteiras válidas existentes são ignoradas e feridas de forma perigosa. O âmbito ocupado se vê restringido, pressionado para o lado e cortado em seus direitos vitais. Mas a usurpação tampouco serve de nada ao tecido invasor, o espaço vital ganho não traz nenhum alívio, ao contrário, freqüentemente a estreita porta hernial provoca estrangulamentos. A analogia com a invasão criminosa, que de maneira semelhante não deixa o perpetrador contente, é clara e permite que tracemos alguns outros paralelos.

O criminoso nem é levado à invasão por alguma pressão considerável nem a oportunidade é tão atraente assim. No corpo, a situação hernial resulta de maneira análoga à combinação da elevação da pressão de um lado, e a fraqueza do outro. Quanto mais elevada a pressão e quanto mais fraca a parede que separa, mais facilmente a fronteira é rompida. Quem abusa de suas forças, em sentido figurado ou concretamente, facilmente provoca em si mesmo um rompimento. Ele abordou agressivamente um tema fraco demais e não estava à altura da pressão resultante.

Pode-se contar com complicações em todas as hérnias, por exemplo a inflamação do saco hernial. Isso corresponde a um conflito agressivo em torno da invasão. A guerra é uma reação apropriada a uma situação dessas. Ela dirige a atenção para o ponto fraco e para a elevada pressão dominante. Além disso, pode ocorrer o estrangulamento do saco hernial juntamente com seu conteúdo. Nesse encarceramento, o saco hernial cheio fica preso e corre perigo de vida. O tecido pinçado deixa de receber o fluxo sangüíneo e é estrangulado no estrangeiro. Na área dos intestinos, pode-se chegar a um rompimento com inflamação generalizada do peritônio, e a um estado em que se corre risco de vida.

Hérnia umbilical

Hérnias umbilicais são domínio da medicina infantil, sendo que ainda compõem 5% das hérnias que ocorrem na idade adulta. O primeiro ferimento do ser humano volta a se abrir, os músculos do abdômen cedem à pressão interna e somente a elástica pele retém o intestino. Após ter penetrado na fenda, fugindo da pressão da cavidade abdominal, ele fica pendurado do lado de fora, uma espécie de mochila de pele que pode chegar a atingir o tamanho de uma cabeça.

Em recém-nascidos, chega-se freqüentemente a isso por duas razões. Uma é que a ferida do umbigo ainda está fresca, e outra é que eles se colocam tantas vezes sob pressão ao chorar que não é a garganta que se rompe, e sim a barriga, muito mais sensível nessa idade. Eles querem se fazer notar e ultrapassar suas estreitas fronteiras aos berros. Quando não encontram nenhuma ressonância, a pressão física pode subir devido aos gritos cada vez mais irados até que o dique se rompa no ponto mais fraco. Devido às contrações da barriga, a pressão se dirige para as próprias paredes e, aqui, especialmente contra a antiga porta para o mundo. Assim, volta a ser aberto um antigo caminho que na verdade deveria fechar-se com o desenvolvimento. Isso deixa entrever uma tendência regressiva, um desejo de retornar a condições anteriores, quando a criança não precisava esfalfar-se tanto, a pressão não era tão alta e, sobretudo, a situação de abastecimento era muito mais óbvia.

Quando o umbigo de um adulto se rompe, as condições são fundamentalmente as mesmas. Ele, sem perceber, passou a estar sob pressão em seu mundo de sentimentos arcaicos e não pode satisfazer alguma necessidade básica tal como, por exemplo, a fome (de abrigo e proteção, de provisões materiais ou de poder). Na falta de outro meio de pressão, ele tenta livrar-se do excesso de pressão contraindo o abdômen, pressionando assim em uma direção em que sempre confiou. Inconscientemente, ele procura a saída em um retorno aos bons e velhos tempos, quando tudo *corria* muito melhor e, sobretudo, por si mesmo.

A lição a ser aprendida exige tornar-se consciente da pressão existencial e ceder a ela. Trata-se de abrir novos espaços, trilhar novos caminhos e, além disso, apoiar-se nas experiências conhecidas do passado. Seguindo o instinto, deve-se ter por objetivo uma ruptura nos temas centrais da base material da vida.

Tipicamente, a hérnia umbilical atinge mulheres entre os 40 e os 50 anos de idade, favorecida pelo excesso de peso e outras cargas físicas. Em idade mais jovem, uma gravidez também pode preparar o caminho. Os esforços físicos mostram como os afetados precisam se esfalfar para assegurar seu sustento, enquanto o excesso de peso mostra como lhes custa agüentar a carga da própria existência, e uma gravidez é apropriada para permitir a abertura de feridas relacionadas ao próprio nascimento. Além disso, dessa maneira questões de segurança existencial não esclarecidas tornam-se atuais em um duplo aspecto. Caso o problema do sustento material ainda esteja aberto na época da menopausa — quando na verdade o caminho de casa anímico já deveria estar assentado sobre terreno bastante seguro — é preciso provocar uma ruptura, ou seja, tornar consciente o desejo urgente de ter um futuro assegurado. Caso essa necessidade seja desalojada da consciência, a ruptura "tem sucesso" no corpo.

A terapia consiste em reconduzir o conteúdo intestinal que errou o caminho e fechar a porta hernial ilegal. Nos recém-nascidos, isso se dá por meio do chamado emplastro umbilical, enquanto os adultos são freqüentemente operados e o esconderijo infantil, e com ele a barriga, é costurado definitivamente. Quando a saída física é novamente trancada, seria necessário reconduzir o desentendimento para o plano da consciência.

As chamadas **hérnias abdominais**, diretamente na linha central ou também laterais, expressam uma problemática semelhante. Na **hérnia do diafragma** pode-se diferenciar as hérnias genuínas das falsas, mais freqüentes, quando o estômago resvala para cima, passando pela abertura do esôfago e penetrando na cavidade torácica sem formar um saco hernial. Essa situação de subida de partes femininas da área abdominal para o tórax, masculino, é descrita em *Problemas digestivos*.[75]

Perguntas

1. Onde estou sob pressão considerável? Pressionado? Atascado? Estrangulado?
2. Em qual âmbito de minha existência abusei de minhas forças?

3. Onde me propus algo que me exige demais, me coloca sob alta pressão?
4. Onde tenho sentimentos primitivos estancados? Onde deixo de prestar atenção em meus instintos?
5. Preferiria retroceder aos bons velhos tempos? Que aberturas e rotas de fuga deixei abertas?
6. Onde, em meus sentimentos ventrais, estou à beira da ruptura ou do colapso?

Hérnia inguinal

A chamada hérnia inguinal já pertence ao âmbito da bacia e, com uma incidência de 80% dos casos, constitui a forma mais freqüente de todas as hérnias. Ela pode ser inata ou adquirida e afeta sobretudo os homens. Em sua forma direta, o intestino se espreme através do canal inguinal, uma pequena abertura, sob a pele, na cavidade abdominal. Na forma indireta, o conteúdo hernial segue o canal seminal (*Funniculus spermaticus*) e, nas mulheres, o chamado *Ligamentum rotundum* (= fita redonda), e termina no escroto ou nos grandes lábios.

O aspecto de escapada que termina em um beco sem saída, comum a todas as hérnias, torna-se aqui especialmente retumbante. Por meio de contrações abdominais, a pressão aumentada escapa por um atalho e termina na área sexual ou, pelo menos, nas suas proximidades. A tarefa natural das contrações abdominais é *exprimir* o *conteúdo* intestinal. Elas o fazem também neste caso, embora por caminhos obscuros. Chega-se à formação de uma hérnia quando a pressão interna do abdômen torna-se muito alta, por exemplo ao se fazer esforços físicos tais como levantar cargas demasiado pesadas, e quando há pontos fracos na região inguinal.

Expressões como "exceder-se" e "abusar das próprias forças" [*sich übernehmen* = abusar das próprias forças mas também "ser presunçoso", "ufanar-se"] mostra a problemática de fundo do exceder-se, ou seja, da presunção, da soberba. Quem abusa consideravelmente das próprias forças mostra também uma boa dose de "presunção". A sobreestimação em relação às próprias forças é a base da hérnia. Em conseqüência, partes do intestino tomam caminhos alternativos. Postas sob pressão de maneira excessiva, elas tomam o caminho de menor resistência e invadem a virilha dos afetados após romper a parede de músculos do abdômen. À medida que o mundo de sentimentos arcaicos penetra em suas virilhas e em seus escrotos ou grandes lábios, o sintoma mostra que eles não agüentam tanto quanto crêem. Qualquer esforço reforça a contração do abdômen e, com isso, o problema.

Ainda que possa parecer que se trata principalmente de um esforço exagerado no plano físico, neste caso também são sobretudo os conteúdos anímicos que se sedimentam no corpo depois de não receberem atenção. Há pessoas que erguem peso e o carregam durante toda a vida sem adquirir hérnias. A tortura anímica não admitida que surge quando se suporta ou agüenta algo para o qual não se está à altura é muito mais perigosa que a sobrecarga objetiva, física.

Assim como acontece com as outras hérnias, a lição a ser aprendida exige novos caminhos que forneçam vias de escape para a pressão interna e que expandam as fronteiras existentes até então. Vale a pena notar que o conteúdo de sentimentos primitivos, primevos, expresso pelo mundo intestinal busca aceder ao âmbito sexual. Estabelece-se a ligação entre os sentimentos das entranhas e a sexualidade. Quando a energia impulsora da cavidade abdominal não pressiona em direção ao mundo superior, como acontece com a hérnia do diafragma, mas sim para baixo, em direção ao âmbito sexual, isso pode significar, por exemplo, uma fome instintiva de satisfação sexual. Poderosos sentimentos arcaicos pressionam em direção à esfera sexual. Isso pode surpreender em homens idosos, que "seguram" sua hérnia por meio de uma faixa hernial. Mas a sexualidade está ligada de maneira muito menos substancial às fases da vida do que em geral supomos. Ela pode acompanhar essa forma que por muito tempo busca uma saída para fora de maneira não liberada, especialmente quando não foi suficientemente expressa nas fases anteriores da vida.

Toda hérnia unifica dois âmbitos que antes estavam separados. Até mesmo uma invasão criminosa unifica duas situações de propriedade que até então estavam separadas e estabelece ligações, ainda que por caminhos tortos. Quem sofre uma hérnia pode, pensando alopaticamente, assegurar-se ainda mais e erguer barricadas ainda melhores. Do ponto de vista homeopático, seria possível reconhecer a exigência de tornar-se mais generoso e aberto. Com generosidade consciente, pode-se prevenir, ou seja, dar, aquilo que caso contrário o destino toma de forma violenta. Pode-se deplorar e reclamar aquilo que foi roubado e perdido ou, segundo o epíteto estóico, que foi devolvido.

Perguntas

1. Onde estou sob pressão em relação a meus sentimentos primitivos e tomei o caminho errado?
2. Onde encontrar novos caminhos e abrir espaços *frutíferos*?
3. Minha sexualidade está separada de outras energias? Onde me excedo quanto às necessidades sexuais?
4. Onde faço justiça ao mundo de meus sentimentos instintivos?
5. O que, em minha vida, estava separado até agora e precisa ser unificado?
6. Onde excedo minhas forças e confio demais em mim? Onde sou presunçoso?
7. Será que essa sobreestimação e esse excesso têm a ver com a separação das fontes de energia sexual?

12

A Bacia

A bacia sustenta o corpo e é seu fundamento. Com três chakras, ela abriga mais centros de energia do que a cabeça. A serpente Kundalini descansa enrolada em seu piso e espera ser despertada para erguer-se até o alto da cabeça. Como fonte da energia, poder-se-ia relacionar esse recipiente com o Graal. À parte o segredo de nossa energia, ela abriga os órgãos de reprodução e, com a bexiga e a porção final do intestino grosso, também os da eliminação. Representando as fundações da coluna vertebral, ela não somente sustenta toda a carga do tronco mas também une entre si nossos órgãos de locomoção. Os movimentos realmente fortes partem da bacia, como se pode vivenciar com a prática do Tai-Chi. Ela é o fundamento de nosso progresso, a placa de ressonância em relação à terra. De fato, a bacia é também um instrumento musical, e mostra como vibramos em relação à nossa base.

A postura da bacia permite ver "como as coisas estão paradas e como as coisas vão". Duas posições extremas se cristalizam: uma delas é a bacia aberta, em que a pelve está tão inclinada para a frente que seu conteúdo pode escorrer tranqüilamente para fora. Essa postura força a coluna a curvar-se acentuadamente e nitidamente força o traseiro para fora. Sendo uma postura tipicamente feminina, ela é considerada excitante devido à sua evidente irradiação acentuadamente sensual. A referência sexual é manifesta, o andar lembra o de um pato. Ao acentuar o pólo corporal inferior, feminino, essa pessoa, além da bacia bem formada, pode freqüentemente fundar-se também em pernas estáveis. Para compensar o traseiro acentuado, a barriga fica algo destacada e muitas vezes aumenta adicionalmente de tamanho devido à abundância de sentimentos que contém. Trata-se de uma pessoa que supera sua timidez nesses planos inferiores. O tronco e a região do peito, ao contrário, ficam levemente mais para trás e mostram que a auto-afirmação fica em segundo plano em relação à estabilidade do corpo e à sensualidade. Essa postura tipicamente feminina é assumida pela maioria dos negros e se expressa em sua maneira de dançar. Praticamente não há brancos em condições de deixar sua pelve mover-se ao ritmo do *blues* com tanta naturalidade. Poderíamos ver todo o *rock*, que se desenvolveu a partir do *rhythm-blues*, como uma tentativa de pedir desculpas à negligenciada bacia. "*Elvis the pelvis*" foi um típico representante dessa tendência provocadora. Pessoas com uma bacia negligenciada e até mesmo sem vida sentem-se provocadas por esse tipo de movimento e de dança.

O outro extremo adapta-se penosamente ao homem típico, que não permite fluir de sua **pelve** uma única gota de sentimento ou até mesmo de sensualidade, de tão **fechada** que a tem. Essa imagem típica da *postura* reservada é acentuada ainda mais pelas nádegas apertadas. Na postura oposta, o traseiro está relaxado e sinaliza também abertura para trás. A pelve voltada para cima é a marca registrada do mocinho dos filmes de *cowboy*. A caixa torácica poderosamente desenvolvida e aprumada, ele empurra para a frente a bacia fechada e estreita, ou melhor, subdesenvolvida. As nádegas tensas garantem a retaguarda. Ele não se permite qualquer emoção ou sentimento; somente uma atenção tensa e uma férrea vontade de auto-afirmação dominam a postura. A postura assumida tipicamente pelos soldados vai nessa direção, sendo que o soldado prussiano ainda por cima bate os calcanhares, indicando a seus colegas o quanto está adiantado no que se refere à paralisação dos sentimentos e domínio da sensualidade. Nessa postura, a energia sexual fica em desvantagem. Quando surge, não o faz de maneira sensual e sim de golpe e, muitas vezes, de forma surpreendentemente precoce. A primazia da produtividade que acompanha esse hábito relaciona-se com o pólo superior, masculino. Os sentimentos são restringidos e passam a segundo plano, a sensualidade é mantida sob estrito controle. Essas posturas apertadas são freqüentemente pagas com hemorróidas* e perturbações sexuais. Tensões na barriga, na bacia e na parte inferior das costas são a regra. Muitas vezes, até mesmo a privilegiada cabeça reage com avisos dolorosos.

As duas posturas extremas trazem consigo suas dificuldades, a solução está no meio, em uma postura que proporciona uma certa abertura tanto para a frente como para trás. A "postura de pato" abre para trás, acentuando assim a primitiva postura animal durante o ato sexual. No que a isso se refere, aparecem aqui nossos traços animais instintivos. Por outro lado, essa postura está fechada para a frente, a vida não é confrontada e a ela, em vez disso, se oferece a retaguarda. Na "postura heróica", o âmbito posterior de nossa herança animal, temporariamente deixado para trás, é isolado, e tudo é feito com base na con*front*ação. Na postura de pato, o membro masculino é escondido e dirigido para baixo. A postura heróica, ao contrário, o dirige orgulhosamente para cima, o empurra para a frente e acentua seu caráter de arma. Sendo que os desfiles reconhecidamente dizem pouco sobre a verdadeira força bélica.

1. Herpes genital

Apesar da AIDS, trata-se aqui, de longe, da mais freqüente enfermidade sexual. O vírus do *herpes simplex* já surgiu acima da linha da cintura como o chamado tipo 1, que ataca e desfigura os lábios e o rosto. O tipo 2 especializou-se na região genital, externamente não se diferencia de seu companheiro de armas em absoluto e, internamente, muito pouco. Igualmente poucas são as diferenças no que se refere à deflagração da infecção e seu quadro externo. Somente há algumas diferenças quanto ao comportamento. Substancialmente mais agressivo que a variante do mundo superior, apesar disso o tipo 2 está menos difundido no mundo inferior, já que o contágio ocorre somente por meio das relações sexuais. Enquanto seu irmão gêmeo colonizou praticamente toda a humanidade moderna, o tipo 2 somente está em casa em cerca de 15% de nossa população. Na África do Sul, entretanto, ele infecta cerca de 70% da população negra. Com esses números, o herpes genital é pura e simplesmente a epidemia do prazer moderna. Ele também é considerado uma doença venérea pela medicina. Como o lado sombrio do mundo voluptuoso de Vênus, ele sobrepujou de muito a sífilis e a gonorréia. Quando se pensa na histeria que desencadeou nos Estados Unidos, ele talvez ainda tenha sua época de ouro entre nós diante de si. Neste ponto ele faz jus a seu nome (do grego *herpetos* = mal insidioso) já que, como os outros vírus de sua estirpe, fica pacientemente à espreita, escondido, aguardando sua oportunidade, para então atacar pelas costas, dolorosa e desconsideradamente. Ele se entrincheira nos gânglios posteriores da medula espinhal e dorme até que uma situação oportuna o desperta. A comparação com um submarino espreitando a vítima é oportuna.

Embora nitidamente mais agressivo que a variante do mundo superior, o tipo do submundo orienta-se muito mais pelo padrão anímico no que se refere ao contágio. Tipicamente, a doença é desencadeada por uma escorregadela. O vírus pode ser transmitido dessa maneira, mas não necessariamente. A vergonha e o sentimento de culpa são freqüentemente suficientes para levar o vírus a manifestar-se. A escorregadela pode criar tais problemas que as conseqüências acabam provindo da própria pessoa. A infecção é então uma autopunição por pular a cerca, ao qual não se está realmente à altura, e que indica palpavelmente, de maneira evidente — e sobretudo — o lugar onde o passo em falso ocorreu. Os afetados tendem freqüentemente a colocar a culpa nos parceiros ilegais, mesmo quando esses comprovadamente não são portadores do vírus. Caso contrário eles teriam de admitir que eles mesmos são a fonte da "vergonha" e, em última instância, também colocaram em perigo o próprio parceiro.

Assim como todas as outras doenças venéreas, o herpes genital está impregnado de preconceitos morais. Geralmente, doenças venéreas são consideradas como sendo especialmente sujas e vergonhosas. Em nenhuma outra parte a cifra submersa é tão alta, e em nenhuma outra parte a medicina projeta a culpa com tanta valentia. Inúmeras piadas cantam uma canção a esse respeito: O valente pai de família diz ao médico, após este ter diagnosticado herpes genital: "Eu devo ter apanhado isso no banheiro"; responde o experiente médico da família: "Que desconfortável."

A possibilidade de apanhar o vírus em um banheiro é puramente teórica e não foi comprovada até hoje. Entretanto, é possível que uma latrina desperte tal horror – e as correspondentes associações de repugnância — que o padrão interno de asco, e os vírus já disponíveis, sejam ativados. O W.C. esterilizado pode, portanto, *disparar* a herpes. Hoje em dia, conclui-se necessariamente que o contágio do vírus, mesmo em burgueses socialmente melhor posicionados, somente ocorre por meio de relações sexuais, mas que muitos adoecimentos são surtos recentes de vírus há muito presentes no organismo. Nesse sentido, os saltadores de cerca atrevidos, graças à consciência de si mesmos, levam vantagem em relação aos tímidos e com sentimento de culpa. Durante o surto da doença, os vírus não se encontram somente nas células dos gânglios e nas vias nervosas, mas também sobre a superfície das mucosas dos órgãos genitais.

A infecção, que quanto a seu aspecto não se diferencia das bolhas de herpes acima da linha da cintura, afeta acima de tudo as mucosas genitais: os grandes lábios correspondem aos lábios superiores, e os pequenos lábios correspondendo à glande do órgão masculino e à área do prepúcio. Toda a pele e toda a mucosa do âmbito genital e dos órgãos genitais femininos externos podem, além disso, inchar e inflamar-se. Os gânglios linfáticos genitais, postos de vigilância da área genital, ficam inchados e doem quando pressionados. Às vezes, as bolhas atingem o lado externo do pênis, a coxa e o períneo, chegando até a região anal. O chamado **herpes anal** depende sobretudo das práticas sexuais correspondentes. Trata-se quase sempre de lugares íntimos que estão carregados de considerável sentimento de vergonha. O fato de que o herpes genital ocorra com freqüência em pessoas que começam cedo a ter relações sexuais e que trocam freqüentemente de parceiros é óbvio em se tratando de uma doença venérea, mas os preconceitos o reforçam. Mulheres grávidas também são afetadas acima da média estatística.

Uma pessoa marca a si mesma com as bolhas de herpes, ou permite que a marquem; não por Deus, mas por um parceiro relativamente desconhecido na maioria dos casos. Isso não quer dizer que os afetados sejam culpados, mas sim que eles se sentem culpados. Assim como o herpes labial mencionado acima impede qualquer beijo, o do mundo inferior impede as relações sexuais. Os afetados vêem seu desejo de mais desejo e se punem, com falta de desejo e com a dor, por "seu desejo sujo". O que estabelece a relação com a sujeira são as pequenas bolhas, especialmente depois que o líquido que contêm fica turvo devido à concentração de bactérias. É natural a associação com alguém que pesca em águas turvas e abriga intenções turvas.

As bolhas finalmente se rompem e o líquido repugnante espalha-se pelas partes íntimas. É nítida a associação com a seiva do desejo, que aqui está em seu lugar. Caso as secreções se tornem purulentas, mais espessas e amareladas, a associação com o sêmen é ainda mais direta. Este também é perigoso, e poderia infectar uma mulher com uma criatura proveniente da parceira errada, razão pela qual é cuidadosamente isolado em tais situações. Na fase seguinte da infecção, a confluência de bolhas pode levar à formação de grandes áreas de feridas superficiais que simbolizam a "abertura perigosa" que o afetado se permitiu. No estágio em que está sarando, as crostas lançam um holofote sobre as atitudes internas encrostadas, no que se refere à sexualidade, com as quais se vive.

É a infecção pela impureza, já que a sexualidade socialmente descontrolada continua sendo um tema tabu mesmo em tempos aparentemente esclarecidos. A vergonha arde sobre tudo isso. Dependendo das forças da ameaçadora instância do superego, os pensamentos classificados como impuros já podem ser suficientes para colocar em marcha a autopunição viral. Vistos dessa maneira, os vírus de herpes são tropas vingadoras do superego. Somente o pensamento de abandonar o caminho ordenado e legal prescrito e "dar uma escapada", saltar para o lado ou vaguear pelo estrangeiro pode parecer suficientemente digno de punição. Aqui poderia estar também a razão anímica para o surto, durante a gravidez, dos vírus acumulados, já que se trata de uma época em que a mulher precisa confiar de maneira muito especial em um companheiro. Caso, entretanto, ela remexa em pensamentos ou, concretamente, em tabus, a autopunição pode ser aplicada de forma especialmente rápida e drástica. Não é somente a própria segurança que está em perigo, mas também a da criança não-nascida. Por um lado, o perigoso e o proibido são muito quentes, e por outro a futura mãe condena a si mesma por todos os riscos assumidos intencionalmente, que põem em perigo o futuro de seu filho. Há um perigo concreto de que a criança seja infectada pelo herpes durante o nascimento ou mesmo antes. Uma infecção do recém-nascido por herpes é sempre uma ameaça à sua vida.

A base anímica do herpes genital está na ambivalência do desejo e do sentimento de culpa. Inveja-se algo que no fundo não se pode invejar. Assim, a inflamação genital é uma reprodução do conflito que pulsa no íntimo entre o prazer genital e o medo da impureza. O desejo da carne alheia e o nojo do prazer carnal e da infidelidade colocam-se um diante do outro como adversários. Em primeiro lugar vem a luxúria. A punição, entretanto, lhe pisa os calcanhares, ou melhor, as vergonhas, golpeando de forma dolorosa e múltipla. A renúncia a outras aventuras no Reino da Luxúria, forçada pelo superego, soma-se à "vergonha", e isso agora inclui até mesmo o terreno permitido. Quando se compara o breve momento de prazer com a extensão da condenação que acarreta, o resultado é um desequilíbrio que pode realmente fazer desaparecer todo o desejo da pessoa.

Portanto, não é de admirar que os afetados se tornem receptivos às projeções de culpa de um ambiente imobilizado que somente gosta de condenar aquilo que deseja para si mesmo mas não se atreve a concretizá-lo. Delineia-se um círculo vicioso: a tentativa de reprimir ainda mais o desejo após a má experiência leva a um represamento ainda maior e somente torna a próxima ruptura do dique ainda mais provável. Desejo e êxtase são necessidades humanas fundamentais que não podem ser eliminadas do mundo, somente postas de lado. Atiradas para o lado, elas aterrissam na sombra.

Seria melhor encorajar o afetado, proporcionar-lhe vias de escape, já que as escapadas não são, naturalmente, as únicas possibilidades. Em qualquer caso, é necessário seguir as necessidades ardentes, voltar a acender as chamas no âmbito do desejo, em vez de cultivar inflamações. Quando alguma coisa coça, dever-se-ia raspar para descobrir o que se esconde por trás e que deve ser vivido. O que não quer dizer "não permitir que nada pegue fogo" a partir de agora e somente perseguir necessidades eróticas superficiais. A sexualidade não é mais, mas tampouco é menos que o aspecto físico do amor. A região das vergonhas quer ser preenchida de vida e transforma-se em tema em seu duplo sentido. Trata-se aqui de mais abertura viva em relação a si mesmo e aos outros. É certamente melhor meter-se com uma pessoa e aprender a conhecê-la em suas múltiplas facetas que fazê-lo com muitos parceiros virais. Abrir-se inteiramente para uma pessoa é muito mais significativo que abrir-se um pouco para muitas. É possível aproximar-se perigosamente de um/a, mas dificilmente se conseguirá isso com muitos/as. Para satisfazer as exigências totalmente primordiais desse tema é necessário viver a abertura para o novo, para o estranho, que existe no salto de cerca, assim como a vergonha que se expressa na autopunição subseqüente. Há uma possibilidade redimida no "desejo secreto", que contém tanto o estranho como a vergonha. O grande segredo que cada parceiro representa é a própria sombra, que deveria proporcionar material suficiente.

O nojo e a vergonha do estranho, dos outros, também são tema e lição. O que não está na própria pessoa não pode assustar desde fora, como constatamos em relação ao herpes dos lábios superiores. Trata-se, portanto, de investigar o que é tão estranho ao próprio ser a ponto de precisar ser procurado e negado nos outros. O objetivo distante é tornar-se tão aberto como implicam as feridas da infecção.

A terapia da medicina acadêmica não tem muito a oferecer, já que não existem antibióticos contra os vírus tais como os que combatem as bactérias, sendo que os antivirais têm uma ação muito limitada. Eles somente mantêm os vírus em um estado estático. A descoberta recente mais interessante é um remédio produzido pelo próprio corpo, que sempre esteve à disposição do médico interno e que a medicina chama de interferon. Trata-se de uma substância secretada pela célula atacada por vírus pouco antes de sua morte e que está em condições de proteger as outras células dos vírus. É, por assim dizer, o testamento da célula moribunda para as que ficam, e que põe fim aos outros vírus. O conceito é familiar: ceder ao vírus leva em última instância à sua superação.

Perguntas

1. Como estou em relação aos sentimentos de vergonha e de culpa sexuais?
2. Tenho a tendência de punir-me pelos passos em falso? É o herpes minha punição pelo desejo de desejos ilegais?
3. Tenho uma postura natural em relação ao sexo, ou prepondera em mim a parte que o nega como algo sujo?
4. O que ouso arriscar sexualmente? Em relação a mim mesmo? Em relação a parceiros estranhos?
5. Descubro ainda coisas novas com meu parceiro, ou somente com parceiros novos?
6. Que conflitos sexuais não admito? Onde tenho que abrir minhas fronteiras nas dificuldades sexuais?
7. O que me dá coceira, o que me queima realmente? Como poderia dar a meus genitais a atenção pela qual ardem, com desejo e sem sentimentos de culpa?
8. Em que medida não admito realmente meu parceiro e seus (meus) segredos?

2. A próstata e seus problemas

Aumentos de tamanho da próstata são um problema amplamente difundido na idade madura dos homens. Através desse paulatino aumento de tamanho, a próstata, que envolve a uretra masculina, pressiona o fluxo de urina. Ele é estrangulado e a tendência ao estrangulamento é crescente. A bexiga somente pode ser esvaziada através dela com uma pressão (esforço) considerável, o que transforma o ato de urinar em um esforço, sendo que a bexiga não mais se esvazia completamente. Isso faz, por um lado, com que seja necessário urinar mais freqüentemente, perturbando assim o sono, e por outro o fluxo de urina, orgulho de tantos meninos, transforma-se em um fio cansado. O grande arco urinário sucumbe clamorosamente, e os mictórios públicos são penosamente evitados já que a fraqueza (do jato) é sentida como humilhante.

O orgulhoso jato com o qual o menino aposta quem chega mais longe (na vida?), também serve nessa época precoce para diferenciar-se de maneira *expressa* do sexo que, neste aspecto, é decididamente mais fraco. Soma-se a isto o fato de que a postura masculina ao urinar é uma postura de poder. Com as pernas bem afastadas, o jato é dirigido agressivamente para diante. Nos jogos dos meninos, o membro torna-se realmente um aparelho esportivo. A Bíblia já utiliza a sonora palavra escolhida por Lutero, "*pissen*" (= mijar) como um símbolo de força masculina. A postura feminina correspondente, ao contrário, exerce um efeito de humildade. A mulher se põe de cócoras e, na postura agachada, deixa que o líquido flua.

Quando essa capacidade de diferenciação cede, à medida que a idade avança, o corpo indica que se está aproximando do sexo fraco. Ele agora não pode mais eliminar sua água com tanta facilidade e formando um arco tão alto, situação na qual as mulheres vivem sempre. O organismo explicita que a aproximação ao pólo feminino tem lugar no plano corporal. É natural suspeitar que a tarefa propriamente dita, a aproximação ao próprio pólo feminino, a *anima*, fica aquém do necessário, e o corpo precisa viver o que a alma evita.

O sintoma mostra a tarefa: trata-se da anulação das fantasias masculinas de grandeza. O corpo torna sincero e força o afetado a reconhecer que seu jato masculino e a irradiação a ele relacionada já *não chega muito longe*. A tarefa de aproximação ao pólo feminino se concretiza simultaneamente em sentido figurado.

Uma indicação terapêutica corrente lança uma luz adicional sobre o quadro sintomático. A função da próstata é produzir líquido para que tudo deslize bem durante o ato sexual e o sêmen esteja aprovisionado para sua viagem. O tamanho da próstata, conseqüentemente, diminui devido ao esvaziamento. Neste ponto, o conselho do urologista para que se tenha relações sexuais com freqüência é conseqüente. Caso, em relação a isso, o paciente não esteja disposto ou não seja capaz, ele força o próprio urologista a apalpá-lo. O dedo metido no ânus pode exercer pressão sobre a próstata aumentada e esprêmê-la por meio dessa massagem anal. A própria atividade sexual está certamente sendo levada em consideração, pois o fluxo de sêmen que surge é um alívio.

O sintoma da doença quer forçar o paciente a relacionar-se mais com sua sexualidade. Nesse contexto, é interessante notar que nas culturas árabes, onde a atividade sexual freqüente até a velhice é a regra para o xá de posses, não surgem quaisquer problemas de próstata comparáveis. Por outro lado, a hiperplasia da próstata é muitas vezes o resultado da impotência. A glândula produz líquidos que então não são mais utilizados. Eles ficam represados, e torna-se necessário ampliar a represa.

O sintoma da doença força a exercer mais a sexualidade e, com isso, ao reconhecimento e à elaboração do tema da polaridade. O paciente evidentemente deixou de se ocupar suficientemente do assunto. É necessário, portanto, recomendar-lhe mais contato físico com o sexo feminino e mais contato anímico com o próprio lado feminino. Com a idade avançada, o centro de gravidade do encontro sexual desloca-se para o encontro com a *anima*. Quanto a isso, o plano corporal continuará sendo importante nesse sintoma na mesma medida em que não foi suficientemente trabalhado até então. A próstata inchada indica também a necessidade de um crescimento adicional da masculinidade. Entretanto, o grande objetivo continua sendo realizar em si o pólo oposto, não no plano do jato de urina, mas no da irradiação anímico-espiritual.

Perguntas

1. Em que medida sinto-me enfraquecido em minha irradiação masculina? Sinto-me velho e desgastado para o sexo?
2. Onde luto contra resistências tenazes crescentes?
3. O que não "bate" com minha soltura? Onde estanco algo?
4. Não "chego lá" na vida?
5. Onde ponho o grande arco para fora? Onde o perdi de vista?
6. Que papel desempenha o feminino na minha vida, que papel desempenha o "sexo fraco"? Que papel desempenha o encontro (sexual) com ele?
7. Em que medida encontro a feminilidade em mim?

3. A articulação coxo-femural

A articulação coxo-femural é a base de nosso caminhar e, com isso, o lar de nossos passos e progressos em grande e pequena escala, para o bem e para o mal. Toda viagem começa com um passo, e também toda caminhada. Dores na articulação coxo-femural, que na maioria dos casos têm origem em uma artrose, impedem essas caminhadas e sinalizam aos afetados que não se pode mais contar com grandes progressos. Eles somente avançam (na vida) com dores. Ao lado do surgimento de desgastes, são colocados em questão como base medicinal, sobretudo, os problemas reumáticos.

A tarefa seria conformar-se com o descanso forçado, reconhecer como o progresso e o movimento são difíceis e dar passos internos em vez de externos. Com a admissão de que a capacidade de articulação nesse plano foi perdida, os objetivos externos desaparecem na distância. Ao mesmo tempo, nesta oportunidade pode ocorrer aos afetados que continua sendo possível articular e também alcançar objetivos internos durante o descanso forçado. A articulação desgastada, que com seu andar tenaz dá a impressão de não ter sido lubrificada, sinaliza que os caminhos externos devem ser limitados. A situação encalhou. Isso leva naturalmente ao descanso. Caso este seja suficientemente profundo, dele resultará novamente movimento, na verdade movimento interno.

A saída utilizada hoje é a articulação coxo-femural artificial, um truque tão genial como contrário ao desenvolvimento que permite à pessoa voltar a viver como se nada tivesse acontecido. Aqui também há uma chance para a sinceridade, na medida em que se admita que o progresso almejado no futuro é artificial, que estritamente falando não mais se pára em pé sobre as próprias pernas. Novamente é de supor que a partir de agora é preciso contar mais com a ajuda de outras pessoas para as coisas externas e, por essa razão, tornar-se mais autônomo nas coisas internas. Daí pode-se derivar também a conclusão de que o progresso externo pode ser um progresso forçado artificialmente, desde que o genuíno ocorra em um outro plano.

Perguntas

1. Como avancei na vida? Como progredi? Somente considerei objetivos externos? Consegui alcançá-los?
2. É possível alcançar meus objetivos por caminhos externos?
3. Onde encalhei ou me enganchei?
4. Que papel desempenha para mim o descanso e o recolhimento?
5. Onde aterrissei internamente, e onde ainda quero chegar?
6. Aprendi a amparar-me na ajuda externa, torná-la útil para minhas necessidades internas?

13

As Pernas

Nossas pernas, juntamente com os pés e as articulações do joelho e do tornozelo, formam aquelas unidades funcionais que respondem à pergunta: Como vai, como anda? Ainda que em geral prestemos pouca atenção ao fato, toda a nossa vida descansa sobre as pernas. Responsáveis pelo movimento no espaço, elas mostram como estamos no caminho. A relação das extremidades inferiores com a realidade concreta é simbolizada pelo contato com o chão. Enquanto os braços estão pendurados no ar, as pernas, com os dois pés, estão apoiadas no chão. Elas deixam ver que postura assumimos na vida e como nos colocamos nela, como nos apresentamos e se somos melindrosos, se somos dissimulados e o que representamos, onde deturpamos e o que formamos. O posicionamento é algo central, e a maneira como nos posicionamos em relação à vida decide como nos sentimos nela. A postura pessoal mostra se estamos a caminho na vida unicamente sozinhos ou a dois. Os adolescentes, que ainda não se *firmaram* e ainda estão em movimento, *andam juntos*.

Assim como os braços, as pernas também tendem a conservar energia cinética não convertida. Impulsos de fuga bloqueados encarnam-se em tensões, impulsos de luta rejeitados em cãibras, uma postura indolente encarna-se na musculatura correspondente. Há tantos tipos de perna como há pessoas e pontos de vista. Apesar disso, é possível reconhecer determinados padrões recorrentes. Não é por acaso que falamos de extremidades, já que são elas que nos põem em contato com os extremos da proximidade e da distância. Sua tarefa é sondar os extremos.

Pernas maciças e musculosas, que tendem a manter-se algo afastadas uma da outra devido às massas de músculos que colidem ao caminhar, permitem entrever uma personalidade semelhante. Apesar de toda a sua força, a mobilidade espontânea e mudanças bruscas não são seu forte. O andar rígido, robótico, dá forçosamente uma impressão de esforço. A mobilidade fluente e flexível é substituída pela força robusta. Se a isso se somam ainda os maciços pés correspondentes, está pronto o *elefante na loja de porcelana*.

O pólo oposto é representado por **pernas fracas** com uma musculatura muito pouco desenvolvida, que têm problemas para manter seus proprietários sobre os pés e ameaçam ceder a qualquer momento. Com dificuldades para manter-se sobre as próprias pernas e sem pontos de vista firmes, os afetados declaradamente necessitam de apoio. Eles estão caminhando com pernas que precisam de reforço que cuide de sua postura e de seu progresso. De maneira correspondente, eles buscam apoio em toda parte e cortejam aquela confiança que se desenvolve tão mal em sua plataforma de vida. Como compensação, eles freqüentemente tentam adquirir consistência ao menos em cima, acentuando especialmente os músculos dos braços ou o cérebro.

Pernas de arame são igualmente finas, mas de forma alguma fracas. Elas se destacam pela mobilidade intensa, espontânea, que pode chegar à inquietude nervosa. Sempre caminhando, elas têm problemas para chegar e para ficar. Tais pernas são consideradas atraentes, pois são rijas e esbeltas, além de ágeis e nervosas. A instabilidade oculta-se discretamente por trás da elegante mobilidade atarefada.

Às de arame opõem-se as **pernas maciças e subdesenvolvidas**, cujos proprietários chamam a atenção pelo andar com o qual se arrastam pela vida. Eles costumam escutar desde pequenos: "Erga as pernas!" ou "Você ainda vai tropeçar nos próprios pés!" Eles freqüentemente seguem essas profecias, colocam-se em seu próprio caminho, têm dificuldades em se manter sobre os pés e mais ainda em progredir. A fraqueza de sua postura e de seus pontos de vista mostra-se abaixo, como o lastro que eles arrastam consigo. Pode-se imaginar que seu andar arrastado, que lembra o de alguém que está dormindo, é totalmente inapropriado para ir de encontro à vida. Arrastando-se pelo caminho, falta-lhes muitas vezes a estabilidade e a perseverança necessárias para percorrê-lo.

1. A articulação do joelho — problemas de menisco

Na articulação do joelho elaboramos o tema da humildade. Ajoelhar-se e dobrar o joelho são gestos de submissão. Dessa maneira se vai ao encontro dos dignitários religiosos; antigamente se comparecia assim perante o rei. Chama a atenção o fato de que as pessoas modernas tendem menos a dobrar o joelho. Praticamente não há oportunidade para isso fora da igreja católica, e mesmo lá, vem se processando uma notável transformação. Segundo novos "regulamentos", agora se pode ficar em pé em situações nas quais antes se ajoelhava. Em vez de dobrar o joelho humildemente diante do Todo-Poderoso, hoje ele é con*front*ado. A humildade e a submissão não estão mais muito bem cotadas.

O ser humano aprumado e inflexível tornou-se um ideal — cada qual seu próprio rei. Até mesmo trabalhos que antigamente forçavam a ajoelhar-se, tais como tirar o pó e esfregar o chão, hoje em dia estão pelo menos tão mecanizados que essa postura se tornou desnecessária. Portanto, não é de estranhar que os problemas dos joelhos, especialmente na forma de lesões do menisco, tenham adquirido um significado considerável.

A base das **lesões de menisco** é a superexigência. Os dois meniscos, que consistem de cartilagem, permitem que a articulação do joelho, semelhante a uma dobradiça, execute também movimentos giratórios. Quanto à forma, um equivale a uma meia-lua e o outro, à lua cheia. Quanto à função, eles correspondem igualmente ao pólo feminino. Na lesão respectiva eles se rasgam, espremidos entre os poderosos ossos da coxa e da perna. A terapia usual assemelha-se a um prolapso de disco, extirpando os tecidos danificados e fracos demais para o esforço exigido. Finalmente, os afetados tentam freqüentemente continuar praticando o esforço excessivo sem as almofadas cartilaginosas.

O sintoma mostra aos afetados sua arrogância. Eles deveriam reconhecer seus limites e perceber que seu impulso de movimento externo e o rendimento exigido do corpo para isso vão longe demais. Caso eles ignorem os dolorosos sinais de advertência, os temas da modéstia e da humildade, não-vividos e empurrados para a sombra, precipitam-se nos joelhos, que para isso estão predestinados. Em vez da humildade espontânea, eles agora vivenciam a modéstia forçada em sua mobilidade limitada, e a humilhação das dores. Quem não reduz de livre e espontânea vontade sua exagerada mobilidade externa, é levado a fazê-lo pelos meniscos.

Trata-se de endireitar-se e admitir sinceramente quais esforços são realmente exigidos. Suspeita-se que justamente os atletas radicais utilizem sua exagerada mobilidade externa como compensação para a imobilidade interna. Em vez de procurar internamente uma certa flexibilidade e esforçar-se para encontrar pontos de vista alternativos, eles giram e viram externamente até que a paciência do destino se esgota e lhes rasga o menisco. Nesse sentido, a lesão do joelho força a uma imobilidade sincera que também corresponde à postura interna. Seria preciso aproveitar o descanso forçado para estar novamente em harmonia: para ser o maior externamente, também são necessárias mobilidade interna e uma dose de modéstia, que pode aceitar, que não se deixa forçar a fazer aquilo que não está dentro dos limites das próprias possibilidades ou tarefas.

Quando se pesquisa a incidência de acidentes diretos no esporte, por exemplo, encontra-se uma situação onde a imobilidade espiritual precisa ser compensada por torções corporais exageradas. Caso o jogador de futebol, com a cabeça pensante que tem acima, tivesse se posicionado mais habilmente em relação à bola ou ao adversário, não precisaria se torcer tanto. Além disso, na maioria das vezes trata-se de situações em que os afetados "jogavam" internamente com um sentimento tenso a ponto de se romper. As lesões jamais são provocadas por torções conscientes, executadas com o prazer do movimento; para isso é necessário ter também a cabeça um pouco torcida.

Perguntas

1. Que papel desempenha a modéstia em minha vida? Eu me curvo quando necessário, ou deixo que o destino me curve?
2. Há alguma pessoa ou algum tema que exige humildade de mim?
3. Tento desembaraçar-me quando estou sobrecarregado? Tendo a curvar-me fisicamente para isso?

4. Onde sou extremado e somente me deixo forçar a ajoelhar-me por uma "força superior"?
5. Onde, juntamente com a alegria que sinto em torcer-me externamente, poderia adquirir flexibilidade interna?
6. O prazer que sinto no movimento externo flui a partir do repouso ou nasce da ambição e da inquietude?
7. Para onde me volta o destino? Para onde meu olhar deve se dirigir?

2. A panturrilha e suas cãibras

Elas são a base de pernas belas, que se destacam por um saudável equilíbrio na musculatura, que dão à perna e a toda a pessoa energia e elasticidade. Quando alguém está saltando ou prestes a saltar, isso se mostra na panturrilha. Em seu vigor está o segredo para dar o salto certo. Quando não se consegue e se perde a oportunidade, são freqüentemente as panturrilhas que demonstram a sobrecarga não admitida. Elas podem ser consideradas o tesouro de nossas tensões emocionais e, de maneira correspondente a isso, permanecem ocultas e protegidas por trás das **canelas**. Estas encanam as pernas e, conseqüentemente, os movimentos, estabelecem critérios e têm a ver com a capacidade de agüentar. Quando se "leva uma canelada", é-se freado momentaneamente em seu progresso. Os jogadores de futebol e de *hockey* no gelo, para os quais a capacidade de se impor e a resistência são decisivas, protegem essas regiões fortes e ao mesmo tempo sensíveis com caneleiras. Como as canelas caminham à frente na vida, elas em geral são também as que mais apanham. Marcas roxas e dores "nervosas" documentam o quanto elas são sensíveis e rancorosas. As macias panturrilhas também o são, mas de outra maneira.

O que se pode concluir a partir dos sonhos durante um surto de cãibras noturnas na panturrilha pode ser facilmente reconhecido nas cãibras nas panturrilhas que surgem nos jogadores de futebol quando sofrem um estiramento. Os estiramentos ocorrem somente com os futebolistas decididos, dos quais depende o "avanço" do time. Quando a tensão emocional acumulada relacionada à "ascensão" e ao "avanço" aproxima-se de seu ponto culminante, as cãibras na panturrilha mostram a carga emocional do indivíduo. Naturalmente, o esforço físico também se faz notar especialmente. Entretanto, em relação a isso chama a atenção o fato de que o mesmo jogador em geral agüenta tais provas de sobrecarga durante os treinamentos sem problemas e sem cãibras nas panturrilhas. Os corredores de maratona, que suportam um desgaste físico ainda maior, praticamente não têm cãibras nas panturrilhas. A razão poderia estar na carga emocional substancialmente menor, sendo que nesses longos percursos praticamente não há decisões tensas a serem tomadas.

Cãibras noturnas nas panturrilhas revelam que a tensão emocional acumulada ao longo do dia é tão considerável que não pode ser confrontada de maneira suficientemente consciente durante a elaboração noturna. Ela então mergulha no corpo, mesmo sob a proteção da noite, e se faz notar na musculatura hipertensa da panturrilha.

As medidas de primeiros socorros usuais, que têm por objetivo relaxar a musculatura endurecida, trabalham homeopaticamente. A perna, sob forte pressão, é apoiada contra um suporte resistente. Desta tensão intencional, que empurra a situação de hipertensão para a consciência, resulta a solução, o relaxamento da cãibra. As desesperadas tentativas de saltar dos afetados têm efeito semelhante. O sintoma os tira da luta física e os força a uma tensão consciente. Esse momento de consciência pode ser suficiente para deixar clara a luta corporal que está sendo travada e permitir reconhecer qual tensão emocional e qual ambição se esconde por trás dela. Trata-se de se apoiar, de corpo e alma e conscientemente, na ameaça emocional, pois quando a consciência abandona a luta, o corpo por si só não tem a menor chance. Ele então mostra a exigência excessiva na cãibra, a caricatura da luta. Mas caso o desafio seja retomado conscientemente, o corpo é aliviado da tarefa de apoiar-se substitutivamente contra algo que de qualquer forma não pode ser detido por meios puramente físicos. A hipertensão física cede com esse passo da consciência e o ritual que é executado simultaneamente. Pode-se então voltar a jogar ou a dormir, ou seja, a sonhar. Quando a luta é travada de maneira conscientemente emocional, o corpo também pode continuar lutando. A cãibra física da panturrilha, portanto, sempre trai também uma dose de resignação e de renúncia. Os afetados sinalizam que foram postos fora de combate, ou seja, estão incapacitados para a luta. O que eles não admitem fisicamente torna-se claro no corpo.

Perguntas

1. Que exaltação emocional não admitida poderia ter se acumulado em minhas panturrilhas?
2. Até que ponto a luta emocional que se encarna na cãibra faz falta em minha vida?
3. Contra o que me apóio em sentido figurado, quando encosto minha perna em convulsões contra um suporte?
4. Onde deveria esforçar-me de maneira mais consciente para agüentar uma luta com forte carga emocional?
5. O que *está em jogo* para mim no momento e como lido com isso emocionalmente?
6. Onde quero pular fora e desistir, sem admiti-lo?

3. Rompimento do tendão de Aquiles

A compacta musculatura da panturrilha liga-se ao calcanhar por meio do tendão de Aquiles. Quando esta corda arrebenta, a pessoa não dá mais nenhum passo e também nenhum pulo. Há diversas razões para que o calcanhar se transformasse em calcanhar de Aquiles e, assim, no ponto fraco do ser humano. É neste local que Eva é ameaçada de ser atacada pela serpente ao ser expulsa do Paraíso. Neste ponto fraco a serpente, prolongamento do braço do demônio, símbolo da dualidade e da divisão, se insinuará para ela. O mito que aponta o calcanhar como sendo uma área especialmente ameaçada se remete a Aquiles, o herói da guerra de Tróia. Sua mãe queria impedir que qualquer coisa neste mundo acontecesse a seu amado filho, e por essa razão mergulhou-o no rio do mundo dos mortos, o Estige, cujas águas concediam a imortalidade. Mas ela precisava segurá-lo por algum lugar, para que ele não afundasse completamente. Como ela escolheu os calcanhares, estes ficaram sendo o único lugar vulnerável de Aquiles. Foi aí que a flecha de Heitor o atingiu, provocando-lhe a morte quando ainda era jovem. Finalmente, o calcanhar é também aquele lugar que nos une mais intensamente com a Mãe Terra, que concreta e simbolicamente representa a polaridade, o mundo feminino dos opostos.

O mundo da dualidade, como pólo oposto da unidade paradisíaca, é o lugar da mortalidade e de todo o sofrimento. O calcanhar como ponto de união com a polaridade em Eva, Aquiles e o resto da humanidade é com isso a porta de entrada para todas as iniqüidades possíveis. A infelicidade como expressão da polaridade e pólo oposto da felicidade da unidade gosta especialmente de penetrar na vida por aqui.

O tendão de Aquiles, que se insere nesse lugar tão especial, é nosso tendão mais maciço e forte, e é preciso tensionar o arco de forma extrema para que ele se rompa. Nas situações correspondentes, uma pessoa deixa de calcular suas possibilidades e tensiona e rompe seus tendões. Ele literalmente se rompe em pedaços. Arrebentar-se por uma obrigação significa arriscar tudo, e também mais do que o necessário, por ela. É essa situação que coloca em jogo o ponto fraco dos homens. Através do rompimento do tendão, os afetados são abruptamente levados de volta ao chão dos fatos. O calcanhar de Aquiles que não mais se ergue deixa claro que se é somente um ser humano e que, estando em todo caso na polaridade, não se está adaptado para o sobrenatural. A arrogância de equiparar-se ao sobrenatural é pecado, sendo que na Antigüidade era inclusive o único. Ele se torna explícito no pecado original, quando a serpente leva Eva a colher da árvore do conhecimento do bem e do mal para tornar-se igual a Deus. Tal conhecimento está reservado a Deus, e quando Eva se torna culpada da arrogância, ele a persegue com a polaridade dizendo à serpente: "Semearei a discórdia entre você e a mulher. Você olhará para seus calcanhares..."

Essa relação se explicita em um plano mais banal nos ferimentos esportivos do tendão de Aquiles. Trata-se sempre de esforços máximos que exigem demasiado do corpo e tensionam ao extremo seus tendões mais fortes. Quando o tendão de Aquiles cede, ele mostra que o recorde que se tinha em vista está fora do alcance. É conhecido o fato de que é sempre o mais inteligente que cede. O corpo freqüentemente tem de desempenhar esse papel ingrato em relação à ambiciosa razão, que *mete* tantas coisas pouco realistas *na cabeça*. Isso se tornou especialmente nítido com alguns atletas ligeiros durante os controles de *doping*. Montanhas de músculos erguidas à base de hormônios desenvolviam uma força que, exigindo demasiado dos tendões hipertensionados, fazia com que se rompessem um atrás do outro. Quando o sistema de segurança da consciência vem abaixo sem que os afetados o notem, cabe ao corpo parar a louca viagem da ambição.

Providencia-se então uma pausa para a meditação, e também as possibilidades de movimento que não foram empregadas em relação a isso, as do pensamento, continuam sendo as melhores. Em vez de espernear fisicamente e tentar conseguir algo incrível, repentinamente é hora de deixar os pensamentos vaguearem. O organismo deixa claro o quanto um intervalo é necessário. A ligação dos atos de força emocionais com a estrutura interna, simbolizada pelos ossos, é muito fraca. Os afetados estão em um caminho que na verdade não combina com eles. O corpo diz que isso precisa parar e procura justamente pelos primeiros socorros, parando abruptamente o projeto de ambição empreendido. Ele não quer ter mais nada a ver com tais saltos e deixa que a ligação se rompa. Ou a força e os elementos cinéticos são fortes demais para essa corda, ou a corda é demasiado fraca para tanta força.

A lição a ser aprendida supõe trocar os pólos do conceito mantido até então: dar descanso ao corpo e ultrapassar animicamente o lugar onde se está e aquilo pelo qual se esforça por alcançar. Objetivos sobre-humanos exigem esforços sobre-humanos, e com isso muitas ligações importantes podem romper-se em pedaços. É preciso reconhecer quais *ligações* levam à infelicidade e devem ser abandonadas. É evidente que algumas se tornaram demasiado obrigatórias e deveriam ser cortadas. Quando a pessoa se liga muito fortemente a objetivos ambiciosos que estão muito acima das próprias possibilidades, a ligação com o mundo polar se rompe. Caso contrário se perderia o chão sob os pés e se correria o perigo de decolar. É o rompimento por meio do corpo que a traz de volta ao chão dos fatos.

Perguntas

1. Onde excedo minhas possibilidades? Pelo que me arrebento?
2. Onde me deixei apanhar e amarrar por sonhos de vôo demasiado alto?
3. Que obrigações em minha vida é preciso cortar?
4. Onde preciso me soltar, onde preciso reencontrar o chão?
5. Onde minha ambição se transformou em cilada?
6. O que eu faço quando todas as cordas se rompem?

14

Os Pés

No ponto mais distante da cabeça encontra-se o que temos de mais humano no corpo, a abóbada do pé. Enquanto compartilhamos todas as outras estruturas e todos os outros órgãos, inclusive o cérebro, com outras criaturas, as abóbadas de nossos pés são a única garantia de nossa postura ereta — e recebem pouca atenção e reconhecimento por isso. A maneira como lidamos com nossos pés traem nosso estilo de vida. Embora tenhamos tido contato direto da pele com a terra durante a maior parte da história de nosso desenvolvimento, nós o evitamos desde há alguns séculos. Andar descalço ainda desempenha um pequeno papel somente no começo da história da vida do indivíduo. A tendência posterior de usar sapatos com salto mostra a intenção inconsciente de distanciar-nos o máximo possível da Mãe Terra. Ao colocar sapatos de salto alto, as mulheres usam algo que tire seus calcanhares de Aquiles da zona de perigo (da serpente). A distância da terra é, além disso, elegante, e por isso a perda de estabilidade é suportada de bom grado.

Fazer os pés entrarem à força em sapatos extremamente estreitos, chegando até ao antigo costume chinês de impedir o crescimento dos pés por meio de bandagens rígidas, lança uma luz característica sobre o martírio de nossas "raízes". Essa preferência por pés pequenos existe até hoje, razão pela qual não é raro que os pés sejam metidos em sapatos demasiado pequenos. A mutilação intencional das raízes na China antiga e entre nós contrasta com a preferência de viver à larga. Pois a experiência ensina que raízes fortes são o fundamento de uma vida bem-sucedida. Pode-se permitir algumas coisas quando se tem raízes bem desenvolvidas. Quando, ao contrário, elas são trancafiadas em prisões demasiado estreitas, o preço disso terá de ser pago em um plano mais elevado.

Segundo a lei "Assim acima como abaixo", todo o corpo está reproduzido na planta do pé sob a forma de zonas reflexas, sendo que as zonas correspondentes à cabeça estão localizadas na região dos dedos dos pés. É de supor que o suplício da parte anterior dos pés em sapatos muito apertados tenha correspondência no aumento vertiginoso das dores de cabeça. Nas chamadas culturas primitivas, onde as pessoas somente se movem descalças, as dores de cabeça são tão desconhecidas como o costume de arrebentar a cabeça ou arremetê-la contra a parede.

A capacidade de estar *estabel*ecido, ter pé firme na vida e erguer-se sobre os próprios pés mostra como somos dependentes de nossas raízes e como não tem sentido menosprezá-las. A constância e a estabilidade partem deles e nos permitem agüentar a vida. Neste ponto vale a pena notar que, segundo Herman

Weidelener, somos uma sociedade doente dos pés, que corre o perigo de perder o chão sob os pés porque ainda se ocupa somente da cabeça. Assim, cada a*firma*ção está *base*ada em um *fundamento*, e a razão e a compreensão do mundo dependem evidentemente do contato com o solo. O problema está onde o sapato aperta, já diz o ditado.

O pé saudável de uma personalidade estável consiste de uma abóbada dupla com duas pontes e três pontos de contato com a terra. A pequena abóbada anterior está apoiada em dois pontos à altura dos dedos grande e pequeno, sendo que a grande apóia-se adicionalmente no calcanhar. Conseqüentemente, nosso pé é um tripé e se destaca pela estabilidade e pela elasticidade. Apesar disso, já não são muitas as pessoas modernas que ainda têm esse contato perfeitamente equilibrado com o solo. A situação da maioria é mais balouçante, já que em vez de três, posicionam-se somente sobre um ou dois pontos de apoio. Quem tem os dois pés no chão e estes, por sua vez, o tocam em três pontos, tem confiança pois está sobre uma base segura e tem um sentido de realidade *fundament*ado. Quem, ao contrário, desliza pelo chão apoiado em uma superfície mais larga, gosta também de oscilar em relação às coisas, alheio à realidade. Sua vida é algo inconsistente e descansa, ou seja, resvala sobre pés fracos.

O achatamento da pequena abóbada do pé (**pés alargados**) retira um dos pilares da ponte anterior e reduz o contato com o solo a dois pontos. Caso a abóbada longa também se achate, a voz popular fala de **pé chato**. O molejo e os pontos de apoio diferenciados se perdem. Apoiados sobre as largas superfícies achatadas, os afetados deslizam por aí quase como se estivessem com patins de gelo, sem encontrar estabilidade ou consistência. Isso muitas vezes se reflete em uma vida sem compromissos, à qual falta o enraizamento. A posição ampla, superficial e algo desastrada não é firme, movendo-se livremente. Devido a esse modo de vida in*fund*ado e muitas vezes insondável, eles não gostam de se comprometer ou de assentar-se.

Pessoas com os pés pesados, que grudam no chão, são opostas aos "patinadores". Elas acentuam sua posição mais do que o necessário e também mal erguem os pés do chão ao andar. O passo arrastado já ocorreu no caso das pernas gordas, mas fracas. Eles também mal levantam os pés do chão em sentido figurado, e portanto tampouco chegam muito longe nas regiões aéreas do mundo do pensamento, onde a criatividade e a espontaneidade estão em casa. Por essa razão, eles são confiáveis e constantes, razoáveis e bem fundamentados. Nada acontece com eles facilmente, e menos ainda os derruba. Onde os pés chatos têm algo de inconstante, nos pesados tudo permanece quieto. Aqui a estabilidade precede a mobilidade. Entretanto, quando os pés se transformam em chumbo, eles puxam seu proprietário para baixo e impedem qualquer escapada para outras dimensões. Uma vida que se limita somente ao chão dos fatos pode tornar-se bastante aborrecida.

Muito diferentes são os príncipes (princesas) que flutuam pelo mundo e especialmente pelo mundo dos sonhos nas pontas dos pés, como se quisessem colocar-se acima das depressões da terra. No melhor estilo de balé, eles dançam pela vida. **Andar nas pontas dos pés** é a variante natural dos sapatos de salto alto e mostra quão pouco seus proprietários ligam para o contato com o chão e até mesmo para a *estabili*dade. Eles não lançam raízes em nenhuma parte, já que estas somente atrapalhariam suas existências levianas (de artista). Em vez de sentido de realidade, eles cultivam a fantasia. Eles optaram pelas alturas em ambos os lados do mundo polar, deixando a profundidade para os que têm os pés pesados. Em vez de raízes, eles têm sonhos de alto vôo, impulso criativo, ímpeto considerável, fantasia em abundância e nenhuma firmeza. Eles são ainda mais difíceis de derrubar que os que têm os pés pesados, pois no mundo de fadas dos seres flutuantes nada é firme e tudo flui. Mas a leveza de tais seres feitos de nuvens também tem seu lado sombrio na negligência freqüentemente extensa da existência material.

No pólo oposto estão assentados os **pés em forma de garra**, com os quais seus proprietários se aferram à superfície da Terra. Os dedos curvados como garras buscam apoio convulsivamente. Tais pés falam de uma existência ameaçada, um forte desejo de encontrar paragem e de não ceder. Não somente os dedos dos pés, mas também os músculos dos pés e das pernas, estão muitas vezes cronicamente tensos e deixam entrever uma postura semelhante em relação à vida. **Pés inquietos**, ao contrário, revelam a tendência de caminhar constantemente e, em geral, de escapar. Seus proprietários estão sempre dando no pé e, freqüentemente, ocultam também tendências de fuga por trás de sua compulsão e interesse pelo movimento.

Uma inclinação extrema para trás, que pertence a um tipo de andar que se apóia nos calcanhares, aponta para uma direção semelhante. A postura apoiada nos calcanhares indica um recuo diante da vida e garante contragolpes nas costas e na nuca. Por essa razão, tanto mais fácil é derrubar pela frente os representantes dessa posição. Apesar de assegurar-se medrosamente, eles *tendem a cair*. Um leve vento lateral já é suficiente para levantá-los pelos pés.

1. O astrágalo

Quem torce o tornozelo não pode mais, como Hefestos, o ferreiro dos deuses, dar grandes saltos. Ele quebrou seus dois astrágalos quando sua mãe o arremessou do céu para a Terra, e a partir de então ele ficou coxo. Algo semelhante acontece com aqueles que dão saltos grandes demais e aterrissam com demasiada dureza sobre o chão dos fatos. A exigência é clara: permanecer no chão e escalar degrau a degrau, lenta e constantemente. Os grandes saltos estão vetados pelo destino. Para as pessoas que estavam sempre saltando para diante, ficar coxo é uma dura terapia. Quando eles aprendem a abrir caminho avançando penosamente pelos vales da vida, o gesso que têm no pé parece uma bola de ferro. Mas ele pode tornar-se também a âncora que o mantém preso ao corpo e o impede de pular fora fisicamente e sair da raia. Justamente o corpo preso ao chão pode transformar-se na base ideal para saltos aéreos espirituais e vôos de altitude.

O astrágalo, que se encontra sobre a abóbada do pé, é a origem de nossa postura ereta, mas também da possibilidade de negá-la. O salto para o plano dos deuses somente pode ser bem-sucedido a partir daqui. Mas aqui são também vingados os passos em falso. Quando torcemos o pé, estamos sendo repreendidos severamente, na fratura nós temos um estalo.

A lição a ser aprendida resulta do acidente: os afetados precisam admitir que estão apoiados em falso, que aterrissam de forma muito pouco flexível quando saltam, que após seus altos vôos levam uma bronca da realidade, ou seja, que o contato entre o mundo dos pensamentos e a realidade não é harmônico e trilha caminhos perigosos. Eles estão sendo desafiados a retirar seu corpo do duro confronto com a realidade, garantir melhor suas rotas de fuga e amortecer as aterrissagens, testar em pensamento os caminhos pouco claros e ousados antes de executá-los na materialidade. Os ferimentos por ela causados os forçam ao descanso e os *levantam pelos pés*. É preciso poupar o corpo e, nesse descanso externo, empenhar-se mais na mobilidade e nos saltos espirituais internos. O coxo Hefestos, impedido de progredir fisicamente, tornou-se um criativo inventor e conquistou assim o lugar no céu que antes lhe era negado.

Perguntas

1. Que papel desempenha a impulsividade em minha vida?
2. Tendo aos altos vôos pouco fundamentados na realidade? Costumo esquecer na decolagem a necessidade de aterrissar? Como me relaciono com o sonho e com a realidade?
3. Negligencio minha necessidade de repouso na tentativa de lutar por meu lugar?
4. Onde ando mal? Onde minha vida estala, onde ela precisa dobrar, onde ela precisa de um intervalo?
5. Onde tendo a dar passos em falso fisicamente, em vez de provar novos caminhos desde uma perspectiva espiritual?
6. Onde me insurjo contra meu destino? Onde a sublevação faz parte do meu destino?

2. Olho de peixe

Os *olhos* inferiores oferecem uma perspectiva muito diferente da que oferecem os olhos que estão acima. Derivado dos olhos em forma de botão dos peixes, esses pontos de pressão crônicos mostram com muita exatidão onde o sapato aperta.

Neste contexto, a relação do acima e do abaixo, tal como revelam as zonas reflexas, é especialmente característica. Olhos de peixe, que surgem sobretudo na zona dos dedos dos pés, sinalizam que determinadas zonas da cabeça estão sob pressão. Quando alguém está pisando nos dedos do pé de outra pessoa, isso aparece com o tempo em pontos nos pés dolorosos à pressão, mesmo quando os impedimentos que surgem dessa maneira tenham um cunho acentuadamente social. Pode até mesmo ser que a pessoa pise em seu próprio pé e, assim, obstrua seu próprio caminho e impeça seu próprio progresso. Este é certamente o caso, por exemplo, quando se usa sapatos apertados conscientemente. Em uma situação dessas a pessoa, na maioria dos casos a mulher, permite que um ideal de gosto impeça seu progresso concreto.

Anatomicamente, os olhos de peixe consistem de um excesso de pele endurecida que forma uma camada para proteger da pressão exercida a partir do exterior. Eles são uma tentativa de blindar pontos fracos. A experiência típica é que com o tempo essas placas blindadas se transformem elas mesmas em focos de dor. Quem quer se poupar de tudo corre o perigo de sofrer tudo. Trata-se, conseqüentemente, de refletir mais a respeito de medidas anímico-espirituais de autoproteção em vez de proteger-se fisicamente com uma armadura. É preciso confrontar aquilo que nos pressiona e então adotar as medidas correspondentes que possam solucioná-lo. Poder-se-ia, por exemplo, abandonar a posição que provoca tanta pressão contrária, ou então assegurá-la com argumentos mais sólidos.

Perguntas

1. Quem está pisando nos meus calos? Pode ser que seja eu mesmo?
2. Onde insisto em manter posições quando a fronteira da dor já foi alcançada e alguém já esteja pisando em meus pés?
3. Em que medida meu medo, ou seja, minha política de segurança é dolorosa e se transformou em um empecilho para meu avanço?
4. Que pontos de pressão eu deveria afastar de minha vida?
5. Onde empurro dolorosamente as fronteiras?

3. Fungos

Os fungos do reino vegetal vivem sobretudo de matéria orgânica em decomposição, mas colonizam também partes moribundas de plantas vivas. Eles são parasitas declarados, que se aproveitam da vida alheia e não dão nada em troca. Essa má reputação fez com que fossem colocados na lista de alimentos proibidos de muitos grupos espirituais. No reino animal e humano, os fungos colonizam na verdade estruturas vivas, mas que já estão enfraquecidas e no caminho degenerativo que leva à morte. Os fungos podem ocorrer praticamente em todas as partes onde os tecidos desistem da luta pela vida, sendo ao mesmo tempo anunciadores da morte. Todos os microorganismos que nos visitam requerem as condições correspondentes, com a capacidade de defesa reduzida. Somente quando o organismo retira sua energia de uma estrutura, eliminando da consciência a temática que ela representa, é que ela se torna vulnerável ao conquistador correspondente. Enquanto os menores, os vírus, na maioria dos casos buscam a decisão em um surto agudo, as bactérias optam por procedimentos agudos lentos e insidiosos, embora conheçam também a convivência simbiótica pacífica, como por exemplo as bactérias do intestino. Os fungos, exceto em casos de colapso total das defesas do organismo, tendem a ataques executados lentamente, nos quais conquistam território passo a passo sem ameaçar seriamente seu hospedeiro. Eles não trazem a morte, mas a anunciam (à área afetada).

O fungo que ataca os pés é um parasita inofensivo em si mesmo que não causa dor, praticamente não atrapalha e, apesar disso, leva muitas pessoas ao desespero. Os seres estranhos colonizam justamente nossas garras, mostrando quão pouco respeito têm por nossas armas. Uma comparação com o macrocosmos esclarece o dilema. É como se um bando de ladrões, inofensivo no que se refere ao armamento, atacasse um país e lá se instalasse, justamente, nos quartéis. Parasitando e oferecendo uma imagem extremamente desagradável para o exterior, ele domina o sistema bélico e o vai minando lenta mas constantemente, de tal maneira que logo nenhum inimigo tem mais qualquer respeito por ele.

O fato de que os fungos unicamente se atrevam a atacar áreas que estão nas últimas lança uma luz significativa sobre a situação das unhas em questão: elas devem estar prestes a morrer, ou estar desvitalizadas em grau máximo, para poder servir de alimento aos parasitas. A partir do momento em que os fungos deitam raízes, eles se destacam pela tenacidade e negam-se a se retirar até mesmo diante da artilharia mais pesada, tais como antimicóticos químicos. Uma retirada tática, ao contrário, é mais fácil de ser alcançada. Mas assim que o ataque propriamente dito cede, os desmancha-prazeres voltam a apresentar-se e voltam a perturbar a paz anímica, mostrando ao mesmo tempo com isso como o afetado é vulnerável. Os fungos alimentam-se das garras já que, com toda a calma, as devoram pouco a pouco. Essa maneira insidiosamente agressiva, à qual se é entregue indefeso, é sobretudo extremamente irritante. Além disso, naturalmente desempenha seu papel o fato de que as armas devoradas dessa maneira já não são de forma alguma ornamentos. Foram-se o brilho e o polimento. Chega-se a um deselegante impasse entre as unhas e os parasitas. Os primeiros substituem pouco a pouco o que os últimos devoram aos poucos. Com isso, a unha disputada se torna mais espessa e mais irregular, lembrando uma lâmina golpeada inúmeras vezes e cheia de dentes que volta sempre a ser afiada. Quando os fungos exageram e a unha cai ou é arrancada por um proprietário desesperado, a história não acaba aí. Enquanto a situação de base perdura, o mesquinho desafio continua.

Finalmente, o aspecto da sujeira também desempenha seu papel aqui. Os pés são lavados simbolicamente em muitas religiões, sendo purificados para uma relação limpa com o solo do próprio ser, com a ascendência e com o passado. Os fungos que atacam os pés demonstram que o contato com a Mãe Terra e, portanto, com o mundo em geral, não é absolutamente limpo. Na clássica posição de meditação do lótus, as solas dos pés são mantidas voltadas para cima como símbolo da orientação perfeita em relação ao mundo espiritual. Em tal situação, tanto fungos como verrugas nas solas dos pés são tão desagradáveis como sinceros.

A lição é a seguinte: reduzir o armamento, diminuir as defesas. Isso, entretanto, deveria acontecer na consciência. Aliviado de maneira correspondente pelo lado anímico-espiritual, o corpo pode reconstituir suas armas feridas e reconquistar o território perdido. Um conflito crônico em torno da própria resistência armada que caiu no esquecimento quer retornar à consciência e ser resolvido. Como acontece com todas as infecções que têm a ver com tropas estranhas, as defesas anímico-espirituais estão demasiado altas, de maneira que as do corpo estão enfraquecidas. O princípio da agressão quer ser vivido conscientemente; no caso das infecções por fungos, especialmente os abusos benignos, menos agudos. Como todos os agentes patológicos, os fungos conclamam à defesa. Os fungos dos pés animam especialmente a que a pessoa se ocupe de suas armas e ferramentas, e a que as deixe voltar a crescer. Isso se expressa graficamente nas *garras* que se espessam rudemente. É preciso ocupar-se especialmente da proteção das próprias fronteiras. Quem se irrita com parasitas e mendigos tem um problema com esse tema e reprime os traços correspondentes em si mesmo. É preciso voltar a encontrá-los e torná-los conscientes. Meter-se na vida e, caso seja necessário, agarrar-se firmemente significa vivenciar a tarefa até o limite.

Perguntas

1. Onde há um conflito não-admitido em torno da autoproteção ardendo em surdina no inconsciente?
2. Onde deixo de mostrar as garras espirituais e de agarrar-me? Que terreno fronteiriço do corpo eu não cultivo e deixo que se degenere?
3. Se tenho vergonha de minhas garras físicas carcomidas, em que medida me envergonho das minhas garras espirituais?
4. Como pode ser que a vitalidade de minhas garras esteja nas últimas?
5. Quem parasita minha vida? Onde eu parasito?

4. Verrugas na sola do pé

Assim como os fungos que atacam os pés, as verrugas não representam qualquer ameaça física. Animicamente, entretanto, elas podem ser extremamente ameaçadoras. Elas são muito molestas no pé, e especialmente na sola do pé. A ameaça substancial, no entanto, decorre de sua origem misteriosa. Assim como cobras e aranhas não representam qualquer ameaça mortal em nossas latitudes e, apesar disso, são vivenciadas como extremamente ameaçadoras devido a seu respectivo simbolismo, o terror que as verrugas inspiram está em sua gestação simbólica. A verruga gorda, horrível e talvez ainda por cima com pêlos é um símbolo típico da bruxa dos contos de fadas, uma excrescência do inferno, ou seja, dos poderes da escuridão. Uma tal verruga desconcertaria até mesmo o mais racional dos homens caso se instalasse em seu nariz. Embora ela não seja uma ameaça e não possa fazer mal a ninguém, até mesmo o mais razoável dos nossos contemporâneos sente que ela, em um plano mais profundo, se não chega a ser levada a mal, é certamente mal interpretada, porque aponta para o mundo do padrão arquetípico do mal. Além disso, não se pode nem mesmo alegar que ela, vindo de fora, instalou-se em nós. De maneira unívoca ela, excrescência insignificante, emerge do interior da própria pessoa. Quem sempre lida com verrugas dispara essas escuras associações, de javalis e lagartos até bruxas más.

Diversas formas de terapia fazem com que aflorem novos dados quanto à interpretação das verrugas. As tentativas da medicina acadêmica, baseadas na violência crua, da cauterização e do ácido até a extirpação, destacam-se pelo altos índices de fracasso. Embora extraída totalmente e sem deixar restos, freqüentemente a verruga volta a emergir no mesmo lugar, trazendo a mesma mensagem do obscuro reino das sombras. Os métodos utilizados pela medicina popular são mais variados e mais bem-sucedidos. Todos eles se equivalem no que diz respeito ao princípio mágico em que estão fundamentados. As verrugas são eliminadas com algum êxito por meio de magia ou orações em uma noite de Lua cheia, conjuradas com as mais variadas fórmulas mágicas, enfeitiçadas pela imposição de mãos ou outros pequenos rituais. Crianças que já têm uma relação com a qualidade mágica do dinheiro, às vezes deixam também que elas sejam compradas por uma quantia módica.

As verrugas nos confrontam com nosso próprio lado escuro, razão pela qual elas respondem tão bem aos tratamentos ocultos[77] correspondentes. Quando outros sintomas também respondem a fórmulas verbais e *mani*pulações ou a medicamentos, isso mostra o quanto a antiga medicina, em sua totalidade, era mágica. Quando se pergunta em que as verrugas incomodam ou o que elas impedem, obtém-se indicações plausíveis quanto ao significado individual. Elas em geral impedem uma aparência imaculada, e é esta mácula que, escrita no rosto, incomoda consideravelmente. Quanto às verrugas na sola do pé pergunta-se, além disso, em que medida se está tropeçando inconscientemente no oculto sem reconhecer seu significado, embora ele se faça notar a cada passo. Finalmente trata-se, em qualquer caso, de se a pessoa o admite ou não. A solução está na conscientização. O reconhecimento do lado sombrio que acompanha os rituais mágicos é, portanto, superior aos métodos combativos. O princípio da homeopatia, que trata aquilo que é misteriosamente obscuro com métodos misteriosamente obscuros, tem maior êxito e, sobretudo, esse é mais duradouro que a luta alopática contra a mensagem oriunda das próprias profundezas.

Perguntas

1. Em que medida a verruga me incomoda ou me atrapalha? Não posso ficar em pé ou andar sem sentir dores? Ou ela me desfigura, ou seja, evidencia algo de mim que eu não quero ver e que, sobretudo, os outros não devem ver?
2. O que eu escondi quando a verruga apareceu?
3. Que papel desempenha para mim o desentendimento com o lado escuro de minha vida?
4. Sou consciente do lado oculto de minha existência?

15

Os Problemas da Velhice

1. A velhice em nossa época

Em uma época que deifica a juventude, a velhice e o processo de envelhecimento são necessariamente problemáticos. Alfred Ziegler diz a esse respeito: "Quanto mais uma época é cegada por Hebe, a colorida deusa da juventude, tanto mais o horror mortal da velhice se transforma em uma epidemia. Hebe traz ao mundo populações de anciães."[78] Daí se conclui que a epidemia de envelhecimento é a sombra legítima de nossa sociedade sedenta de juventude, da mesma maneira pela qual "o ilícito amor pelo mundo do Renascimento" provocou a sífilis e "a pureza do brilho dourado das abóbadas da crença medieval deflagraram a morte negra". Cada época, em seus quadros de sintomas, tem uma espécie de corretivo que restabelece seu equilíbrio perdido. Na medicina, há séculos não há unanimidade quanto a se classificar a velhice juntamente com as realidades fisiológicas normais ou tratá-la como uma doença. Georg Grodeck comenta: "Os órgãos não estão desgastados com o surgimento da velhice, o que o órgão está é carregado de pensamentos: se alguém tem 70 anos de idade, os órgãos estão sendo carregados há 70 anos."[79] A torrente de comprimidos coloridos que serve de prevenção à cinzenta velhice hoje em dia mostra por outro lado que a medicina moderna concebe os sinais da velhice como sintomas de uma doença digna de ser combatida. A maioria das pessoas hoje em dia quer *tornar-se* o mais velhas possível, mas ninguém quer *ser* velho. Nosso dilema explicita-se nesse paradoxo. É justamente por ter a velhice em tão pouca conta, e em tão alta a juventude, que a sociedade envelhece visivelmente. Nós tentamos todo o possível para permanecer jovens, e com isso nos tornamos cada vez mais velhos. Finalmente, com todo o culto à juventude, estamos orientados para a velhice, já porque buscamos o progresso e este, por definição, está no futuro. Relacionado à vida humana, o progresso tem por objetivo a velhice e a morte. Custa-nos esforço reprimir o fato de que todos os nossos esforços, que sem exceção estão orientados para o futuro, conseqüentemente procuram sem exceção atingir a velhice e a morte e, com isso, alcançam exatamente o contrário de nossos sonhos de juventude e vida eternas.

As fontes da juventude de épocas anteriores podem nos parecer ridículas, mas elas não estão muito distantes de nossas tentativas funcionais de enganar a velhice e banir a morte de nosso campo de visão. Toda uma indústria vive do comércio com o medo desses dois temas aterrorizantes. Os comprimidos coloridos mencionados, que enchem os frascos para combater a senilidade e a rigidez da velhice ou que, de alguma maneira, deveriam remediar a má circulação sangüínea, são as mais rendosas fontes de lucro da indústria farmacêutica, embora em sua maioria não sirvam comprovadamente para nada. Permitimos que aquilo que não conseguimos levantar mais em sentido figurado seja levantado concretamente por toda parte através de *liftings*, do rosto, passando pelo pescoço e pelos seios, até a barriga e o traseiro. Tentativas de deixar-se alimentar com células frescas de fetos de animais lembram o costume dos senhores medievais de vivificar seu sangue cansado através de frescas donzelas. O ditador romeno Ceaucescu, já em nossa época, tentava rejuvenescer sua vida fenecente por meio de transfusões de sangue de recém-nascidos. Mais modernas, mas não menos características, são as tentativas de obter a imortalidade física com a ajuda de afirmações.[80] As fontes da juventude de todas as épocas, observadas com mais precisão, parecem todas ingênuas. Estimuladas por esperanças ilusórias, elas conseguem muitos adeptos a curto prazo que se decepcionaram em todas as épocas. Se os cirurgiões plásticos "tiram" rugas, pessoas ingênuas lambuzam a cara com cremes que controlam a idade,[81] se cabelos grisalhos são tingidos e manchas da idade maquiadas, trata-se sempre do mesmo jogo ingênuo contra o tempo, que tem somente um vencedor, a morte, e seu arauto, a velhice.

Quanto mais a velhice vence, na vida individual e na da sociedade, tendemos a aferrar-nos ainda mais aos ideais juvenis. A propaganda, a moda, o cinema e a televisão apresentam o charme da tenra juventude e pessoas ativas na flor da juventude. Eles colocam a primeira metade da vida de tal maneira em primeiro plano que não sobra nada para a segunda, e quando somos sinceros, tampouco queremos ver ou ouvir algo a respeito. Preferimos entregar-nos à esperança *equivocada* de jamais voltarmos nós mesmos a ter contato com aquilo. Além disso, há tão pouca segurança em nosso primeiro suspiro como no último. É necessária uma considerável arte da repressão para deixar de ver de maneira tão conseqüente esses fatos, bem como o ritmo natural da vida. Isso somente se torna possível através de um jogo de cabra-cega organizado coletivamente e que atinge todos os planos da sociedade. Estamos tão orgulhosos devido à maior expectativa de vida que convulsivamente deixamos de ver que dessa maneira o que aumentou foi sobretudo a expectativa da velhice. Quando a medicina quer livrar-nos da suspeita de que somos uma verdadeira sociedade do câncer, ela argumenta que isso se deve à maior expectativa de vida. Somente dessa maneira alcançamos uma idade em que o câncer é mais freqüente. Naturalmente, esse argumento pode ser transposto para muitos quadros de sintomas, do reumatismo ao diabete. Tentativas de prolongar a vida artificialmente por meio, por exemplo, de unidades de terapia intensiva, muitas vezes prolongam somente o sofrimento. Neste ponto, a medicina acadêmica é quase uma medicina das sombras, já que faz tanta justiça ao escuro reino das sombras e dos fantasmas. As modernas unidades de terapia intensiva são os próprios lugares mal-assombrados desse mundo, por onde perambulam seres que estão entre a vida e a morte, que não estão à vontade nem lá, nem cá. Quem pode medir o que sofre uma alma enquanto seu corpo em coma amarrado em uma cama não pode morrer e não pode, às vezes durante anos, seguir seu caminho?

2. A guerra moderna contra o padrão da vida

Em nenhuma outra época houve uma cultura que ignorou com tanto êxito aquelas fases de desenvolvimento que iluminam os processos da vida e, com isso, também os da velhice, transformando assim as crises da maturidade em catástrofes. Começa com o nascimento, do qual fazemos um drama médico único. Cada vez mais nascimentos são classificados como sendo de risco e solucionados por meio de cesarianas. Isso quer dizer uma única coisa: o começo da vida torna-se cada vez mais arriscado. Quando se pensa que todo começo já concentra o desenvolvimento posterior em um pequeno espaço, esse fato lança uma luz que caracteriza nossa época. Vamos ao encontro do início da vida cada vez mais problemático medicamente armados e, com isso, deixamos de ver que somos nós mesmos que tornamos tudo tão terrivelmente complicado e perigoso.

Um rebento relativamente jovem da ciência médica, a ginecologia, contribuiu com algo neste sentido. Ele pôde, por exemplo, levar as mulheres a parir seus filhos em uma das posições menos favoráveis. Todos os povos naturais tendem naturalmente a aumentar a pressão necessária de cócoras. Com isso, eles evitam o corte e o rompimento do períneo. A posição deitada de costas, à parte a vantagem de proporcionar um bom campo de trabalho e de observação para o ginecologista, só tem desvantagens. Quem não consegue imaginar isso, poderia tentar por uma vez evacuar deitado. Até mesmo para negócios tão mesquinhos falta aqui a necessária pressão por falta de contrapressão. Os holandeses dão preferência à mesma posição pouco favorável para o parto, mas demonstram também que algo é diferente. Cerca de 90% das crianças na Holanda nascem em casa sem a colaboração de um ginecologista. As chamadas clínicas móveis com seus médicos estão de prontidão, mas somente para casos de urgência. *Naturalmente*, a taxa de mortalidade infantil na Holanda é menor que a nossa [na Alemanha], já que adoramos complicar tudo desde o princípio.

O grande passo seguinte rumo à maturidade vai no mesmo estilo. Quando, com o surgimento da **puberdade**, surgem impulsos que anunciam o tornar-se adulto, a sociedade é unânime em achar que ainda não se chegou a tal ponto enquanto não chega a tal ponto. Sem os necessários rituais, estamos indefesos quanto às necessidades de crescimento *naturalmente* urgentes. Do lado dos adultos, tentamos ir ao encontro delas com programas de educação sempre novos e, do lado dos afetados, com rituais substitutivos tão perigosos quanto infrutíferos. Quando a puberdade sai do plano anímico, o tornar-se adulto se vê ameaçado como um todo, e o necessário passo seguinte de cortar o cordão umbilical da casa paterna torna-se ainda mais problemático. Caracteristicamente, reservamos o conceito de pais-corvo aos pais desnaturados [*Raben* = corvo / *Eltern* = pais / *Rabeneltern* = pais desnaturados], já que espertamente os corvos expulsam seus filhotes do ninho assim que estes estão maduros, para que levem sua própria vida. Provavelmente, precisaremos de muito tempo e muitos estudos científicos para conceber a sabedoria natural dos corvos. Não precisamos portanto admirar-nos se em nossa sociedade as pessoas se tornam cada vez mais velhas e, com isso, cada vez menos adultas. Uma horda de psicoterapeutas vive de brincar de puberdade com pessoas que, pelos anos que têm, já chegaram à crise da meia-idade. Cada fase de vida não dominada fornece a base para o fracasso da seguinte. E toda elaboração posterior é tanto mais difícil, porque o campo favorável ao desenvolvimento consiste sempre da época naturalmente prevista para isso.

Após um nascimento excessivamente cozido e uma puberdade não-dominada, a **crise da meia-idade** muitas vezes também naufragará. Como esse ponto decisivo no padrão da vida de cada pessoa está além disso carregado com o terrível tema da velhice, ele freqüentemente fracassa até mesmo quando as crises anteriores foram superadas. Na mandala, o padrão primordial da vida, a crise da meia-idade é representada como ponto de transição. A mandala é um símbolo comum a todas as culturas, que se conservou entre nós nas rosetas das catedrais góticas, servindo sob diversas formas como base para a meditação no Oriente e tendo deixado seu rastro em todas as culturas.

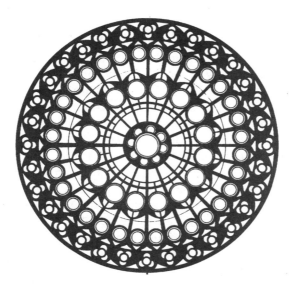

Rosa alquímica de Notre-Dame em Paris[82]

Sendo o arquétipo do caminho do desenvolvimento humano, ela está intimamente ligada não somente à nossa existência mas também à de todo o universo. Cada átomo é uma mandala, com sua dança de energia ao redor do próprio centro, o núcleo atômico. Como tudo nesta criação consiste de átomos, tudo também consiste de mandalas. Toda célula é reproduzida a partir do padrão primordial da mandala, já que aqui também tudo gira em torno do núcleo da célula que está no centro. Como a vida vegetal, animal e humana é feita de células, também neste plano tudo está baseado na mandala. Nossa Terra é igualmente uma mandala, já que gira ao redor de seu centro para o qual converge também a força da gravidade. Até mesmo o sistema solar corresponde a uma mandala, com o Sol ao redor do qual circulam todos os planetas. O universo, finalmente, com a nebulosa em espiral, também traz a assinatura da mandala. Em um mundo de mandalas, tudo abriga em si esse símbolo primordial, e também, naturalmente, o ser humano. Nossa vida se desenvolve nesse padrão, e nunca nada nesta criação pode jamais abandonar essa moldura.

A vida humana começa com a concepção no ponto central da mandala. O ponto, na matemática, é definido como não tendo dimensões no espaço e, em conseqüência, somente pode ser concebido idealmente. Ele é um símbolo para um plano que não existe neste mundo, pois no mundo polar tudo tem dimensões. Com a concepção, deixamos o infinito sem dimensões e aterrissamos no útero materno, onde entretanto ainda estamos bem próximos da unidade. A criança é um com a mãe. Esta unidade, entretanto, abandona o centro passo a passo, dirigindo-se para a periferia da mandala.

No nascimento a criança, em meio às dores do parto, é expulsa com grande violência da paradisíaca terra do faz-de-conta do abastecimento óbvio e automático. A ligação física com a mãe e com a alimentação, o cordão umbilical, é cortada. Com a primeira inspiração de ar, sua *única* grande câmara cardíaca divide-se em *duas* metades por meio do septo cardíaco, os dois pulmões se expandem e a respiração, com seus pólos de inspiração e expiração, termina de prender-nos definitivamente na polaridade. Até a última expiração, com a qual voltamos a abandonar este mundo polar, o ser humano precisa respirar ininterruptamente e pagar tributo à polaridade. Também depois desse passo que se afasta do meio em direção ao mundo, vivenciado muitas vezes com desespero e abandonado aos gritos, a criança permanece ainda muito próxima à mãe. A princípio ela é amamentada, até que isso também termina e o alimento é posto cada vez mais em suas próprias mãos e, juntamente com ele, também a responsabilidade. Finalmente, a criança precisa andar com as próprias pernas, precisa abandonar a estável posição de bruços em favor do perigoso e lábil equilíbrio sobre duas pernas. E assim ela deve prosseguir a partir de agora, até que finalmente passa a caminhar sobre as próprias pernas também em sentido figurado e corta o cordão umbilical que a liga à casa. Ela começará a falar e em algum momento lançará seu primeiro não ao mundo, com o que se delimita e exclui partes da realidade. Com cada não e com cada passo, ela se afasta ainda mais do centro e se esforça por prosseguir em direção à periferia da mandala.

Na puberdade termina então a criança, que deixa de ser neutra e passa a ser "a mulher" ou "o homem". Nas culturas arcaicas, a criança precisava morrer ritualmente para que o adulto pudesse nascer. Ela "morria" com medo e sob torturas em um ritual de puberdade muitas vezes sangrento e seus pais, como correspondia, ficavam de luto. O adulto somente podia nascer a partir da morte definitiva da criança. A partir daí havia mais um adulto no clã, que tinha deixado tudo o que era infantil para trás, em um outro mundo.

Após a puberdade, a consciência do fato de que se está dividido ao meio, ou seja, da própria imperfeição, é tão grande que os jovens se põem a buscar sua outra metade, a que lhes falta. A voz popular sabe que se trata da metade melhor, da *cara*-metade. Quando ela é encontrada, a princípio dá de fato essa impressão. Com o tempo, entretanto, percebe-se que o que se escolheu foi o próprio lado de sombra. Agora já não são muitos os que têm a coragem de reconhecer que continua se tratando, agora mais do que nunca, da metade melhor, aquela que falta para a perfeição.

Seguindo o mandamento bíblico "Conquistai a terra!", o caminho continua afastando-se do meio e em algum momento, após se ter logrado mais ou menos no mundo dos contrários, todos chegam à borda da mandala. Tudo agora gira, o caminho não prossegue na direção costumeira e todas as tentativas de prosseguir nele apesar disso fracassam e devem fracassar. O quanto esse ponto de transição na vida é importante pode ficar claro pelo fato de que a medicina acadêmica, que absolutamente não tem consciência do padrão de fundo, também o descobriu. Na mulher, não era difícil perceber a menopausa através do marcante fim da menstruação e a nítida transformação hormonal, mas com o tempo não se pode deixar de perceber a crise da meia-idade no homem também, sobretudo não na medida em que ela sempre resvalou para âmbitos não liberados. Os problemas típicos da mudança, de ondas de calor a depressões, que só recentemente colocaram nossa medicina em seu rastro, são desconhecidos por parte dos povos que vivem conscientemente no padrão da mandala. A razão poderia estar em uma outra escala de valores e em uma aceitação sem reservas das diferentes fases da vida.

Para os povos arcaicos, a época do meio da vida é freqüentemente considerada o ponto culminante, que ainda ressoa em nosso conceito de clímax [*Klimakterium* = menopausa]. A expansão física e, com ela, a da força e da energia externas, termina em favor da expansão interna. A mudança do desenvolvimento externo para o interno é dada de antemão pelo padrão, anuncia-se o retorno da alma ao lar. Após uma metade de vida cheia de *en*volvimentos, segue-se uma de *des*envolvimento. Os povos que conservaram suas raízes espirituais vivem essa oportunidade conscientemente.

Aquilo que nós consideramos como sendo sinal da velhice e da diminuição das forças é bem-vindo para eles, já que eles vêem o objetivo da volta ao lar, o retorno à unidade, com outros olhos. Onde a morte, como fim do mundo, nos ameaça, é para eles uma passagem natural para uma outra forma de existência. Conseqüentemente, essa última crise da vida tampouco representa um problema para eles. Eles saúdam a morte quando ela entra, às vezes até mesmo a esperam e, de qualquer maneira, não vêem nenhuma razão para fugir dela. Nós, ao contrário, estamos coletivamente em fuga. Até mesmo quando a morte surpreende alguém próximo, tentamos ainda assim ignorá-la ou retocá-la para não vê-la. De que outra maneira se poderia interpretar as tentativas de enfeitar os mortos de forma juvenil? Nos Estados Unidos está na moda maquiar cadáveres de 80 anos para caracterizá-los como adolescentes. Em comparação com tais tentativas de tapar a realidade, é de uma dignidade comovedora quando os índios ou os esquimós se preparam para esse último encontro. Eles não são lançados à água, nem se permite que morram impiedosamente de fome, tal como gostamos de mal entender. Um velho índio, quando sente que sua hora está chegando, se retira tão tranqüilamente como uma jovem índia que sente que a hora do parto se aproxima. Não há nenhuma razão para que o clã "fique louco" porque perderá ou ganhará um membro neste plano. Isso faz parte da natureza e é aceito como algo evidente. Somos nós que removemos os moribundos para clínicas, e especialmente os moribundos velhos, e lá então, novamente, para cantos escuros, banheiros ou algum outro lugar onde não precisemos encarar o "atroz acontecimento". Nós projetamos esse comportamento indigno nos chamados primitivos, que são muito superiores a nós no que a isso se refere.

Onde já não temos a menor chance de driblar a morte, blefamos nos primeiros estágios à base de força física. Tentamos ignorar a crise da meia-idade para então ser novamente lembrados que isso não pode continuar assim, que a primeira metade já passou. Com tais conhecimentos, qualquer um deveria na verdade concluir que a vida volta-se e dirige-se para a morte, que perdemos definitivamente nossa juventude e que em lugar dela a velhice está batendo à porta. Uma série de problemas médicos relevantes surgem a partir da resistência a esta seção da vida. Experimentamos de maneira tanto mais crassa no corpo o que não queremos perceber na consciência.

3. Menopausa e osteoporose

Como os sintomas típicos tais como os calores e os surtos de transpiração já foram abordados no primeiro volume, aqui trataremos somente do sintoma moderno da osteoporose. Como a osteoporose sempre existiu, ele é moderno na medida em que este diagnóstico foi relacionado há pouco, mas não automaticamente, com a menopausa. De fato, a descalcificação dos ossos se acentua com ela. Entretanto, ela não é um sintoma de doença, mas um sinal normal da adaptação do corpo nessa época. Apesar disso, recentemente ela vem sendo tratada com aplicações de estrógeno por muitos ginecologistas. Isso tem adicionalmente o efeito, agradável para muitas mulheres, de que a menopausa seja ignorada como pausa. O corpo é enganado pelas aplicações de estrógeno a tal ponto que chega a assumir que tudo continua com antigamente, ou seja, como na juventude, e que a mudança não é iminente.

Quem tem medo da descalcificação dos ossos e da carência de cálcio deveria na verdade fornecer cálcio ao corpo. Entretanto, é interessante notar que a aplicação de cálcio nessa época não tem qualquer efeito. O corpo considera supérfluo o cálcio ministrado e volta a eliminá-lo. Ele conclui que agora pode aliviar-se e não precisa mais de ossos maciços, já que os temas da vida mudam com a mudança e o centro de gravidade *muda* da atividade externa para a interna. Agora, trata-se menos de apoiar-se nos ossos físicos que encontrar suporte na estrutura anímica interna. No que se refere à vida externa, a menopausa deveria ter um aspecto de pausa e de repouso. É somente através do ludíbrio que o corpo é levado a continuar depositando nos ossos exatamente tanto cálcio quanto antes.

Pode-se ignorar a menopausa com esse truque hormonal, continuar brincando de jovem e exigir dos ossos. A popularidade de tais truques não é de admirar quando se pensa no culto à juventude dominante e na negação da velhice que o acompanha. Entretanto, permanece a pergunta se o que se quer é realmente sacrificar a chance de superar conscientemente essa grande crise de passagem da vida em prol de uma mentira vital. É preciso aliviar-se tanto física quanto animicamente e preparar-se para o retorno, o caminho de casa da alma. Para isso é necessário livrar-se do lastro. Quanto mais isso acontece em sentido figurado, mais estável permanecerá a estrutura do corpo.

Apesar das reivindicações em contrário, o homem moderno é hostil às mudanças na vida. A mudança do verão para o inverno e vice-versa já é suficiente para que milhões de pessoas, simultânea e coletivamente, tenham o nariz entupido e recorram à gripe para representar o tema. Os agentes necessários podem ser encontrados em qualquer canto.

Parece tão simples mandar tudo o que é desagradável para o corpo às favas. O fato de que a medicina ainda por cima apóie esse jogo é um erro cômico de seu desenvolvimento tão cheio de mudanças. Quando se medita sobre os argumentos ginecológicos, eles somente podem causar estupor. Quem mete medo nas mulheres dizendo que seus ossos vão se quebrar caso não engulam nenhum estrógeno deveria, entre outras coisas, permitir-se perguntar como os bilhões de mulheres que viveram antes da moda do estrógeno puderam superar essa época perigosa sem fraturas ósseas, tal como muitas anciãs conseguem fazer até hoje.

Este argumento somente perde em impertinência para aquele outro, não menos querido nestes tempos tão cheios de *mudanças*: "Se a senhora não permite que seu útero seja retirado, ele pode se degenerar de forma maligna." Seria possível recomendar a amputação dos braços utilizando a mesma lógica. Eles sempre poderiam ter câncer de pele e degenerar. Esse pânico fabricado não só levou a um aumento sem precedentes no índice de operações do útero, mas além disso espalhou uma insegurança preocupante. Naturalmente, tanto antes como agora, há situações nas quais o útero deve ser retirado. Mas como a mulher pode saber se seu ginecologista participa da cruzada contra os úteros ou tem razões medicamente fundamentadas? Uma das minhas experiências "médicas" mais vergonhosas é a de que os miomas podem encolher simplesmente pelo fato de as mulheres consultarem para uma segunda opinião um ginecologista que não é cirurgião, que não tem nenhum interesse pessoal na operação.

Não há infelizmente nenhum truque correspondente para a problemática da osteoporose, exceto talvez recorrer à saudável razão humana e um olhar sobre a cadeia de gerações femininas, de nossas avós até Eva, a primeira mulher. Todas elas tiveram que administrar e manter seus hormônios em ordem sem a ajuda de ginecologistas, e mesmo assim, em média, atingiram uma idade mais elevada que seus maridos e, de qualquer forma, não quebraram seus ossos com maior freqüência.

A profilaxia mais razoável em relação a toda a problemática consiste em uma vida plena e satisfatória para o pólo feminino, antes que a menopausa se anuncie. Quando ela chega, um deslocamento dos temas em questão para planos anímico-espirituais proporciona o mais profundo alívio. Quem, nas ocasiões oportunas, transmitiu seu calor ao homem, depois disso não precisa se fazer de mulher ardente em circunstâncias inconvenientes. Agora seria natural ser fogosa em relação a outros conteúdos, de entusiasmar-se pelo pólo oposto, o mundo espiritual. Quem *resolveu* seus desejos de descendência, de ter rebentos, não precisa deixar que nada mais se desenvolva em seu útero após a menopausa. A fertilidade e o crescimento agora fazem parte do mundo anímico-espiritual. Quem se livra de lastro na menopausa e muda a orientação da vida da expansão exterior para a interior, não precisa mais de ossos tão pesados e tem neles suficiente tutano para enfrentar o caminho de volta à casa da alma sem fraturas.

Perguntas

1. Posso assumir a *tarefa* da mudança que acompanha a crise da meia-idade?
2. Admiti e satisfiz meus desejos em relação à descendência e à "vida", ou deixo que aquilo que falta cresça sob a forma de miomas? Vivi o suficiente? Estou farta?
3. Há planos nos quais gostaria de mudar e não me atrevo? Onde poderia tornar-me fértil em sentido figurado?
4. Que lastro deveria soltar? Que tarefa deveria começar?
5. Onde me falta estrutura? Onde posso encontrá-la?

4. A crise da meia-idade

Trata-se da menopausa masculina, ou seja, das exigências de mudança que resvalaram para planos não liberados. A palavra grega *krisis* (= crise) quer dizer, entre outras coisas, decisão, e o homem de fato precisa decidir se quer empreender o caminho de volta conscientemente ou padecê-lo inconscientemente. A decisão sobre se ele quer seguir adiante como antes ou retornar não cabe a ele. O padrão não a admite e força ao retorno de uma forma ou de outra. Onde no caminho de ida valia a frase bíblica: "Conquistai a terra", para o caminho de volta vale: "Em verdade vos digo que se não retornarem e não voltarem a ser como as crianças, não alcançarão o reino celeste de Deus."

A maioria sente o puxão para trás nessa época. Só que, como sempre, a resolver as coisas no plano físico. Assim, pessoas de 50 anos, em vez de se tornarem outra vez como as crianças animicamente, tornam-se externamente infantis, vestem-se com moda jovem, compram carros esportivos e procuram namoradas jovens. Com o culto à juventude dominante, isso não é difícil. Já do ponto de vista financeiro, carros esportivos são construídos principalmente para senhores de idade, a moda de qualquer forma está dirigida para o jovem, e devido à separação anímica dos pais, que ocorre com freqüência, existem suficientes meninas jovens que de bom grado vivenciam com um senhor de idade o problema não resolvido com o pai. Essa administração da crise no mundo externo, algo ridícula, ainda é melhor que a recusa total em dar o passo necessário. Quem se nega a fazê-lo em sentido figurado força o corpo a tomar seu lugar. A **depressão** seria uma dessas formas não-redimidas de retorno. De-pressão quer dizer literalmente "longe da pressão" ou "dis-tensão", e de fato essa postura de vida contém o relaxamento de todas as tensões, ainda que seja de forma totalmente não-redimida.

Em vez de parar com tudo e entregar o problema da própria vida à previdência do Estado, trata-se sim de relaxamento, mas de uma forma mais exigente. A tensão é máxima na periferia da mandala. Justamente lá, onde a expansão do poder e da influência está mais difundida, exige-se o retorno à unidade, onde não há qualquer tensão. O ditado seguinte o formula à sua maneira: "Quando está melhor é quando se deve parar." Por trás dele está a experiência de que, caso contrário, forçosamente se tornará menos belo.

O mito descreve o retorno da alma ao lar em todas as suas variantes: Parsifal precisa procurar esse caminho de volta à unidade exatamente como Ulisses ou os Argonautas. Na Bíblia é o filho pródigo, que recebe a recompensa merecida por retornar ao pai, o símbolo da unidade. Ele é muito superior ao outro, que não ousou empreender o caminho do mundo da dualidade, do desespero e da desavença. Todo herói de conto de fadas segue esse padrão arquetípico. Às vezes o abandono da unidade é facilitado por uma madrasta má, em seguida ele precisa dominar o mundo e finalmente encontrar sua outra metade, ou seja, integrar sua sombra. Após casar-se com a figura da princesa, ambos retornam à casa do pai e "vivem felizes para sempre".

Este padrão também é válido da mesma maneira para as pessoas modernas.[83] Antes, o apoio mais substancial nesse caminho era a religião. Até mesmo em uma época em que as grandes religiões se alienam de seu conhecimento, a *religio*, como religação do início primordial, ainda está à altura dessa tarefa. A medi-tação tem igualmente por objetivo esse meio, esse centro, e antes o fazia também a medicina, tal como ainda se pode ver na palavra. De qualquer maneira, essa era uma medicina arquetípica, que confiava nos símbolos como indicadores do caminho, comparável em certa medida à medicina pretendida pelos índios. Ela não é tomada em forma de pílulas, mas levada no coração.

Perguntas

1. Em que ponto do padrão da vida estou agora?
2. Com quais seções de meu caminho de vida estou em pé de guerra?
3. Onde e de que forma ofereço resistência ao retorno exigido pelo padrão?
4. Como lido com a tensão na minha vida?
5. Quais caminhos de distensão estão abertos para mim?
6. Realizei ou mesmo sobrevivi aos objetivos de minha vida?
7. O que minha vida poderia ainda salvar agora?

5. Fratura do fêmur

Com este tema chegamos à visão terrorífica da velhice que os ginecologistas têm pintado ultimamente nas paredes. Quando o fêmur se quebra, o que praticamente só acontece na velhice, rapidamente suspeitamos de uma assim chamada *fratura por fadiga*. A base fisiológica do cansaço dos ossos é sua descalcificação na velhice, a chamada **osteoporose**, que surge tanto nas mulheres como nos homens. O diagnóstico de fratura por fadiga é mais sincero que a média, já que afirma que neste caso *um osso cansado* cedeu. Neste ponto, tampouco é de admirar que freqüentemente não seja necessária a atuação de qualquer força, um leve tombo de traseiro já é suficiente.

O tombo contém todo o simbolismo da queda. A imensa maioria de todos os acidentes remetem-se a um tombo ou a uma queda e, com isso, à atualização de um tema mitológico pleno de significados. "A soberba vem antes da queda", diz a interpretação proverbial da situação. Lúcifer, o anjo favorito de Deus, incorreu na soberba antes de ser arremessado à polaridade. Os primeiros seres humanos, Adão e Eva, fizeram-se culpados desse delito, o que acarretou o pecado original e a conseqüente expulsão da unidade do Paraíso. E os últimos seres humanos também serão culpados em relação a isso. No Velho Testamento, o padrão está condensado, em última instância, na história da construção da Torre de Babel que finalmente, como toda soberba, termina na queda. Para os antigos a soberba, a sublevação contra os deuses, era considerada como sendo o único pecado real e ao mesmo tempo como a única chance de atingir o caminho do desenvolvimento que leva à divindade. Esse caminho contém em si, quase que necessariamente, o tombo, tal como mostra a *queda* de Prometeu.

Em qualquer caso, algo de soberba é somatizado e, ao mesmo tempo, recebe sua terapia. Na queda que leva à fratura do fêmur, um "osso velho" é atingido. Na maioria das vezes, sua soberba consiste em ter ignorado sua idade e ter pretendido ser tão vigoroso quanto um jovem. A fratura por fadiga, que teria poupado um jovem na mesma situação, restabelece as verdadeiras proporções etárias e separa os ossos. Agora não se pode mais pular fora e tampouco se pode saltar as fronteiras naturais.

O sintoma endireitou as coisas e força os pacientes a uma postura de repouso e de consciência, mais adequada à sua idade. É preciso assumir de livre e espontânea vontade essa posição de distância em relação à movimentada vida externa e respeitar as exigências da própria idade. O cansaço natural que, enganado externamente, encarnou-se de maneira substitutiva nos ossos, exige o que é seu de direito, descansar. Caso o paciente siga essa recomendação, ele tem todas as chances de ainda lograr internamente dar grandes passos rumo ao desenvolvimento. Trata-se de uma situação semelhante à dos ferimentos que ocorrem durante a prática de esportes, uma sobreestimação das próprias possibilidades naturais.

A tarefa seria aceitar a própria situação e não mais abusar das próprias forças, mas entregar-se ao descanso e à conscientização que o acompanha. A continuidade da vida ativa segundo o padrão juvenil deve ser interrompida e, passando por uma fase de descanso, deve ser dirigida para um novo rumo, mais de acordo com a idade.

Perguntas

1. Minha coragem já se transformou em soberba? Ela ainda está de acordo com o tempo? A quem preciso provar o que com ela?
2. Tendo a mentir minha idade? Deixei de ver que não só tenho ossos velhos, mas que me tornei um?
3. Compenso minha estrutura óssea que vai se enfraquecendo com a ossificação em relação à consciência? Exijo demais de meu corpo para poupar minha alma?
4. Como lido com minhas fronteiras naturais? Onde as desrespeito?
5. Consigo aliviar-me e arrojar lastro para o retorno à casa da alma?

6. Barba feminina ou a integração dos opostos

Resulta do padrão dos contos de fadas que o herói deve encontrar sua outra metade, unir-se a ela e então voltar para casa. Segundo C. G. Jung, cabe ao homem ao longo de sua vida a tarefa de descobrir sua metade feminina, a *anima*, e despertá-la para a vida. À mulher corresponde a tarefa de encontrar a parte masculina de sua alma, o *animus*, e fazer-lhe justiça. Nesse contexto, para a unificação dos opostos o esoterismo utiliza a imagem do casamento alquímico, na representação astrológica temos a conjunção do Sol com a Lua e, na alquimia, o andrógino. Essas imagens, e especialmente a do andrógino, que integra em si ambos os sexos, não deveriam enganar-nos quanto ao fato de que essa unificação é anímico-espiritual. No âmbito físico, o orgasmo durante a relação sexual representa um breve vislumbre do sentimento de unificação, mas fora isso há nele poucas chances de liberar o pólo oposto. Quando o homem fisicamente rígido torna-se, com a idade, mais suave quanto à expressão do rosto, postura e movimentos, isso pode representar um fenômeno paralelo com a aproximação à *anima*, sendo então recebido de bom grado. Mas o surgimento de sinais do sexo oposto no corpo pode mostrar também que a integração anímico-espiritual ficou muito curta e que o corpo compensa essa carência. A tarefa então é clara: trata-se de permitir a manifestação do outro lado, mas em um plano figurado.

Uma barba feminina que se desenvolve na menopausa é um sinal típico para que a atenção seja dirigida ao pólo masculino mas, como foi dito, em outro plano. Apesar de totalmente inofensivo em si mesmo, é claro que o sintoma produz algum desgosto, mostrando com isso a força explosiva do tema. Ele indica que a afetada expressa seu lado masculino em planos externos, menos apropriados para tal. É possível também que isso aconteça de uma maneira excessivamente masculina. Ela precisaria buscar seu próprio caminho feminino-lunar para fazer justiça ao princípio masculino-solar. Não se trata de tornar-se masculina, mas de aproximar-se do pólo masculino, do princípio Yang. Um *animus* que fica muito curto no nível anímico-espiritual opta pela saída que leva à pele. Barbear-se, sendo a resposta masculina ao crescimento indesejado da barba, está por essa razão praticamente fora de questão para a mulher, pois a ameaçadora sombra da barba conferiria uma dureza masculina ao rosto. A meiga suavidade da cútis poderia transformar-se em uma lixa e em rabugice, o que poderia expressar algo sincero mas, justamente por isso, indesejado. As afetadas tendem a arrancar os pêlos um a um, com a intenção declarada de eliminá-los. O fato de que isso quase nunca dê certo explicita quão importante é a mensagem transmitida dessa maneira pelo organismo. A extirpação marcial ao menos força a um comportamento marciano-agressivo, ainda que nessa idade o que deveria ser descoberto é o simbolismo solar do pólo masculino. A diminuição da produção de hormônios femininos explica fisiologicamente a preponderância relativa da parte masculina, que está sempre presente também nas mulheres. Juntamente com o crescimento masculino de pêlos, podem se desenvolver também traços faciais masculinos. Uma barba feminina que surge mais cedo na vida também mostra que aqui o princípio masculino está sendo vivido em um plano menos redimido, mais material. O sintoma indica que o *animus* deve ser realizado em planos mais sutis, tal como por exemplo o espiritual, e que ele adquiriu um certo excesso de peso. A menopausa é a hora para isso, e antes, *naturalmente*, menos.

Um fenômeno semelhante mostra-se em homens que, ao envelhecer, negligenciam o trabalho de descoberta de sua *anima* e, em vez disso, desenvolvem traços faciais suaves e formas corporais femininas. Da suavização do rosto, passando por curvas inteiramente atípicas, pode se chegar até a formação de um busto. A expressão pouco respeitosa de "efeminado" para essa tendência indica que o desenvolvimento aqui desviou-se para planos equivocados.

Nesse caminho de transformar-se fisicamente, mulheres e homens velhos podem ficar parecidos. Às vezes isso pode ser a expressão de um desenvolvimento interno paralelo, segundo o princípio de "assim dentro como fora". Entretanto, é natural a suspeita de que mais freqüentemente tal aconteça como compensação: "em vez de dentro, fora". A primeira variante pode ser reconhecida pelo fato de que tais rostos velhos exercem um efeito muito belo e harmônico. É possível vivenciar a irradiação andrógina correspondente em velhos indianos e indianas, mas também em todas aquelas pessoas que viveram suas vidas e ousaram a integração de suas caras-metades. A sabedoria e a compaixão não são questões sexuais e se expressam de maneira semelhante em ambos os sexos. Conseqüentemente, elas impregnam os rostos e os corpos de maneira semelhante.

A tendência dos sexos de se aproximarem um do outro na velhice está relacionada também com o tema do retorno e da *religio*. Caso essa tendência de retorno seja negligenciada em sentido figurado, ela mergulha na sombra e se manifesta no corpo como a assim chamada involução. A involução do timo na puberdade e do útero na menopausa é normal. Mas ela também pode afetar outros órgãos e se faz notar de forma especialmente desagradável no cérebro. Assim, não é raro que pessoas velhas se tornem novamente infantis na expressão e no comportamento, e a ingenuidade infantil festeja os bons e velhos tempos. A teimosia da velhice lembra as fases de obstinação da infância; pode-se voltar a babar quando se come, a linguagem torna-se ininteligível, o passo inseguro. A energia sexual adormece e aproxima-se do estado característico do início da vida. O tema da agressão retrocede igualmente, e os dentes abandonam a pessoa um após o outro, assim como vieram. O "retornar-e-voltar-a-ser-como-as-crianças" mergulhou no corpo. Quando esse processo de consciência retroativa e volta ao lar ocorre na consciência, leva ao bom entendimento entre avós e netos, que ocorre com tanta freqüência.

Na viagem de volta, trata-se de afrouxar o ego construído com tanto esforço ao longo da vida. Dos sinais físicos da velhice até os sintomas típicos tais como a demência e o mal de Alzheimer, passando pelo corpo, forçam o declínio do ego retirando-lhe sua base, o cérebro. Esse processo também pode ser resgatado na consciência, quando o muito que se sabe é liberado e transformado em sabedoria. Então as crianças e os anciães, vindo de dois lados, encontram-se no mesmo plano.

7. Da ampla visão da velhice às rugas

Esses "sinais normais da velhice" estão tão difundidos que mal vemos algo de doente neles. Com a **presbiopia,** o organismo mostra que se está deixando de ver o que está próximo. O olhar passa por cima disso e vagueia na distância. A tarefa é: obter uma visão de conjunto e enxergar longe em sentido figurado. O horizonte da vida permanece nítido e é até mesmo acentuado pela confusão do que está próximo. É importante vaguear na distância e ter claro para si o que o futuro reserva. Aquilo que está próximo deve ir para trás da visão ampla. Quando se encontra a perspectiva da vida, é possível voltar a alcançar aquilo que está perto.

A **perda da memória recente** deve ser entendida de forma totalmente análoga. Enquanto os acontecimentos da última guerra são lembrados e surgem claros diante da visão interna, o passado imediato se esfuma na névoa do esquecimento, por exemplo aquilo justamente que se queria comprar. Aqui também a tarefa é nítida, libertar-se das ninharias do cotidiano e descobrir de preferência o grande arco da vida. A monotonia diária deve se tornar monótona, é preciso lembrar-se dos temas importantes da vida e interiorizá-los. Caso se faça esse trabalho espiritual, volta a surgir espaço para aquilo que está próximo, isso para não falar que a atividade espiritual conserva a mobilidade e uma memória treinada permanece intacta.

A **surdez da velhice** mostra aos afetados que eles *não podem mais ouvir* determinadas coisas. É natural suspeitar que eles já as ouviram demasiadas vezes e agora *desligaram*. Chama a atenção nesse contexto o fato de que a maior parte das dificuldades de audição da velhice mostra uma discrepância característica: há muita coisa que eles absolutamente não ouvem mais, mas outras, contra as expectativas, são ouvidas, e bem. Quem conhece pessoas velhas que ouvem mal, às vezes não pode evitar a sensação de que há nisso uma certa dose de trapaça. Enquanto o companheiro que está no mesmo quarto pode arrancar a alma do corpo a gritos, as conversas das crianças no quarto ao lado, mais interessantes, são boas de ouvir. Esse sintoma, portanto, é também uma forma não-redimida de retirada para o mundo próprio, onde os outros não o podem seguir nem mesmo aos gritos. O sintoma isola e distancia do mundo e torna a pessoa solitária e fechada.

O fato de que tantos velhos lutem contra isso atesta que a orientação para o exterior, equivalente como sintoma, é tipicamente social. Novamente, são as chamadas culturas primitivas que, renunciando em grande escala a esses impedimentos típicos da velhice, mostram que aquilo que é normal para nós não é na verdade normal e nem mesmo natural.

Apesar da abundância de próteses que vão se tornando cada vez mais refinadas, a surdez continua sendo um sintoma que transforma muitas pessoas em *outsiders*. Enquanto sempre *podemos fazer alguma coisa* com a visão ativa, continuamos impotentes em relação à passiva audição, apesar de toda a técnica. Devido a seu grande número os velhos surdos, em seu isolamento, transformam-se em sombras da sociedade e, como todo o âmbito das sombras, são vistos de mau grado. Dominar e o domínio vêm em primeiro lugar entre nós. Ouvir, escutar e obedecer levam uma existência de sombra na maioria das pessoas modernas. Os velhos nos mostram para onde leva essa política de repressão.

A **otoesclerose**, a calcificação dos ossículos do ouvido, expressa fisicamente a temática do não-ser-mais-flexível no âmbito da audição e da obediência. A pessoa já está cheia (de ouvir e de obedecer), enrijece-se em relação às vibrações exteriores e se recolhe para dentro de si mesma como um caramujo. Os surdos, no sentido mais profundo, já não vibram mais em conjunto. Até mesmo os cegos estão menos isolados e enrijecidos.

A tarefa é realmente concentrar-se em si mesmo, reduzir os contatos com o exterior e, em vez de estar sempre ouvindo os outros, escutar para dentro e aprender a obedecer à própria voz interna. A tendência caricaturada na vida diária de somente ouvir ainda o que interessa mostra o caminho: deve-se ouvir o que é importante, substancial. Assim como as vozes externas se tornam mais baixas, as internas tornam-se agora mais *nítidas*. Assumir o voltar-se para dentro seria a chance oculta no sintoma.

A mobilidade que diminui na velhice pode chegar à **rigidez das articulações**. O organismo demonstra como está enferrujado e que falta óleo ao mecanismo. Ele quer mostrar como o movimento é difícil, que não vai muito mais para a frente na vida e praticamente nada para cima. Então, a tarefa também é descansar exteriormente e conscientizar-se do pólo interno que descansa. Desse descanso do centro pode então voltar a crescer a mobilidade interna e, em conseqüência, também a externa.

O "teatro da velhice" na pele é uma variante tão difundida como pouco querida, à parte o fato de ser medicamente inofensiva. Na velhice, qualquer um reconhece a pele como sendo o espelho da vida interior. E quem gosta de ver a própria história escrita tão nitidamente na pele e no rosto? Torna-se compreensível aqui o mito de Dorian Gray, que vendeu sua alma para permanecer externamente jovem. Ao enxame de manchas que se colecionou ao longo da vida somam-se mudanças de cor características que recebem o traiçoeiro nome de **manchas da idade**, isso para não falar das **dobras** e rugas que mostram o ressecamento interno. *Pés de galinha* marcam os vestígios especialmente persistentes dos acontecimentos, as dobras do riso se transformam em profundos sulcos, testemunhas de um passado que, como o riso, há muito já passou. A tensão e a elasticidade desapareceram, em vez disso estranhas excrescências emergem das profundezas insondáveis, cuja obscura temática já encontramos nas verrugas. Está-se marcado como um tapete de remendos e, além disso, qualquer coisa menos colorido, predominando os tons atrozes do cinza. Ziegler fala de paisagem árida, envelhecimento precoce[84] e "transformar-se em tralha".

A tarefa que surge em primeiro plano faz com que o afetado bata com o nariz nas próprias esquisitices e abusos, as manchas escuras da alma e o conhecimento indubitável de que já não se pode falar de um traje branco. Ao longo da viagem da vida, que é sobretudo uma viagem da alma, o corpo precisou deitar muita água, ou seja, líquido anímico. Assim como a flor que vai murchando preocupa-se ainda com a transmissão de sua semente, que contém sua essência e seu legado, deixando pendente todo o demais, para a pessoa idosa trata-se agora também de ocupar-se de sua essência, de seu legado. O essencial dela permanecerá, mas o invólucro precisa ir. A pele que vai murchando pode explicitá-lo quando, conservada como couro curtido, estira-se sobre os ossos e dirige o olhar para o elemento conservador, já que se trata da conservação do que é essencial. Nesse sentido, não é de admirar que a maioria das pessoas se torne conservadora na velhice. Caso isso não se relacionasse somente à política, mas também à alma, e não fosse mal-entendido como rigidez e medo do novo, tudo iria melhor para as pessoas e para o mundo.

8. A cor cinza

A temática do envelhecimento também pode ser tratada a partir dos conceitos do tornar-se grisalho e do horror [*Ergrauen* = encanecer / *Grauen* = alvorada, mas também medo, horror]. As modificações da pele devem ser classificadas aqui, assim como o envelhecimento das percepções sensoriais que podem chegar à **catarata**, que estende uma cortina cinzenta diante do mundo colorido. De fato, a percepção das cores diminui à medida que os elementos da retina responsáveis pela percepção da luz retrocedem. Dirige-se um olhar turvo em direção a perspectivas sombrias. O véu cinzento tampouco se detém diante do ouvido, cuja capacidade auditiva para sons agudos diminui, e o paladar e o olfato passam a ignorar as notas mais picantes dos odores e dos sabores. Até mesmo a alma parece encanecer de forma múltipla, parecendo cansada e vazia, sem vontade e sem cor.

A retirada das cores da vida torna-se especialmente nítida nos cabelos e pode ser interpretada como sinal de resignação.[85] Quando eles, como sinal típico do envelhecimento, **encanecem** antes de cair, trata-se para muitos de um *horror*. Sendo que o cinza nas têmporas goza de certa preferência entre os homens. Neste caso, ele estaria documentando a experiência do mundo e da vida que pode acompanhar a velhice. Ziegler é de opinião que o encanecimento na velhice tem a ver com o horror, que esta fase da vida transforma-se em tarefa. Ele vê as possibilidades e a loucura dessa época de forma positiva, já que se trataria de aprender o próprio horror e também ensiná-lo aos jovens. Esta relação destaca-se especialmente no encanecimento prematuro e particularmente no encanecimento instantâneo durante a noite. Por trás disso há situações de pavor que os afetados não puderam digerir conscientemente. O corpo precisa entrar como substituto e conferir expressão ao horror na cor dos cabelos.

A tarefa é sair de casa, aprender a temer e desembarcar no pólo escuro, ir de livre e espontânea vontade até lá, onde a vida perde todo o colorido: até o mundo das sombras, o lado noturno da vida. Aqui se está agora em seu próprio elemento, à noite todos os gatos são pardos. As vivas cores do mundo superior não fazem parte dos fantasmas da noite, trata-se das profundezas da alma. O grande arco, a abstração, está no ponto central do trabalho de elaboração das experiências da vida, pois todas as teorias também são cinzentas. A confrontação com a sombra, desde que esta seja aceita e integrada, pode amadurecer e, em um sentido mais profundo, transformar-se em sabedoria. Quando a luz e a sombra se unem surge o cinza, e o colorido do mundo parece uma ilusão. Sábio [= Weis] e branco [= Weiss] não estão assim tão distantes. Todas as cores estão contidas no branco, assim como todo o conhecimento na sabedoria. É uma questão da consciência saber se, ao tornar-se velho e grisalho, o cinza indica uma carência de cor ou o branco onde se encontra tudo. Não é possível decidir de fora se a cor dos cabelos reflete o estado interno ou o compensa, cada pessoa deve esclarecê-lo por si mesma. Um aspecto substancial da velhice está no horror que, derivando da cor cinza, descreve um estado de alma. Na medida em que a cor esmaece, sobra o cinza. Nesse contexto, chama a atenção como essa cor está próxima dos fantasmas que vivem, ou melhor, animam e enchem de horror as regiões junto à fronteira da vida. Os fantasmas aparecem sem as cores da vida, já que mais propriamente são também enviados do reino dos mortos. Sua horrível paleta de cores consiste de nuanças de cinza e vai do cinza quase negro até o cinza esbranquiçado. Assim como a pele de pessoas muito velhas, suas vestes que lembram farrapos pendem deles e, com a ausência de qualquer estrutura ou cor, transmitem a conhecida impressão medonha. Assim como o fantasmagórico, a velhice se refere à morte; mais além do horror que inspira, o fantasma da velhice tem uma relação íntima com o além. Mas a velhice não compartilha somente a forma e a cor com o fantasmagórico, mas também as localidades que prefere habitar. Afastada da vida pulsante, nas margens e nichos da sociedade, ela circula por lugares sinistros e faz das suas, já que inspira horror aos vivos. Os cemitérios jamais foram campos de paz para os vivos como o foram para os que estão do lado de lá. De qualquer forma, eles logo se desenvolveram e se transformaram em ante-salas do horror, em portos de medo do outro mundo. Pode-se observar, especialmente no campo, como eles atraem os velhos e ao mesmo tempo os colocam sob seu encanto mágico.

Nossa época esclarecida limpou a paisagem (tanto a concreta como a espiritual) de fantasmas e assombrações, mas não pensou que nada se deixa eliminar definitivamente do mundo. Assim, as aparições tiveram de escolher o caminho que passa pelas sombras, que de qualquer maneira corresponde a seu ser. Elas se instalaram nas unidades de terapia intensiva, bem dissimuladas entre modernissimos aparelhos reluzentes mas sem vida, assim como em asilos de velhos, nos departamentos geriátricos das instalações da psiquiatria e nas alas de internação de nossas clínicas modernas, onde a média de idade sobe cada vez mais, ilustrando de forma "horrível" os triunfos da medicina e também seu lado sombrio.

Todo o amplo campo da velhice e da idade transformou-se para nós em uma assombração. Mal temos tempo de comprar antes que as coisas já estejam velhas. Não se admite usar roupas envelhecidas, opiniões velhas, conhecimentos velhos, embora tudo isso ateste que já se está gasto, e poucas coisas são piores que isso. Em nosso esforço de sempre manter tudo no estado mais novo possível, pura e simplesmente lançamos uma impressionante magia de defesa contra a velhice. O papel dos castelos mal-assombrados e das ruínas antigas[86] foi transferido para os asilos de velhos, clínicas e outras instalações geriátricas. Por bonitos que sejam externamente, nós os evitamos como se eles pudessem nos influenciar. Nós não queremos nos infectar com o vírus da velhice. Poderíamos ser tomados pelos (maus) espíritos que lá padecem. A proximidade imediata do pólo oposto torna-se aqui especialmente nítida, pois estamos totalmente possuídos pelo espírito do novo. É uma maldição ser velho em uma sociedade tão possuída pela juventude e sedenta de renovação, e assim o mau costume de amaldiçoar, tão difundido antigamente, também conquistou seu lugar em nosso meio.

Tanto hoje em dia como antigamente, pagamos um preço para ser poupados pelo horrível fantasma da velhice. Assim como antigamente se tentava amenizar a disposição das assombrações com oferendas materiais, para que nos deixassem em paz, hoje praticamente toda a sociedade contribui com altas somas para o cuidado dos velhos na esperança equivocada de, por esse meio, retirar da velhice algo de seu horror. A previdência da velhice leva na verdade a que a pessoa, bem provida materialmente, experimente o medo e o horror da velhice de forma especialmente clara. Nada desvia mais do tema dessa etapa propriamente dito.

A tarefa da velhice cinzenta é o horror. Na sociedade, são os velhos que ensinam os jovens a ter medo, que se tornam os estraga-prazeres de seu culto à juventude, enegrecendo unilateralmente os pensamentos claros e superficiais. Assim como consigo mesmos, eles também podem fazer com que os outros fiquem preocupados e oportunamente escapar para o escuro do segundo plano. A luz do Sol não é mais coisa sua, ela danifica sua pele fatigada e cega seus olhos cada vez mais fracos. Assombrar desde o esconderijo e tecer fios invisíveis, cuspir na sopa dos que estão no primeiro plano como eminência parda, este é seu ofício. "O traste velho deve dar solavancos e fazer barulho, no ático e no porão. Ele deve rumorejar e assombrar. Sua hora propícia é a hora dos espíritos..."[87]

O que é válido para a sociedade, naturalmente afeta também o indivíduo idoso. A época grisalha é sua chance de confrontar-se com o escuro, o horrível de sua vida, fazer a arrumação dos fantasmas que foram se acumulando.

Juntamente com isso, há também uma participação substancial do elemento "doidice". O que o **velho louco** faz é totalmente incompreensível para os contemporâneos de orientação mundana, porque ele já vê as coisas de uma outra perspectiva. No tarô, o louco é o grau mais elevado. O fato de que justamente ele seja classificado por algumas escolas de tarô como sendo o primeiro símbolo, inferior, mostra a grande confusão que no entretempo se formou em relação a esse arquétipo. O papel clássico do louco e da oportunidade contida nessa fase pode ser visto na imagem do bobo da corte. O bobo da corte era o único que podia dizer a verdade sem disfarces ao governante sem ter de responder por isso. Estando fora da jurisdição normal, ele já não podia mais ser culpado. Seu maior crime era ser chato.

Mostra-se aqui como esse arquétipo está desamparado hoje em dia. Temos uma profusão de políticos envelhecidos que se aferram ao poder e que chegam até mesmo a levá-lo para a tumba. Os aduladores da corte de épocas anteriores foram substituídos por hordas envelhecidas de funcionários públicos que, cinzentos e mesquinhos, deficientemente representam as belas e frescas cortesãs de outros tempos e somente conservam florescente o padrão do lacaio. Os velhos loucos, que podem se permitir dizer simplesmente a verdade e isso, ainda por cima, de forma irônica, nos fazem falta. O que não daríamos por um velho político que, como bobo da corte e admoestador que não tem mais nada a perder e, por isso mesmo, tem tudo a ganhar, escreve a verdade nua e crua no livro de visitas da solícita camarilha de provocadores.

O velho louco, que finalmente pode dizer o que sempre quis ser declarado, seria em conseqüência uma solução do tema da velhice. De uma maneira mais direta, mais irônica e até mesmo mais obscena, ele poderia obter ar para si mesmo. Caso até então ele guardasse no coração algum rancor assassino, agora seria a hora de, sob a proteção da velhice, trazer à luz do dia todas as formas escuras e indecentes. Talvez escandalizar os outros trouxesse alívio para si mesmo. Suas advertências poderiam esmagar a desgraça contra a parede. Livre da carga do próprio sustento e do cansativo jogo da sociedade, ele poderia recuperar a alegria infantil provocada por todos os segredos e surpresas da vida. É raro que se presencie ainda um desses velhos loucos nas poucas grandes famílias unidas que ainda restam, que são tratados pelas crianças como um igual porque consideram as regras de seus jogos tão importantes como os jogos dos adultos. Eles nem menosprezam o jogo infantil nem o revestem com a seriedade dos adultos. Eles voltaram a ser semelhantes às crianças (no sentido bíblico) e por essa razão freqüentemente são mais queridos por elas que os próprios pais. O parentesco entre as épocas da infância e da velhice é expresso também em algumas imagens de remédios homeopáticos que descrevem esse arquétipo do velho louco eternamente jovem. Viver a maluquice dessa maneira é a melhor profilaxia em relação à loucura psiquiátrica não-redimida, que de resto castiga a velhice com freqüência.

O arquétipo da velhice citado quase sempre é o do **velho sábio**. Ele já não pode desempenhar qualquer papel em nossa sociedade, porque a velhice se agarra tão convulsivamente à vida que perde aquela soltura imprescindível ao velho sábio. Ele é sábio porque, como Sócrates, sabe que não sabe nada e que a vida é muito mais que saber e fazer. Velhos sábios seriam extremamente desagradáveis para uma sociedade de provocadores, pois estes teriam de questionar permanentemente o rufar dos tambores produzido com tanto esforço.

9. O mal de Alzheimer

O quadro de sintomas tinha antigamente o nome de "demência pré-senil", porque colocava precocemente no jogo da vida processos da decadência normal da velhice. O centro de gravidade do adoecimento ocorre entre os 50 e os 60 anos de vida, sendo que as mulheres são afetadas de maneira preponderante. Comparável a uma caricatura do envelhecimento precoce do cérebro que se instaura, este quadro de sintomas ganha rapidamente terreno em uma sociedade que adoece tanto de velhice. Neste momento, 6% das pessoas com mais de 65 anos são afetadas, em uma curva que tende a crescer. Embora existam 600 mil doentes somente na Alemanha, aos quais se somam 50 mil a cada ano, e o quadro de sintomas tenha se tornado no entretempo a quarta causa de morte mais freqüente nas nações industrializadas do Ocidente, ele não desempenha praticamente nenhum papel na consciência dos (ainda) não afetados. O "grande esquecimento" é ele mesmo esquecido. Uma doença que termina fazendo com que se perca a razão é uma provocação para as pessoas de uma sociedade que coloca a razão acima de tudo. Quando o psiquiatra bávaro Alois Alzheimer a descreveu pela primeira vez há quase um século, os médicos já não queriam saber nada a respeito. Foi somente nos últimos anos, com os números subindo vertiginosamente, que se formou uma certa consciência dessa que é a mais terrível perda de consciência da qual pode sofrer um ser humano, a degeneração de seu cérebro. O véu cinzento da velhice assumiu aqui a forma da chamada sedimentação de amilóides, que ocorre sobretudo nas ligações das células nervosas, as sinapses. Esses depósitos de albumina combinam-se com ligas de alumínio formando uma espécie de argamassa e emparedando tanto o interior como os prolongamentos dos neurônios. Com isso, a função mais importante dos nervos, estabelecer ligações, é anulada. A rede de comunicações entre o cérebro, responsável pelas funções lógicas, e o sistema límbico, do qual depende o mundo dos sentimentos, é bloqueada. Enquanto se perde a memória, a inteligência, a capacidade de decisão, a orientação, a linguagem, em suma, tudo aquilo a que chamamos de razão, freqüentemente se conservam por muito tempo os sentimentos e padrões sociais, a sensação de ritmo e a musicalidade.

Após o problema ter sido pesquisado mais intensamente nos últimos tempos, diversas pistas vão surgindo. Por um lado conclui-se por defeitos genéticos, já que a hereditariedade se comprova em um décimo dos afetados. Soma-se a isso o fato de que praticamente todos os chamados mongolóides, à medida que fazem 30 anos de idade, desenvolvem o mal de Alzheimer. Nesse ponto, os dois quadros de sintomas poderiam ter em comum um defeito no cromossomo 21. Entretanto, o que esse defeito desencadeia está em aberto. Discute-se além disso a influência de oxigênio agressivo, os chamados radicais óxidos, que ataca o revestimento gorduroso dos nervos, ou seja, uma carência de substâncias protetoras que impeçam isso. Não é o oxigênio em si que está sob suspeita, mas algumas moléculas isoladas especialmente agressivas tais como as que resultam da decomposição do ozônio.

A sintomática começa de forma discreta, com leves perturbações da memória, sobretudo a memória recente, permanecendo intacta a memória distante. É uma situação típica de pessoas idosas, quando esquecem aquilo que está próximo mas recordam bem o passado remoto. À medida em que a doença progride, levando ao declínio de forma lenta e implacável, freqüentemente somam-se a isso inquietude e agitação, que forçam o paciente a dar pequenos passos, além de perturbações da orientação e da linguagem, problemas com o reconhecimento, bem como dificuldades para levar a cabo atos coerentes, finalmente depressões e, mais raramente, perturbações eufóricas do ânimo.

O quadro de sintomas ocorre sempre na segunda metade da vida, o que quer dizer à época do retorno e do recolhimento. A interpretação do sintoma aponta para a relação com o caminho de desenvolvimento e mostra como a ligação com esse caminho se perdeu, ou seja, foi empurrada para o corpo. A exigência cristã de voltar a ser como as crianças mergulhou nas sombras, os afetados se tornam infantis e regridem no sentido concreto.

Os lapsos progressivos da memória recente mostram como se desistiu da responsabilidade por aquilo que está próximo. Os pacientes esquecem sua vida no sentido mais verdadeiro da palavra, partindo do presente e retrocedendo cada vez mais no passado. Com o colapso da memória, eles são forçados impiedosamente a viver no presente, ou seja, o passado e o presente tornam-se uma e a mesma coisa. A vida no aqui e agora, o objetivo do caminho do desenvolvimento, têm algo de horrível sob essa forma não-redimida. No mergulho redimido no momento presente, as tarefas essenciais da vida na polaridade ficam para trás, enquanto nos pacientes de Alzheimer a inquietação e a agitação traem tudo aquilo que eles ainda têm diante de si. Com a perda do tempo, a compreensão do caminho da vida e suas tarefas fica no meio do caminho. Quem não se lembra de nada e vive fora do tempo linear não pode mais assumir nenhum tipo de responsabilidade. A perda do sentido de orientação vai na mesma direção. Nenhum objetivo foi alcançado no fim da vida; perdeu-se o caminho. Os pacientes não sabem mais onde estão, nem para onde isso leva. Com a *orient*ação, eles perderam literalmente o oriente, a direção da qual provém a luz, segundo as escrituras sagradas. Ao final de seu caminho não há luz, e portanto não há esperança. As depressões freqüentes envolvem essa ausência total de perspectiva e de esperança. A falta de prudência e de consideração, que de forma tão inquietante pode dar nos nervos das pessoas próximas, surge de maneira quase forçosa. Como todas as funções de controle da razão se interrompem, as emoções podem ser descarregadas sem empecilhos, como acontece com as crianças pequenas. Aquilo que os pacientes sempre estancaram ao longo de suas vidas, seja devido à educação que tiveram ou por outras considerações, pode agora abrir caminho. O sofrimento, que especialmente à noite adquire proporções impressionantes quando os pacientes despertam em pânico e aos gritos ou perambulam pela casa, é difícil de entender para as pessoas que cuidam dos doentes. Como os pacientes estão sem orientação e sem memória, eles acordam à noite em completa escuridão, sem saber onde estão e, mais tarde, também sem saber quem são. Deixar acesa uma pequena luz, mais simbólica que outra coisa, já pode ser suficiente para acalmá-los, da mesma maneira que alivia o lado escuro da realidade para as crianças.

Absolutamente mais que qualquer outra coisa, o sintoma deve ser entendido como um voltar-a-ser-criança que mergulhou no corpo. Freqüentemente, os pacientes seguem a pessoa que os cuida como crianças pequenas, adoram pendurar-se na barra de suas saias ou pelo menos garantir sua proximidade por meio de sinais acústicos tais como cantar ou assobiar. Assim como as crianças pequenas, eles odeiam portas fechadas e insegurança. Do que eles mais gostam é estar no ambiente ao qual estão acostumados e, de acordo com as circunstâncias, podem reagir em pânico diante de surpresas ou mudanças, ainda que bem-intencionadas. Eles não podem fazer absolutamente nada com argumentos, mas reagem agradecidos e com alegria a atenções tais como afagos e elogios. Caso se queira evitar ataques de fúria, é preciso dar-lhes razão sempre que possível, deixar que ganhem nos jogos e, fundamentalmente, assumir toda culpa sobre si mesmo. Finalmente, eles precisam ser cuidados como crianças sob todos os pontos de vista, desde alimentar-se até limpar-se. Enquanto os pacientes retornam ao princípio de suas vidas, exigem de seu ambiente uma humildade tão difícil de conseguir como escassas são as esperanças de melhora.

A inquietação, chamada de acatisia, que leva o paciente a dar passinhos minúsculos de um lado para o outro, é testemunho do ímpeto de caminhar, mas também de que os passos são demasiado pequenos e sem direção. Os pacientes giram em círculos. A incapacidade de permanecer sentado e circunspecto demonstra a necessidade de comunicação, ligação com a vida e atividade. O fato de que eles se dispersam a cada momento, não reconhecem mais nada e perambulam desorientados deixa claro o quanto eles se desviaram do caminho no sentido figurado.

As perturbações da linguagem indicam como o contato se torna difícil e cada vez mais impossível. Eles perdem constantemente o fio da meada, assim como perderam o fio condutor da vida. O filme se rompe com freqüência cada vez maior, até que no final restam somente imagens isoladas e desconexas. As frases tornam-se cada vez mais curtas, transformando-se em palavras que pouco a pouco perdem seu sentido lógico, até finalmente esgotarem-se por completo. Os pacientes não têm mais nada a dizer quanto aos mais variados assuntos, mas é no sentido figurado onde eles na maioria das vezes estão interditados. Apesar disso, eles ainda podem expressar muita coisa através da comunicação não-verbal. A designação médica para o problema de linguagem é disfasia, o que quer dizer que eles não vibram mais em fase, isto é, no mesmo ritmo, com os outros. Eles também estão desorientados verbalmente, o que resulta em uma extensa mudez.

A agnosia, um outro sintoma, designa a incapacidade de reconhecer e ao final chega ao ponto em que os pacientes não conhecem mais nem a si mesmos. O conhecimento de si mesmo como objetivo do caminho humano mergulhou nas sombras, assim como naturalmente o mundo também não pode mais ser reconhecido como tarefa. A apraxia, ou incapacidade de executar ações práticas, impede que os recursos da vida sejam aplicados de uma maneira que faça sentido. Os pacientes afundam na inatividade e no desamparo. Eles também não podem mais lidar com um mundo que eles não reconhecem mais.

Os estados depressivos reduzem o tema a seu denominador comum da maneira mais clara possível. A palavra de-pressão também pode ser entendida como dis-tensão, e de fato ela representa um forma não liberada de relaxamento. Os pacientes se deixam cair anímica e fisicamente e deixam as preocupações de suas vidas para o ambiente. Mostra-se aqui de forma drástica que o retorno às origens da vida mergulhou nas sombras. Em vez de voltar a ser criança do ponto de vista redimido, eles regridem à idade infantil física, anímica e espiritualmente. Em vez de novamente colocar-se admirados diante do milagre da vida com a boca e o coração abertos, eles afundam na mudez. Em vez de conquistar o círculo da vida com pequenos passos, eles giram em círculos com passos minúsculos e se dispersam. Eles voltam a se refugiar na falta de responsabilidade da infância, desejam atenção e cuidados sem qualquer contrapartida e, sem ter consciência disso, exercem poder ao impor a famílias inteiras ou a indivíduos próximos uma responsabilidade que eles de maneira alguma estão dispostos a assumir. A imagem do neurônio emparedado com suas ligações ininterruptas tornadas inúteis que agoniza lentamente é o impressionante espelho anatômico da situação.

O aspecto de fuga também aparece quando se entende de-pressão da maneira mais corrente, como pressionar para baixo, já que todos os impulsos vitais são rebaixados. O resultado é a morte em um corpo vivo. Finalmente ambos, o relaxamento total não-redimido e a completa supressão das energias vitais, levam à morte.

Mais além de seu lado deprimente, os sintomas permitem vislumbrar a variante redimida, na qual a lição a ser aprendida se reflete. A perda da memória significa também, libertar-se do passado. Desiste-se de compromissos e obrigações. A inquietação e o impulso de movimentar-se acentuam a importância de mover-se e pôr-se a caminho — pequenos passos são melhores do que nenhum. A desorientação e a incapacidade de saber quem se é faz pensar em paralelos mitológicos. Pode emergir Ulisses, cujo reconhecimento de que era Ninguém lhe salvou a vida perante o gigante antropófago Polifemo. Ele tinha prendido Ulisses e seus companheiros em uma caverna e ameaçava devorá-los. Mas Ulisses já tinha aprendido o suficiente em seu longo caminho. Quando Polifemo perguntou quem ele era, ele respondeu: "Ninguém." Em seguida Polifemo se deixou burlar e o deixou passar. A pretensão do ego de ser singular e extraordinário pode ser vislumbrada na volta ao lar da alma que a Odisséia descreve. Isso pode culminar no reconhecimento da própria ignorância diante do mistério da criação. Por muito que o ego tenha se inflado, em última instância ele é insignificante e um ninguém. Esse reconhecimento força o quadro de sintomas de maneira drástica. Ulisses e Sócrates mostram a liberação dessa tarefa em plena consciência. Immanuel Kant pode explicitar o quanto é importante esse passo de relativização e superação de toda inteligência e a volta ao lar, ou seja, o retorno; ele, considerado o ponto mais alto do conhecimento daquela época, contraiu o mal de Alzheimer aos 80 anos de idade.

A mudez pode significar a quietude diante de um mundo que causa espanto e sobre o qual já se falou o suficiente. Da apraxia, a incapacidade para as coisas práticas, pode-se ler a exigência de deixar a vida prática ativa em paz, assim como o âmbito do saber (perda de memória). O objetivo é na verdade o reconhecimento, mas no sentido de Ulisses, no sentido da *religio* e da filosofia como amor à sabedoria. Seria o caso de se pensar aqui na *sophia*, a sabedoria feminina da vida, que não nega o sentimento. A de-pressão indica a dis-tensão, a consciência retroativa do próprio lar da alma. Após a tensão máxima no ponto culminante da vida, no âmbito da crise da meia-idade o caminho do desenvolvimento tem por objetivo abandonar o âmbito das tensões e retornar à distensão total da unidade. A euforia que surge entre as fases depressivas pode dar um gostinho da bem-aventurança que corresponde a esse âmbito. Realizar em si o reino celeste de Deus é o objetivo de todas as vidas. A vida na polaridade de nosso mundo de opostos sempre visa em última instância a unidade, o paraíso, o nirvana ou como quer que se queira chamá-lo.

Freqüentemente, são duas as pessoas afetadas por esse quadro de sintomas. Quando se pensa que os depósitos de albumina começam 30 anos antes do surto dos sintomas e que o percurso da doença pode durar até 15 anos, pode-se calcular o que isso significa para o companheiro. O problema para o cuidador, exigido durante todo o dia e às vezes também à noite, parece praticamente insolúvel. Pessoal cuidador estranho é rapidamente exigido até o limite devido à dificuldade da situação, e na maioria dos asilos utilizam calmantes da família do Diazepam (Valium, etc.) que realmente tornam os pacientes mais "tratáveis"; mas os sintomas pioram. Parentes, que na maioria das vezes são esposas ou filhas, têm a incalculável vantagem de amar os pacientes mas, com isso, também o problema de ter uma imagem positiva deles. Na maioria dos casos, essa imagem é destruída sem deixar restos, e o que os espera é uma despedida que dura anos, passo a passo, irrevogável, que requer mais força do que a que se pode exigir de uma pessoa. Muitas vezes não se sabe quem sofre mais, se os doentes ou aqueles que permanecem voluntariamente a seu lado. Enquanto os pacientes regridem inexoravelmente em seu caminho, os acompanhantes trilham um caminho de auto-sacrifício. É uma variante do caminho de volta que foi negada aos doentes a eles confiados. Enquanto eles agora precisam percorrê-lo inconscientemente, isto é, padecê-lo, os ajudantes que estão a seu lado são forçados a compartilhá-lo conscientemente. Algumas pessoas que se entregaram a esse caminho contam o quanto ele os transformou e os enriqueceu. Quem se propõe essa tarefa sobre-humana aprenderá muito sobre si mesmo e sobre o ser infantil que se esconde em cada pessoa, sobre a coragem e sobre a humildade. Ao contrário da educação de uma criança, onde todos os problemas estão ligados a uma perspectiva de melhora, o deprimente aqui é o conhecimento de que essa perspectiva não existe. Enquanto as crianças crescem, os pacientes de Alzheimer afundam. Nesse ponto, as tentativas de educação feitas pelos acompanhantes chegam com décadas de atraso e, na verdade, estão fora de lugar. Seria necessário mostrar o itinerário do caminho de volta ao lar. A fase mais importante e mais difícil do caminho humano, a descida às trevas, tomou forma e não é menos importante para o condutor de almas voluntário que para os conduzidos. Percorrer esse caminho faz lembrar a história de Orfeu e Eurídice, embora em nosso mundo na maioria das vezes seja uma mulher que assume voluntariamente a descida ao mundo dos mortos por amor a uma alma querida. Com essa base, torna-se compreensível quando parceiros cuidadores ou crianças relatam os momentos felizes do amor que somente pode se manifestar quando a couraça intelectual se desmorona. Nos estágios posteriores do caminho, que se aproximam cada vez mais das trevas impenetráveis, essas experiências precisam então ser também sacrificadas: o amor individual pelo ser humano individual transforma-se necessariamente em um amor suprapessoal que tudo abrange, pois a pessoa que se conheceu tão bem desaparece na escuridão, e é como se ficássemos somente com sua forma infantil. Dentro, entretanto, há somente um tedioso vazio.[88] A pessoa iluminada também desiste de seu ego, e sua individualidade desaparece quando ela entra no grande vazio. A diferença essencial, entretanto, está em sua consciência.

À medida em que este quadro de sintomas reforça os "fenômenos normais de decadência da velhice", coloca um espelho nítido e apavorante diante de uma sociedade que convive com um número cada vez maior de pacientes de Alzheimer. Para nós, a velhice quer dizer muitas vezes tornar-se infantil, seja com base na esclerose do cérebro,[89] outras formas de demência, derrames múltiplos* ou a degradação normal do cérebro. A tarefa propriamente dita, entretanto, é retornar conscientemente e "voltar a ser como as crianças".

Perguntas para o início do quadro de sintomas e para os cuidadores

1. *Alcancei a curva*, encontrei o ponto de retorno em minha vida e o utilizei para voltar para casa?
2. Como vai a criança que há em mim? Mantive a ligação com ela e volto a aproximar-me dela na velhice? Volto a aproximar-me das crianças?
3. Pelo que poderia me "orientar"? De onde teria de vir a luz em minha vida? Que ajudas deixo de utilizar?
4. De que maneira sempre volto a perder contato com outras pessoas e com a vida?
5. Como é que recuso a responsabilidade por minha própria vida?

Conclusão

Para concluir, resta a questão de como é que se pode ficar saudável diante de tamanha quantidade de imagens. É possível sarar com imagens? O processo de cura por meio de imagens em si é tão simples que chega a parecer complicado para as pessoas intelectualizadas. Nosso problema com padrões e imagens está sobretudo no pensamento de orientação masculino-analítica, que tem em pouca conta o significado do pólo oposto, feminino-simbólico. Nesse sentido o procedimento contrário, a enfatização da esfera imaginativa, seria mais adequado à nossa realidade interna.

Podemos passar semanas e até mesmo meses sem o pólo masculino da análise. Muitos povos renunciam totalmente a ele e, com isso, ao progresso tal como nós o entendemos, sem qualquer prejuízo para sua saúde corporal ou anímica. Mas caso a vivência das imagens internas esteja ausente apenas por alguns dias, ou por algumas noites, desenvolvemos perturbações mentais sérias. Nos modernos laboratórios do sono, pode-se impedir que voluntários sonhem. Eles são despertados sempre que o movimento de seus olhos indicam o início da fase de sonhos, ou seja, de REM.[90] Ao final da noite eles dormiram de sete a oito horas sem sonhar. Após no máximo nove dias, até o último deles passa a ter alucinações, isto é, eles vêem e ouvem coisas que ninguém além deles percebe. Essas imagens ilusórias que se vê com os olhos abertos são chamadas de alucinações ópticas pela psiquiatria, sendo que as vozes ilusórias que se ouve são chamadas de alucinações acústicas. Aquelas imagens internas que agora não podem mais ser elaboradas nos sonhos tornam-se tão prepotentes a ponto de impor-se à consciência diurna e tornar-se visíveis até mesmo com os olhos abertos. Isso deixa claro o quanto as imagens internas são essenciais para a vida (e até mesmo para a sobrevivência), sendo que aqui se trata apenas de contemplação e de forma alguma, ainda, de interpretação. Essa espécie de *show* de imagens é vivenciada todas as noites por toda pessoa mentalmente saudável, até mesmo por aquelas que não se lembram de seus sonhos. Que isso afete um número cada vez maior de pessoas é um sinal de quão pouco o lado feminino imaginativo da realidade se expressa livremente no ser humano moderno. As imagens internas mergulham mais profundamente nas sombras à medida que se presta menos atenção aos sonhos, em que os contos de fadas são menos considerados e as fantasias perdem significado. A seguir, todo desentendimento com eles é trabalho nas sombras e é saudável na medida em que recupera aquilo que foi perdido, reprimido, e que está ausente.

Temos a sensação de que evidentemente estamos certos em nossa preferência pelo pólo masculino-analítico e pela consciência crítica diurna em relação à da noite. Mas a posição contrária é igualmente imaginável e também existe. Os senoi são um povo que dá preferência à noite com seus sonhos. Seu dia gira exclusivamente ao redor da noite como possibilidade de ter experiências naquele plano de imagens e de entrar em contato com o divino. Entre os indianos também se pode vivenciar ainda o quanto os grandes sonhos e visões são centrais para a vida *diá*ria e para a vida como um todo.

Que presenciar essas imagens atua por si mesmo é mostrado pelo fato de que isso mantém nosso equilíbrio anímico. Para tal, a capacidade intelectual de interpretação é desnecessária. Aqui se pode esclarecer a questão de como as crianças lidam com as interpretações. De maneira geral, elas não têm qualquer necessidade de suas variantes intelectuais e podem poupar-se esses rodeios. Elas tendem a aceitar espontaneamente as imagens e a integrá-las a seu mundo anímico. O trabalho de Elisabeth Kübler-Ross é especialmente apropriado para acabar com o preconceito de que as crianças não podem fazer nada com o simbolismo e com as mensagens dos sintomas. Ao contrário, elas freqüentemente estão em melhor situação para isso que seus pais intelectualizados, que entendem tudo e, muitas vezes, ainda assim não apreendem nada. Por essa razão não é preciso, por exemplo, considerar as encarnações na psicoterapia com crianças, porque estas ainda consideram importantes o simbolismo dos contos de fadas e das fantasias. Enquanto não são tomadas pelo pensamento de que tudo é "apenas" fantasia, as crianças estão mais abertas para seus padrões internos. Os passos de aprendizado que elas freqüentemente dão por ocasião das doenças infantis típicas falam por si mesmos. Nos adultos, ao contrário, a distância intelectual é intransponível, porque eles nem relacionam as imagens consigo mesmos nem as consideram absolutamente importantes.

Na terapia infantil, pode-se deixar que os pequenos pacientes sonhem com um conto de fadas e após alguns minutos perguntem onde é que eles estão na história. O estímulo para que eles mesmos continuem contando a história é seguido alegremente na maioria das vezes, e assim se obtém em imagens gráficas um padrão afinado com a situação de suas vidas. Uma outra possibilidade, tão simples como eficaz, é deixar que a própria família seja sonhada sob a forma de animais. Daí resultam, igualmente sem problemas, as estruturas familiares e o padrão de relacionamentos. Como as crianças espontaneamente consideram essas imagens importantes e as relacionam consigo mesmas, na maioria das vezes elas estão em condições de influenciar a realidade de suas vidas por meio de modificações no padrão de imagens. Com freqüência, isso é mais fácil para elas que para os adultos.

Nós quase sempre abandonamos cedo nossa ingenuidade infantil, influenciados por uma pedagogia orientada para a eficiência. Já no início da escola primária, começamos a ouvir: "Não durma! Não sonhe! Não fique fantasiando! Você está no mundo da Lua! É melhor concentrar-se!" Quando essa educação dá resultados, dela resultam adultos totalmente sem fantasia, que não se lembram mais de seus sonhos e que freqüentemente não conseguem mais nem mesmo dormir. Não é raro que eles terminem nos consultórios dos psicólogos para voltar a aprender essas faculdades primordialmente humanas. Não é raro que a pedagogia atual confunda transmissão de conhecimentos com formação. A verdadeira *formação* tem a forma não somente na palavra, mas também no coração.

Como microcosmos (ser humano), somos uma reprodução do macrocosmos (mundo) e trazemos em nós todas as imagens desse mundo. Quando esquecemos isso, elas mergulham cada vez mais profundamente no inconsciente e a formação se degenera em uma torrente de informações a cuja altura não estamos, mesmo com nosso intelecto altamente treinado. Até mesmo na palavra in*forma*ção esconde-se ainda a forma, o padrão, e mostra quão profundamente estamos ligados a esse aspecto da realidade. As imagens são o alimento da alma, sem esse alimento nossas almas morrem de fome.

As imagens das doenças, os sintomas, também são alimento da alma, e muito melhores que quaisquer imagens. Este livro é uma excursão intelectual pelo mundo das imagens das doenças, realizado com a esperança de que as imagens não fiquem estancadas na cabeça, mas levem a uma formação interior a respeito da relação entre o corpo e a alma. Seria muito bonito se a compreensão racional fosse suficiente e fosse possível curar-se através da leitura e da compreensão de padrões. Segundo todas as experiências, isso é a exceção. A compreensão precisa levar a "agarrar" e tocar a alma e dar acesso ao mundo dos sentimentos e das sensações. Quando, ao final de *A Doença como Caminho*, dizemos que contemplar e conhecer é suficiente, estamos nos referindo com isso a um conhecimento no sentido bíblico, uma admissão de si mesmo no sentido mais profundo. Abraão conheceu Sara, e o resultado ainda assim foi Isaac.

Portanto, a *compreensão intelectual* como primeiro passo não deixa de ser importante, ela só *não é suficiente*. A admissão do próprio mundo de imagens[9 1] poderia ser um segundo passo nessa direção. Viagens imaginárias feitas com a ajuda de música para a meditação e imagens verbais vão mais fundo que excursões intelectuais. Quando a leitura de um livro já é perigosa para velhas posturas e preconceitos, excursões nas asas das imagens interiores, conseqüentemente, contêm experiências e perigos mais profundos para velhos modos de comportamento e de doença. As viagens no sentido do substituto[92] aqui representado levam muitas vezes a âmbitos que freqüentemente permaneciam estranhos e fechados.

Não se pode certamente dizer que viajar é algo inofensivo. Mas não viajar é muito mais perigoso que viajar. Quem aprendeu a conhecer o mundo externo viajando também precisou enfrentar perigos. Caso ele, ao contrário, tivesse permanecido por toda a vida em sua cidade natal, teria evitado esses perigos, mas em compensação estaria muito mais vulnerável em relação ao desconhecido. Reconhecidamente, as viagens *forma*m e, com isso, alimentam a alma com imagens.

Algo análogo ocorre com nossas viagens interiores. O mundo interno modifica-se tão pouco por ser conhecido como o externo. Mas ambos deixam de ser ameaçadores, porque todo perigo conhecido amedronta menos. Em última instância, com os sintomas não se trata de uma modificação das coisas em si, dos temas e dos conteúdos das doenças, mas de mudar a maneira de ver. A tarefa de aprendizado e também o padrão permanecem os mesmos, mas faz uma grande diferença se esse padrão é extraditado para o plano físico em um círculo vicioso ou vive livremente em um plano liberado. Quem escuta sua voz interior pode também com isso ouvir coisas pouco elogiosas a seu respeito. Visto dessa maneira, a curto prazo é mais agradável não escutá-la. Mas ignorá-la é perigoso a longo prazo, pois quando a voz interior se torna repentinamente alta após ter sido negligenciada por muito tempo, já é tarde. Na maioria das vezes, o psiquiatra consultado não a escutará e dificilmente lhe atribuirá algum significado, mas tentará bloqueá-la com armas químicas. A experiência diz que faz mais sentido aprender a conhecer o mundo interior a tempo e com calma que sob pressão longamente acumulada. O relacionamento com o corpo corresponde ao relacionamento com a alma. A ignorância e a repressão são mais cômodas a curto prazo, mas a longo prazo é mais saudável atrever-se a confrontar as imagens internas e crescer, em vez de pressionar. Os dois tipos de medicina e também de psicologia têm suas vantagens: a medicina e a psicologia acadêmicas têm por objetivo a prosperidade a curto prazo, pondo de lado a cura, enquanto a medicina e terapia interpretativas colocam o bem-estar em segundo plano e buscam a cura a longo prazo.

Antigamente viajava-se menos pelo mundo exterior, e quando se viajava, tratava-se na maioria das vezes de peregrinações, que ligavam o mundo externo com o interno. A tendência de empreender viagens externas sem relação com viagens anímicas internas é relativamente nova e dá uma impressão peculiar a um olhar mais atento. Viagens *cult*urais, que absolutamente não estão interessadas no culto, flutuam no ar de maneira tão estranha como as viagens de *formação*, que evitam estabelecer contato com as imagens interiores. Elas poderiam ser facilmente substituídas por filmes culturais. As chamadas viagens de restabelecimento, consideradas do ponto de vista médico, são em sua maioria um escárnio à saúde. Essa miséria das viagens chegou até aos organizadores: estão sendo desenvolvidos constantemente novos conceitos que, na medida em que lhes falta a relação com viagens interiores, são logo novamente descartados. Viagens de aventura podem ser mais eletrizantes que as que se faz para tomar banho de sol, mas as verdadeiras aventuras são sempre internas; na melhor das hipóteses, elas *também* o são externamente.

Em épocas antigas, a viagem do herói era um caminho interior que unicamente se refletia no exterior. Viagens rumo às próprias tarefas de aprendizado, tais como elas se refletem nas paisagens internas dos quadros de sintomas, são as verdadeiras viagens heróicas. Elas com freqüência não são especialmente agradáveis e nunca belas, às vezes elas exigem muita coragem, mas elas são sempre recompensadoras. Tal como foi descrito no primeiro volume, um guia pode ser útil em viagens longas, e às vezes ele é *necessário*. Em nossa época, esses guias se chamam psicoterapeutas. Eles existiram em todas as épocas, só que antes, quando os seres humanos viviam por si mesmos nos mundos de imagens de seus mitos e contos de fadas e confiavam em sua fantasia, eles tinham outros nomes e menos trabalho. Isso não estava tão relacionado com intervenções em crises agudas, mas sim com a indicação do caminho e o acompanhamento àquele outro mundo interno que está sempre lá e que nos espera. Quando não tomamos qualquer medida para nos aproximar-nos dele, ele vem ao nosso encontro e nos faz sinais sob a forma de sintomas e de quadros de doenças completos.

Quando vemos e utilizamos as oportunidades contidas nos sintomas, nossa vida não se torna necessariamente mais fácil, mas nós nos tornamos mais cônscientes da responsabilidade e também mais ricos. Cada erro se transforma em possibilidade de crescer a partir dele, já que acrescenta algo à nossa vida que faltava até então. Portanto, a valoração poderia dar uma volta de 180 graus: em vez de afastar os problemas ou esquivar-se deles, é uma alegria ir a seu encontro e descobrir as possibilidades que neles se ocultam. Nesse sentido, as perguntas levantadas em cada capítulo podem tornar-se o fundamento de uma meditação pessoal, em uma viagem ao mundo dos símbolos da própria problemática. O que temos a perder? O tempo de vida abre-se diante de nós como um vasto campo de possibilidades. Tudo é possível quando aceitamos o desafio da vida não somente no sentido externo, mas também no interno. Uma vida externamente agressiva com coragem em relação às próprias possibilidades pode contribuir para o desenvolvimento, uma vida interior corajosa pode levar o desenvolvimento ao objetivo.

As mais diversas religiões fazem referência ao caminho que passa pelo mundo interior, e em nosso âmbito cultural a doutrina cristã dá indicações inequívocas a esse respeito. Com o dito já citado: "Seja quente ou frio, o morno eu cuspirei!", Cristo aconselha a que se ouse até os extremos, advertindo ao mesmo tempo contra os compromissos mornos e falsos. Caso esse caminho, o da viagem heróica, seja conquistado, passa a ser finalmente válida aquela outra sentença: "Se alguém golpear sua face esquerda, ofereça-lhe a direita." O homem auto-realizado, que encontrou o centro entre os pólos e o centro em si mesmo, não avalia mais e sabe no fundo de seu coração que tudo o que distribui volta para ele.

Em última instância, toda terapia que merece esse nome pode ser resumida naquele que é talvez o mais importante dito de Cristo: "Ama teus inimigos." Jamais se poderá dizer mais sobre as terapias, nem descrevê-las de maneira mais breve e concisa. Nós hoje temos a tendência de descrever a mesma coisa de maneira mais moderna e mais complicada: "Aceite de volta suas projeções." Pois tudo o que nos falta para a cura está em nossa sombra, e como lá não o podemos nem queremos ver, nós o projetamos sobre superfícies de projeção. Nossos inimigos são superfícies externas de projeção que refletem para nós aquilo que não podemos suportar em nós e que por isso mesmo detestamos nos outros. Os sintomas das doenças são inimigos internos para a maioria das pessoas. O próprio corpo transforma-se em superfície de projeção das facetas de que não gostamos. Quando conseguimos amar os inimigos externos e internos, o resultado é a cura. E nós o conseguiremos tanto mais facilmente quanto mais estivermos em condições de reconhecer a *doença como linguagem da alma*. Então, o que temos é a *doença como caminho*. Este não é novo nem complicado, ele é tão atemporal, tão simples e tão exigente como as eternas palavras: AMA TEUS INIMIGOS.

Notas

1. De acordo com as estatísticas, em dez anos o alemão médio passa por uma doença onde corre risco de vida, dez doenças graves e um sem-número de enfermidades mais leves. Se tomarmos mil pessoas na rua em uma grande cidade e as submetermos aos modernos métodos de diagnóstico e de exame intensivo, não sobrará nenhuma totalmente saudável.
2. WHO = World Health Organization [Organização Mundial da Saúde da ONU].
3. Em química, uma substância é designada de catalisador quando põe em curso uma reação sem modificar-se nesse processo. A reação não pode ocorrer sem o catalisador, e portanto a substância participa dela, não sendo ela mesma entretanto alterada. Neste ponto a comparação fica um pouco claudicante, pois freqüentemente tais processos de cura também podem ocorrer sem o médico e este não permanece inalterado durante a terapia.
4. Mais recentemente, a expressão PCP tem sido utilizada sobretudo para uma inflamação pulmonar que surge principalmente em pacientes de AIDS, significando então *Pneumocystis carinii pneumonia*. O primeiro P da antiga PCP foi eliminado, já que de qualquer forma não queria dizer nada.
5. Caso a homeopatia e a medicina chinesa sejam consideradas formas de medicina natural, esta classificação não é válida. Também no âmbito de uma medicina holística, há pelo menos tentativas de se chegar a uma filosofia abrangente da doença.
6. Uma diferença importante, ainda que somente gradual, consiste certamente na periculosidade dos efeitos colaterais devido às armas colocadas em campo. Quando o procedimento alopático não pode ser evitado, deve-se naturalmente dar preferência a remédios que têm poucos ou nenhum efeito colateral. Mas eles não devem ser considerados meios de *cura* propriamente ditos, já que eles não têm por objetivo a cura ou a perfeição, mas somente a eliminação dos sintomas.
7. Herman Weidelener, *Lebensdeutung aus der Weisheit der Sprache*, p. 19.
8. Paracelso aponta para o fato de que em última instância tudo neste mundo é veneno. Somente a dose decide o quanto algo é venenoso.
9. *Lachesis muta* é também, muito concretamente, uma serpente venenosa.
10. Trata-se de álcool e água que, segundo conseguiu demonstrar um grupo de pesquisa vienense, desempenha um papel decisivo na assimilação do padrão do medicamento.
11. Isso não é especialmente surpreendente para o esoterismo, já que a partir disso ele sempre concluiu que tudo neste mundo polar tem um pólo oposto e que nós só podemos apreender o mundo por meio desses opostos. Para entender "pequeno" precisamos de "grande", "bom" somente adquire sentido por meio de "mau", etc.
12. Algumas das chamadas culturas primitivas funcionam sem praticamente nenhum entendimento causal, mas evidentemente não são de forma alguma uma alternativa para nós.
13. Ver também R. Dahlke, *Der Mensch und die Welt sind eins – Analogien zwischen Mikrokosmos und Makrokosmos*, Munique, 1987.
14. A palavra "contemplação" já expressa em si mesma o contexto análogo. O prefixo *con* quer dizer "junto, unido", *templum* era originalmente uma região do céu que um Augur tinha de observar para deduzir de cima as claves para o que está abaixo. "Unitemplar" – o templo acima no céu e o que está abaixo na terra – era o significado original de con-templação.
15. Ver Dahlke, *Der Mensch und die Welt sind eins*. Munique, 1987.
16. A receita vale de fato e de direito como documento. Caso alguém não autorizado se atreva a fazer modificações, sujeita-se a ser punido por falsificação de documento.
17. Quando os próprios médicos precisam dedicar-se a preencher as notas fiscais dos doentes e comparando isso com suas tarefas propriamente ditas, em geral acham essa atividade humilhante ou mortalmente enervante.
18. Entende-se por efeito placebo o substancial efeito medicamentoso que se deve não à substância ministrada, mas ao efeito de sugestão sobre o qual está baseado todo o ritual da distribuição de remédios.

Esse efeito está presente até mesmo nos remédios químicos mais fortes. De vez em quando, até mesmo drogas como a morfina podem ser substituídas por placebos ministrados com habilidade.

19. Aqui pode estar também a explicação para a considerável faixa de freqüência de todas as profecias. Provavelmente é possível, na melhor das hipóteses, ver o padrão, ou seja, a moldura, embora sua realização concreta permaneça reservada ao tempo. Conseqüentemente, a providência existe, mas não é exatamente previsão.

20. Quem tivesse afirmado há 100 anos que cada célula que se desprende da unha do polegar, por exemplo, contém toda a informação sobre o ser humano, teria certamente provocado gargalhadas.

21. Sendo princípios primordiais, eles naturalmente não estão só na base da astrologia, mas na base de tudo. A astrologia unicamente utiliza essas imagens primordiais de maneira consciente. Os arquétipos também estão na base de tudo, apenas que nos mitos e nos contos de fadas eles se tornam especialmente nítidos.

22. Os 7 relacionam-se com os sete planetas clássicos, aos 10 é preciso acrescentar os três planetas trans-saturninos.

23. Uma extensa introdução a esse pensamento pode ser encontrada no livro *Das senkrechte Weltbild*, de N. Klein e R. Dahlke, Munique, 1985.

24. O fato de tantas pessoas não declararem mais abertamente sua inclinação pela antiga imagem analógica do mundo talvez não tenha levado ao desaparecimento de suas mensagens, mas a uma trivialização e banalização tal como se mostra, talvez, em diversos horóscopos ilustrados.

25. A exceção são as crianças, que graças a seu acesso intuitivo às imagens e símbolos de sua alma, podem utilizar as doenças infantis típicas para dar saltos impressionantes em seu desenvolvimento.

26. No esoterismo, o casamento alquímico designa a união dos contrários e é freqüentemente representado pela conjunção do Sol (para o princípio masculino) e da Lua (para o princípio feminino).

27. Com essa expressão, estamos nos referindo aqui aos opositores ao álcool combativos, que repreendem as pessoas que bebem por sua "depravação" e que não podem ser demovidos de sua missão, mas não àqueles que, apesar de não beber álcool, deixam os outros em paz desde que não afetem suas vidas.

28. O tato e a própria intuição, que não podem ser controlados a partir da cabeça, foram sendo cada vez mais reprimidos ao longo de sua ditadura.

29. Após o câncer dos pulmões, relacionado ao hábito de fumar, ter sido apontado como o câncer mais freqüente entre os homens, e o câncer do estômago e o câncer do intestino, responsáveis por mais da metade de todos os carcinomas, terem sido elaborados extensamente em *Problemas da digestão*, neste volume se tratará o câncer de mama, em seu devido lugar, por ser o câncer de maior incidência nas mulheres. O que segue, que corresponde ao capítulo geral em *Problemas da digestão*, e em conexão com as descrições das regiões, pode estabelecer a base para interpretações de adoecimentos especiais de câncer que não são trabalhados de forma específica.

30. No entretempo, sabe-se ao menos de um carcinoma de retina que foi herdado. Caso um recém-nascido o tenha recebido dos dois progenitores, ele o herdará com certeza. Caso o recém-nascido tenha herdado o "gene do câncer" de apenas um dos pais, o desenvolvimento da doença dependerá das influências do ambiente. O risco então é maior, mas não obrigatório.

31. De qualquer forma, aqui seria o caso de pensar que o nome câncer é mais antigo que o microscópio; somente a partir desse momento as células em forma de tesoura do câncer de mama poderiam ter sido descobertas.

32. Em algumas formas de leucemia, entretanto, acredita-se mais em uma origem ligada aos vírus.

33. Ver a esse respeito as publicações de Elisabeth Kübler-Ross.

34. Na palavra portuguesa "responsabilidade", a habilidade de responder é nítida.

35. Como, no uso que fazemos da linguagem, abertura tem uma conotação positiva enquanto fechamento é algo negativo, é fácil que surjam aqui mal-entendidos. Uma pessoa que descansa em seu centro tem uma maior abertura para a vida apesar de um extenso fechamento de sua personalidade. Suas fronteiras físicas estão fechadas, com o que seu sistema imunológico tem a abertura necessária para fazer experiências, mantendo em qualquer caso a superioridade em relação aos agentes hostis.

36. Para que não surja qualquer mal-entendido, diga-se expressamente que o diagnóstico precoce é substancialmente melhor que o reconhecimento tardio, apenas que isso não tem nada a ver com prevenção.

37. Dentre as plantas nativas, o visgo é o que mais se parece com o câncer. Ele afeta os mais diferentes tipos de árvore, contra todas as regras não cresce para cima e sim em todas as direções, parasita seu hospedeiro, sua seiva e seu crescimento ficam a cargo do hospedeiro. Os limites estão em sua relativa

benignidade, já que dificilmente ele mata uma árvore. Do ponto de vista da assinatura, por exemplo, a figueira asiática, que estrangula suas vítimas, teria muito mais a oferecer.

38. Carl Simonton, *Wieder gesund werden*, Hamburgo, 1982.
39. A fita cassete que resultou de meu próprio trabalho com pacientes de câncer também poderia ser mencionada aqui. No lado 1, que é o mais importante para o começo, ela traz um método de agressão contra o crescimento do câncer, enquanto o lado 2 aborda as questões do retorno e da volta. R. Dahlke, *Krebs*, Edição Neptun, Munique, 1990.
40. Também, pode-se ver os olhos como símbolos da totalidade. A forma circular fala em favor disso, bem como a relação com a luz, que é um símbolo da perfeição. Mas como a luz se contrapõe à sombra no mundo polar, o olho tende mais para o masculino. Fundamentalmente o olho, assim como a luz, conserva seu caráter de integridade, ainda que em nossa cultura ele seja utilizado sobretudo sob o aspecto masculino. Ele é também espelho da alma e pode não somente brilhar mas também resplandecer, não só ver com agudeza mas também olhar. Para nós, entretanto, a visão tornou-se o sentido dominante sobretudo devido à sua óptica calculista.
41. Comparar com a obra homônima de Joachim-Ernst Behrendt.
42. A cada dia segue-se uma noite, a cada verão um inverno, etc., em um ritmo constante e perpétuo.
43. Há um chamado duplo compromisso em situações tais como, por exemplo, a seguinte: alguém ganha de presente uma blusa amarela e outra vermelha. Caso vista a amarela, isso quer dizer: "Ah, você não gosta da vermelha." Caso vista a vermelha, ocorre o contrário.
44. Ver também R. Dahlke, *Bewußt Fasten*, Munique, 1980.
45. A alquimia também divide as plantas, como tudo o mais, nos âmbitos de corpo, alma e espírito. A parte rígida da planta corresponde ao corpo, à alma corresponde seu óleo, respectivamente mais etéreo e que representa a individualidade e, com isso, também o sabor especial que tem. O álcool liberado pela fermentação, tal como por exemplo o espírito do vinho (conhaque), corresponde ao espírito.
46. Além desse, reconhecido por toda a medicina, existem ainda as vias de informação dos meridianos e dos fenômenos de biorressonância, aceitos apenas pela medicina natural. Além disso, os campos morfogenéticos mencionados no início também são uma espécie de sistema abrangente de informações.
47. Evidentemente, as perguntas colocadas aqui são dirigidas aos adultos. É verdade que os temas aludidos dizem respeito a lactantes e crianças pequenas, que são freqüentemente afetadas embora, naturalmente, em outros planos.
48. Neurolépticos são os remédios utilizados na psiquiatria para reprimir os surtos psicóticos.
49. Oliver Sacks, *Der Mann, der seine Frau mit einem Hut verwechselte*, p. 136, Hamburgo, 1987.
50. Hans Bankl, *Viele Wege führten in die Ewigkeit*, Viena, 1990.
51. O gene da coréia encontra-se em um dos 22 pares de cromossomos típicos (= autossomos) e se impõe à herança genética saudável do cromossomos correspondente (= dominante).
52. Uma tendência de trabalho da consciência que surgiu nos EUA, fundada por Robert Hoffman e conhecido entre nós pelo nome de "processo-quadrinity", trabalha as relações com os pais de forma intensiva ao longo de uma semana. Após essa semana, não resta nada do próprio padrão que não tenha se originado do pai ou da mãe e tenha sido assumido diretamente ou transformado em seu contrário.
53. "Este país é o seu país": o resto da letra da canção consiste substancialmente de uma descrição da paisagem norte-americana.
54. Ver também o capítulo sobre pressão alta em: R. Dahlke, *Herz(ens)probleme – Be-Deutung und Chance der Herz-Kreislauf-Probleme*, Munique, 1990.
55. Neste lugar, Lutero traduziu livremente "costela" por "costado".
56. Além da cortisona, de efeitos bastante discutidos, atualmente a medicina acadêmica não tem nenhum outro remédio para a EM.
57. Nesse contexto, designa-se por aura os breves avisos que ocorrem pouco antes do ataque propriamente dito. Existem auras luminosas, mas também as que se manifestam pela audição, pelo paladar ou pelo olfato.
58. Comparar os trabalhos de Elisabeth Kübler-Ross e Raymond Moody.
59. Oliver Sacks, *Der Mann, der seine Frau mit einem Hut verwechselte*, Hamburgo, 1987.
60. Alucinações acústicas nos confrontam com a audição ilusória, as olfativas com cheiros da mesma natureza, as táteis com o toque e, finalmente, existem ainda alucinações do paladar.

61. Entretanto, é preciso distinguir jejum de passar fome. Pode-se jejuar por semanas, desde que aconteça conscientemente e sob as condições corretas.
62. Além disso, a verdade é que todos pensam dar significado às funções dos órgãos em sonhos, pois a linguagem do inconsciente é uma linguagem de símbolos. No mundo dos símbolos, cada forma tem naturalmente conteúdo. O inconsciente vê essas relações de forma espontânea, enquanto a consciência diurna tem mais problemas aqui.
63. Trata-se de um inchaço benigno da glândula que freqüentemente ocorre sem a formação de um bócio. A palavra "autônomo" faz referência ao fato de que os nódulos produzem hormônio independentemente da necessidade.
64. O hipertireoidismo que faz com que os globos oculares fiquem saltados (exoftalmia) é chamado também de mal de Basedow.
65. Franz Alexander, *Psychosomatische Medizin*, p. 136, Berlim, 1971.
66. Na Última Ceia, Cristo dirige-se expressamente ao demônio como senhor deste mundo.
67. A lordose designa um abaulamento para a frente, e a cifose para trás.
68. *Chorda dorsalis* = corda dorsal.
69. *Laune* [= estado de ânimo em alemão] tem a ver com *luna* [= Lua em latim]. Comparar também com "estar de Lua", em português.
70. Ver além disso a seção sobre perturbações circulatórias no âmbito da pressão arterial baixa em R. Dahlke, *Herz(ens)probleme – Be-Deutung und Chance der Herz-Kreislauf-Probleme*, Munique, 1990.
71. Para os tipos de formato do peito e de outras partes do corpo, ver também: Ken Dycktwald, *Körperbewußtsein*, Essen, 1981.
72. Tais declarações podem ser feitas a partir de muitas experiências coincidentes com a terapia da reencarnação.
73. Com o pescoço, tal como foi mencionado acima, declara-se o tema da propriedade. Conseqüentemente, quem se atira ao pescoço de outra pessoa visa a (região da) propriedade.
74. Esse reconhecimento precoce é muito melhor que o reconhecimento tardio que ocorria usualmente antes, mas por outro lado não tem nada a ver com prevenção. A profilaxia, com a qual ele é freqüentemente confundido, teria de dar um grande passo adiante e impedir o surgimento da sintomática, ou seja, torná-lo na verdade supérfluo.
75. R. Hößl e R. Dahlke, *Verdauungsprobleme*, Munique, 1991.
76. Quanto ao tema da distribuição do peso, das formas da barriga, passando pelo fenômeno dos culotes, até a capacidade de se impor de um traseiro correspondentemente volumoso, ver R. Dahlke, *Gewichtsprobleme*, Munique, 1989.
77. Oculto = escuro, escondido.
78. Alfred Ziegler, *Bilder einer Schattenmedizin*, Zurique, 1987.
79. Georg Groddeck, *Werke*, Vol. I, p. 64.
80. As afirmações são as sentenças colocadas pelos adeptos do "pensamento positivo", com as quais saem a campo contra tudo o que possa ser negativo (como por exemplo os sintomas).
81. Do inglês *age control creme*; esse conceito coloca-se com dignidade ao lado de outros tão veneráveis como "seguro de vida", com o qual nem uma única vida tornou-se mais segura até hoje.
82. Ver também R. Dahlke, *Mandalas der Welt*, Munique, 1985. [*Mandalas – Formas que Representam a Harmonia do Cosmos e a Energia Divina*, publicado pela Editora Pensamento, São Paulo, 1991.]
83. No filme de Hollywood "Em busca da criança dourada", por exemplo, trata-se exatamente desse padrão.
84. As duas palavras em alemão, *grau* [= cinza] e *greis* [= ancião], têm a mesma raiz.
85. Re-signação = retirar o sinal (da vida colorida), literalmente (do latim) tirar o lacre, devolver, anular.
86. O fato de que tais lugares horripilantes gozem de uma certa preferência turística tem seu lado bom, pois assim as sombras fantasmais reprimidas voltam à vida. Esse tipo de lugar mal-assombrado, salas dos horrores, trens-fantasma e também os correspondentes filmes de terror têm a vantagem da distância em relação aos asilos para cidadãos alquebrados e enfraquecidos pela idade. Não se é lembrado do próprio futuro de maneira tão imediata.
87. Alfred Ziegler, *Bilder einer Schattenmedizin*, p. 62, Zurique, 1987.
88. O grande vazio, assim como o conceito cristão de Paraíso, é unicamente uma descrição imperfeita da perfeição, ou seja, da unidade. Ainda que definições diferentes para esse âmbito que está além de nosso mundo polar sejam usadas por diferentes culturas, só pode haver por princípio uma unidade, que abrange tudo em um instante ou que é o vazio absoluto onde tudo existe em potencial.

89. A chamada calcificação, que além do cérebro também pode afetar os vasos e todos os outros órgãos é, na verdade, assim como o mal de Alzheimer, mais uma "albuminação". Os depósitos de albumina começam muito antes dos depósitos de cálcio. Aqueles também ocorrem muito antes dos depósitos de colesterol e de gordura, que levaram injustamente a uma histeria em relação a uma substância vital, o colesterol.
90. REM, do inglês *rapid eye movement*; as fases de sonho são acompanhadas por movimentos rápidos dos olhos.
91. Existem fitas cassete especiais sobre os temas: câncer, alergia, pressão arterial alta, pressão arterial baixa, problemas digestivos, problemas de peso, tabagismo, problemas de fígado, problemas de coluna e angústia. As meditações dirigidas "Médico Interno" e "Relaxamento Profundo" são além disso apropriadas para progredir em planos mais profundos com quaisquer sintomas; todas as fitas cassete por Edições Neptun, Munique.
92. As produções oriundas da atmosfera do "Pensamento Positivo", que encobrem os sofrimentos com afirmações e assim criam novas sombras, são desaconselhadas. Utilizar as interpretações deste livro para tal obra de repressão é comparável à tentativa de sensibilizar um organismo com o jejum para torná-lo mais receptivo aos psicofármacos.

Impresso por :

gráfica e editora
Tel.:11 2769-9056